OS NOW Instruction

日本骨科新标准手术图谱

8

丛书总主译
田 伟
北京积水潭医院

本册主译
吕德成 张卫国
大连医科大学附属第一医院

膝·踝关节韧带损伤的治疗

实用手术技巧、标准和难点解析

丛书主编
（日）岩本幸英
（日）安田和则
（日）马场久敏
（日）金谷文则

本册主编
（日）安田和则

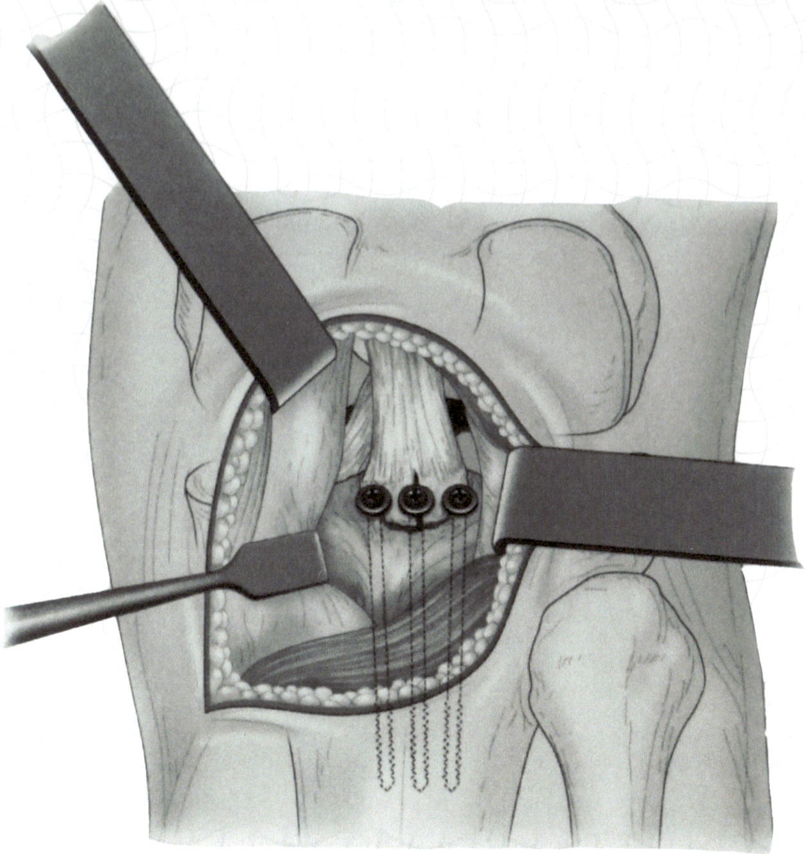

河南科学技术出版社
•郑州•

本书虽然对药物使用说明、副作用、给药时间表等做了记载，但还是有变更的可能性。关于本书所提及的药品，请仔细参照附在产品上的生产厂家的说明书后再使用。

图书在版编目(CIP)数据

膝·踝关节韧带损伤的治疗 /（日）安田和则主编；吕德成，张卫国主译. —郑州：河南科学技术出版社，2013.12
（日本骨科新标准手术图谱）
ISBN 978-7-5349-6643-9

Ⅰ.①膝… Ⅱ.①安… ②吕… ③张… Ⅲ.①膝关节-关节韧带-外科手术-图谱 ②踝关节-关节韧带-外科手术-图谱 Ⅳ.①R687.4-64

中国版本图书馆CIP数据核字（2013）第263064号

出版发行：河南科学技术出版社
地址：郑州市经五路66号　邮编：450002
电话：（0371）65788634　65788870
网址：www.hnstp.cn
策划编辑：李喜婷　仝广娜
责任编辑：李　林
责任校对：胡　静
责任印制：朱　飞
印　　刷：河南新达彩印有限公司
经　　销：全国新华书店
幅面尺寸：210 mm×297 mm　印张：11.75　字数：338千字
版　　次：2013年12月第1版　2013年12月第1次印刷
定　　价：120.00元

如发现印、装质量问题，影响阅读，请与出版社联系并调换。

参译人员名单

◆**主译**

吕德成　大连医科大学附属第一医院
张卫国　大连医科大学附属第一医院

◆**参译人员（按姓氏笔画排序）**

吕德成　大连医科大学附属第一医院
张卫国　大连医科大学附属第一医院
张　弛　大连医科大学附属第一医院
葛全胜　大连医科大学附属第一医院

执笔者一览

◆主编

安田和则　北海道大学研究生院医学研究科运动功能再建医学教授

◆执笔者

福林　徹	早稻田大学运动科学学术院教授
萩原敬一	善众会医院群马运动医学研究所
木村雅史	善众会医院院长
井上雅之	NTT东日本札幌医院骨科部长
石桥恭之	弘前大学研究生院医学研究科骨科学副教授
津田英一	弘前大学研究生院医学研究科骨科学讲师
八木正义	兵库医科大学骨科学
吉矢晋一	兵库医科大学骨科学教授
出家正隆	广岛大学研究生院保健学研究科适应生活医科学教授
越智光夫	广岛大学研究生院医齿药学综合研究科骨科学教授
史野根生	大阪府立大学综合康复学部教授
北村信人	北海道大学研究生院医学研究科运动功能再建医学
安田和则	北海道大学研究生院医学研究科运动功能再建医学教授
小林保一	善众会医院群马运动医学研究所所长
黒田良祐	神户大学研究生院医学系研究科骨科学讲师
高桥成夫	三菱名古屋医院院长
远山晴一	北海道大学医院康复部诊疗教授
米谷泰一	大阪工伤医院骨科
堀部秀二	大阪工伤医院运动骨科部长
土屋明弘	船桥骨科医院运动医学中心中心长
二木康夫	庆应义塾大学医学部骨科学
松本秀男	庆应义塾大学医学部骨科学副教授
宗田　大	东京医科齿科大学研究生院医齿学综合研究科运动器外科学教授
奥田龙三	大阪医科大学骨科学诊疗副教授
杉本和也	济生会奈良医院骨科部长
熊井　司	奈良县立医科大学骨科学讲师
大关　觉	独协医科大学越谷医院骨科教授
堀内　统	名古屋市立大学研究生院医学研究科骨科学
和田郁雄	名古屋市立大学研究生院医学研究科康复部副教授

中文版序言

日本的古代医学主要从中国学习。到了近代，西方国家的产业革命带动了科学的巨大进步。明治维新后，日本迅速调整医学学习方向，转为向西方国家学习，取得了很大成功。在骨科领域，日本一直紧跟西方现代医学的脚步，同时发挥日本民族细致严谨的作风，在现代骨科领域独树一帜，取得了辉煌成就。

本套丛书由日本骨科学会理事长、九州大学研究生院医学研究院临床医学部骨科学教授岩本幸英等担任主编，图文并茂，全面描述骨科各领域手术的最新技术，适合我国广大骨科医生阅读参考，特别是对于缺少高水平骨科正规培训的医生，本套丛书有助于补充相关知识。

本套丛书具有两大特点：

专业划分细致：目前引进的有14个品种，涉及脊柱、手术导航、关节镜、关节置换、关节重建、骨折、运动损伤等多个专业。本套丛书在日本还在不断推出新的品种。

简明易学：介绍某项具体手术时，手术步骤明确，并在醒目位置写明“手术技巧及注意事项”“难点解析”“术后并发症及处理”等，便于读者快速掌握手术技巧。

为保证翻译质量，我们遴选了国内优秀的日语专业骨科医生承担翻译，这些译者来自北京积水潭医院、中日友好医院、北京医院、中日联谊医院、中国医科大学附属盛京医院、苏州大学附属第二医院、大连医科大学附属第一医院等医院。对翻译过程中发现的问题，他们辗转与日本原作者联系，力求最准确地传达专业知识。

在此，首先要感谢岩本教授及日本MEDICAL VIEW出版社的帮助，也要感谢参与翻译的各位骨科教授、医生及其他工作人员，以及河南科学技术出版社的努力。相信本套丛书能够成为广大骨科医生的好朋友。

书中翻译可能存在不妥之处，恳请读者予以指正。

田伟

北京积水潭医院

2013年4月

序　言

承蒙大家信任，让我来担当《膝·踝关节韧带损伤的治疗——实用手术技巧、标准和难点解析》之书的主编。膝、踝关节韧带损伤是体育运动中的常见损伤，可导致运动能力下降；而交通事故等高能量损伤多引发韧带的复合损伤，造成严重影响日常生活的残疾。正确地治疗这些韧带损伤是我们骨科医生的一项重要职责。

回想我刚开始从事骨科工作的情景，那时对韧带损伤治疗的重要性认识不足，也没有有效的手术治疗方法。实际上在膝、踝关节韧带手术治疗病例中发生严重关节挛缩并发症者并不少见，因此有些前辈甚至教导我们说“关节是绝对不可以手术切开的”。此外，持有“骨折可以追求完全治愈，而韧带治疗差不多就可以了”想法的医生也不占少数。此后的30年，韧带损伤的治疗取得了当时所想象不到的进步，追求“恢复完全正常功能”的治疗目标亦不再仅仅是梦想。韧带损伤手术治疗所取得的巨大发展是与以下两大因素密不可分的：一是高木先生与渡边先生创始的关节镜技术的开发与进步；二是以生物力学技术为中心的科学研究方法的国际标准化。关节镜的发展使得即使切开手术也难以看到的部位变得清晰可控、使得精确手术操作得到保证；另外，较小的手术创伤保障了关节稳定性与活动范围的兼顾。科学研究方法的国际标准化也使得全球的研究者能够彼此共享研究成果，高效促进了医疗技术的进步。在这两者的支持下，关节内韧带损伤的手术治疗首先发生了革命性的变化，在其影响下非关节镜下韧带损伤的治疗也获得了巨大的进步。

所以，现在从事韧带损伤治疗的骨科医生要求同时具备关节镜下手术相关的大量技术经验及详细的手术操作基础理论知识，在此基础上还必须掌握针对不同韧带手术的实际操作要点。另外，无论多么优秀的骨科医生都有碰到难题的时候，为了正确解决可能发生的意外情况，还需要掌握处理种种棘手问题的知识。

本书邀请了活跃在该领域第一线的专家参与编写，记录了他们多年精炼的手术概要及要点，以及意外情况的难点解析。为了便于大家理解，专辑中配备了大量的手术方法和难点解析的图片，希望这本书能对大家日常的临床工作有所帮助。

安田和则

目录

膝·踝关节韧带损伤的治疗
实用手术技巧、标准和难点解析

膝关节

单独－复合韧带新鲜损伤的治疗策略与早期治疗 1

前交叉韧带止点撕脱骨折的手术治疗 8

后交叉韧带附着部撕脱骨折的手术治疗 16

使用骨－髌腱－骨的前交叉韧带单束重建术（经胫骨隧道技术） 23

使用腘绳肌腱的前交叉韧带单束重建术 30

保留残端的前交叉韧带重建术 37

使用骨－髌腱－骨的前交叉韧带解剖重建术（矩形骨道技术） 49

使用腘绳肌腱的前交叉韧带解剖双束重建术 60

骺板未闭合儿童的前交叉韧带重建术 72

前交叉韧带翻修重建术 80

后交叉韧带单束重建术 86

后交叉韧带双束重建术 93

目 录

内侧副韧带重建术 ---------- 99
后外侧韧带结构重建术 ---------- 106
重度多发韧带损伤的复合韧带重建术 ---------- 113
复发性髌骨脱位的内侧髌股韧带重建术 ---------- 125

踝关节

新鲜外侧韧带损伤的保守治疗和手术治疗 ---------- 144
新鲜三角韧带损伤的保守治疗和手术治疗 ---------- 153
外侧韧带撕脱骨折的保守治疗和手术治疗 ---------- 159
游离肌腱移植踝关节外侧韧带重建术 ---------- 170
使用局部材料的踝关节外侧韧带重建术——改良Broström-Gould法 ---------- 177

膝关节

单独－复合韧带新鲜损伤的治疗策略与早期治疗

大连医科大学附属第一医院　张卫国　译

早稻田大学运动科学学术院教授　福林　徹

在接诊韧带新鲜损伤患者时，医生应把握两大要素，即了解患者病情（诊断）和恰当的处置。了解病情除了常规的问诊（包括受伤时间、场所）之外，准确判断受伤机制尤为重要。此外，接诊时的触诊和物理检查、进一步的影像诊断，尤其是标准的 MRI 检查也不可或缺。在掌握病情的基础上制订治疗策略。在这里我们不探讨极端的治疗策略，只介绍膝关节韧带领域医生达成共识的治疗策略和治疗方法。

问诊要点

多数急性损伤的患者都会对受伤瞬间的情况有较明确的记忆。问诊要点包括：①是否与其他人有肢体的接触；②是否感觉膝关节有瞬间移位；③是否听到韧带断裂声；④伤后能否步行等。另外，要充分考虑是否有韧带复合损伤的可能，因此，问诊时不要遗漏既往是否有类似症状的疾病史。

触诊要点

触诊的要点是检查有无关节内血肿（浮髌试验）与压痛点。

内侧副韧带（MCL）损伤时，多数患者压痛点位于股骨内侧髁 MCL 的起始部，膝关节外翻时可诱发剧烈疼痛。但其中也有胫骨附着部（鹅足部）周围疼痛的病例。屈伸膝关节时，部分患者会主诉伸直终末时膝内侧痛。因关节积血会流入关节外组织，所以导致浮髌试验阳性的关节血肿较少。

ACL 损伤时，一定会出现浮髌试验阳性。关节穿刺多数可抽出 30 ~ 50 mL 血性关节液。压痛点不在内侧，多位于膝后外侧 ACL 股骨附着部附近，或合并 Segon 骨折时位于前外侧关节囊处。MRI 提示骨挫伤（bone bruise）病例，很可能伴有半月板交锁，导致完全伸直或屈曲受限。

后交叉韧带（PCL）损伤时，膝关节前方无压痛，屈膝 90°，胫骨后方 PCL 附着部可触及压痛，叩击前方胫骨结节可诱发膝关节后方明显疼痛。

外侧副韧带（LCL）单独损伤的情况极少见，多数合并有 ACL 或 PCL 损伤，不仅要探查外侧的压痛点，还要检查腘动脉的搏动情况及确认有无腓总神经麻痹。

韧带的应力检查

应力检查是为了了解两个侧副韧带、交叉韧带及后内侧与后外侧关节囊韧带结构的状况。以下是针对各韧带的评价方法。

MCL

评价 MCL 损伤采用外翻应力试验。分别在完全伸直位与 30° 屈膝位行该项检测。30° 屈膝位时关节囊松弛，因此该试验仅仅检测 MCL 的应力情况。完全伸直位评价的是 MCL 及关节囊的联合应力，30° 屈膝位评价的是单独 MCL 的应力情况。

国际膝关节评分委员会（international knee documentation committee，IKDC）以患侧关节内侧张开距离与健侧的差值为依据评价 MCL 应力情况。差值在 5 mm 以内为 Grade Ⅰ（Ⅰ级），5 ~ 10 mm 为 Grade Ⅱ（Ⅱ级），10 mm 以上为 Grade Ⅲ（Ⅲ级）。因为并不是所有患者都摄应力位片进行测量，大部分病例完全是凭感觉进行分级，结果不客观。

Fetto 等的分级方法被认为更适用于临床，即① Grade Ⅰ：完全伸直位、30° 屈膝位均无不稳定；② Grade Ⅱ：仅在 30° 屈膝位不稳定；③ Grade Ⅲ：完全伸直位不稳定。

LCL

在完全伸直位与 30° 屈膝位行内翻应力试验，以评价 LCL 与后外侧关节囊。与 MCL 不同的是，当怀疑 LCL 损伤时，一定不要忽略后外侧复合体的损伤。在检查后方稳定性时，若屈膝 30° 时不稳定明显，而 90°（或 75°）时无明显不稳定则应怀疑存在后外侧复合体损伤。若任何屈曲角度均表现明显的后方不稳定，则可认定为 PCL 与后外侧复合体的复合损伤。这一部分将在后面详细介绍。

后外侧复合体损伤最敏感的理学检查手法是胫骨外旋试验（dial test）。患者取俯卧位，分别于 30° 屈膝位与 90° 屈膝位进行检测。检查者手握患者足部使患者小腿外旋，测定患侧与健侧的外旋角度差异。仅在 30° 屈膝位出现不稳定者为后外侧复合体损伤；90° 屈膝位也表现不稳定，则可认定合并后交叉韧带损伤。

ACL

膝关节理学检查对于判断 ACL 损伤与否具有重要意义。最敏感的理学检查方法是 Lachman 试验（Lachman test），为了提高诊断的准确性，尚需综合其他检查方法进行判断。针对 ACL 损伤的检查方法除了 Lachman 试验外，还有前抽屉试验（anterior drawer test）、反射试验（Jerk test）、轴移试验（pivot-shift test）等，对伤后早期的患者实施反射试验较为困难，但反射试验是对慢性期患者较敏感的检查方法，是患者所经历的临床实际症状的再现，有较高的应用价值。

PCL

PCL 是限制胫骨向后方移动的主要结构，理学检查手法也是着眼于此。针对 PCL 损伤的检查方法包括塌陷征（sagging sign）、后抽屉试验（posterior drawer test）、反 Lachman 试验（reverse Lachman test）等。

后内侧与后外侧关节囊

针对后内侧关节囊的检查采用 Slocum 试验（Slocum test），这种检查方法是在小腿外旋位下行前抽屉试验。通常，胫骨外旋时，后内侧关节囊紧张，与中立位前抽屉试验比较，外旋位胫骨的前移度变小。当后内侧关节囊损伤时，外旋位前抽屉试验胫骨的前移度大于中立位，可观察到胫骨的旋出（roll out）现象。

对后外侧关节囊（包括后外侧复合体）的检查则采用小腿内旋位前抽屉试验。当后外侧关节囊损伤时，内旋位前抽屉试验胫骨的前移度将大于中立位，可观察到胫骨的旋出现象。

膝关节反屈多与后外侧关节囊损伤相关，因后外侧关节囊韧带的缺损及周围软组织的损伤，当伸膝位抬高患肢足部时，可观察到膝关节的反屈及胫骨的外旋倾向。依据床面与足跟的距离来评价反屈程度。

MRI 检查

在膝关节疾病的诊疗中，单纯通过理学检查在一定程度上可确定诊断。但是，作为补充手段，MRI 检查已经成为常规。通过上述检查确诊后，需要手术者再进行关节镜或切开手术治疗。

MRI 检查会因为不同的静磁场强度、摄像条件、扫描层厚、实际操作技师对疾病的理解程度等而导致影像结果的巨大差异，怀疑韧带损伤时扫描条件一般采用 T1 加权像、T2 加权像、T2* 加权像。为了与周围组织形成明显的对比度，韧带与半月板的成像条件多采用质子密度。此外，也可以结合能较好显示损伤炎症的 STIR 像、对软骨成像较佳的压脂 T1 加权像等来进行诊断。

◆ ACL 损伤

正常 ACL 是沿着 Blumensaat 线平行或略倾斜走行，在 T2 加权像矢状面上表现为中等信号的线状阴影，前方的纤维与后方比较，影像表现为低信号的薄层组织，与解剖学上的前内侧束（AMB）不一致。

新鲜 ACL 损伤在 MRI 上可依据与正常线状阴影不同的表现，如髁间窝处的移位、纤维的高信号及连续性中断等做出诊断。MRI 检查新鲜 ACL 损伤具有 90% 以上的敏感度和特异性。

因韧带纤维内有良好的血供，所以 ACL 损伤急性期通常伴有大量的关节内血肿。韧带的部分损伤通常表现为线状阴影的缺损，不波及韧带的整体，T2 加权像可见伴有韧带整体的肿胀、信号亮度增强。影像上难以区别完全断裂与部分断裂。

包括 Segond 骨折在内，ACL 损伤常与某些类型的骨挫伤有关。最常见的骨挫伤部位为股骨外侧髁负重区和胫骨外侧髁后方。发生机制为胫骨内旋及外翻时，胫骨外侧髁后方与股骨外侧髁负重区撞击。STIR 像可以对此做出敏感评价。这些骨损伤不仅是提示 ACL 损伤的征象，同时也是疼痛的原因。其他 ACL 损伤伴随征象包括胫骨前方半脱位导致的外侧平台后方半月板覆盖不良、PCL 的前弓等。

◆ PCL 损伤

正常的 PCL 在所有的 MRI 扫描条件下矢状面均表现为平缓曲度的低信号线状阴影。Humphrey 及 Wrisberg 半月板股骨韧带在矢状面上分别位于 PCL 的前方和后方，有时在横断面影像上可以观察到。与 ACL 损伤的影像表现不同，PCL 损伤在 MRI 上一般表现为韧带增粗，T1 加权像为中等信号、T2 加权像为高亮信号混杂的影像，有时也可看到局部韧带的不连续。导致 PCL 损伤的致伤力要强于膝关节其他韧带损伤，因此要重视对 ACL、LCL、腘肌腱等合并损伤的检查。

PCL 损伤合并骨挫伤的发生率与 ACL 损伤相同，与 ACL 相比，其形态更加多样，波及范围更大。

◆ MCL 损伤

MCL 损伤是由膝关节遭受外翻应力所致，常与半月板、ACL 损伤有关。评价 MCL 损伤的最佳 MRI 影像为冠状面压脂 T2 加权像。

Ⅰ度损伤为实质部的轻度损伤，表现为沿 MCL 浅层的肿胀。

Ⅱ度损伤为较大范围的实质部损伤，大范围的损伤也导致韧带内部的异常，可出现伴有病变部位非薄化的周围韧带的肥厚。

Ⅲ度损伤为韧带的完全断裂，位于韧带近端或远端，MRI 影像表现为局部连续性中断。

◆ 后外侧韧带

合并膝关节后外侧复合体损伤的膝关节不稳定一旦漏诊，将导致交叉韧带重建的失败。最佳的检测方法为压脂 T2 加权像，表现为弓状韧带周围的软组织水肿，或者明确找到复合体的断端。可以沿着 LCL 走行行多角度的冠状面扫描以获取最佳扫描角度。

治疗方法

治疗方法多会受运动水准、个人条件、运动队、学校、工作单位等因素的影响。抛开上述因素，单纯从医疗角度考虑，目前在日本获得共识的新鲜韧带损伤的治疗方法如下。

◆ MCL 损伤

单独新鲜的 MCL 损伤基本上均采取保守治疗，股骨内侧髁或胫骨侧的Ⅲ度损伤也不例外。

保守治疗中，即使是Ⅲ度损伤，原则上也不使用石膏绷带固定。伤后 1 ~ 2 周内使用铸型支具固定膝关节，或使用 MCL 支具固定。为防止肌肉萎缩，早期开始膝关节周围肌肉的等张收缩锻炼。肿胀消退后，改用带两侧支柱的可活动支具固定，限制膝关节外翻的同时，开始进行半蹲、弓步、直腿抬高等肌力锻炼。依据应力试验检查所显示的稳定性与疼痛情况，逐渐开始慢跑等活动。Ⅱ度的 MCL 损伤伤后 6 周、Ⅲ度的 MCL 损伤伤后 3 个月恢复正常竞技运动。

对于经过 3 个月保守治疗，仍存在侧方不稳定，无法恢复竞技训练的部分Ⅲ度损伤患者，则需要进行 MCL 重建手术。重建的韧带多选用半腱肌腱（semitendinosus tendon，ST），以前应用较多的逆 Mauck 法远期效果欠理想，近年来多改用半腱肌腱重建法（**图 1**）。

图1 MCL 损伤的治疗（Ⅲ度损伤）

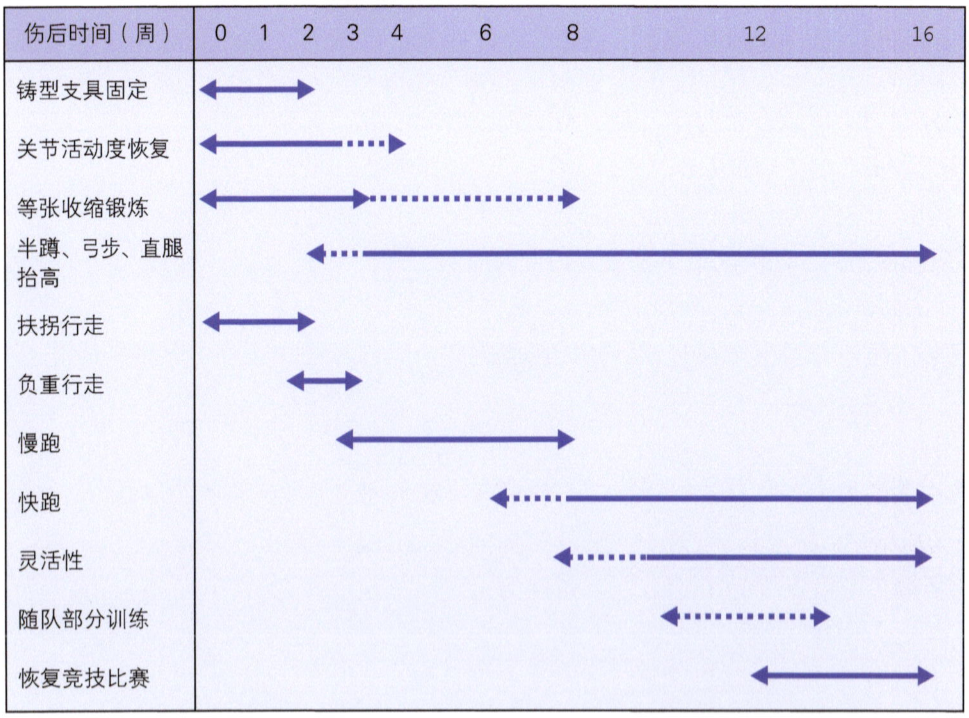

ACL 损伤

对于竞技运动选手来说，单独的新鲜 ACL 损伤的最佳手术时机应为膝关节创伤性炎症消退、关节活动不受限时。通常外伤 3 ~ 6 周后手术为佳，伴有骨挫伤的选手需要更长的等待时间。至于手术方法可参照后面章节各专家的具体描述。

运动功能要求较低的患者，或者胫骨前移度左右差小于 4 mm、有一定程度的终末点、反射试验阴性的患者可选择保守治疗。保守治疗分为两大类：韧带有希望获得愈合的非手术治愈疗法和通过肌力锻炼弥补韧带缺失的保守疗法。MRI 影像上韧带有愈合希望的病例是非手术治愈疗法的主要适应证。

适用于非手术治愈疗法的患者需要选用适用于 ACL 损伤的较为坚固的固定支具，急性期后开始半蹲、弓步等锻炼肌力的动作。依据影像学检查结果在 3 个月后逐渐增加跑步等锻炼项目，5 ~ 6 个月有望恢复竞技比赛。

通过肌力锻炼弥补韧带缺失的保守疗法是指 ACL 无愈合希望的非手术治疗方法，这类患者在急性期过后、炎症基本消退时，就开始积极进行膝关节周围肌力及躯干与膝关节的平衡、协调性的锻炼，必要时可使用膝关节支具。一边预防膝关节肿胀，一边按照康复步骤，以 3 ~ 5 个月恢复日常生活为目标进行康复锻炼。为了避免再次受伤，在强化肌力锻炼的同时，重点要做好躯干、膝关节的平衡感锻炼（**图2**）。

图2 ACL 损伤的治疗（术后康复）

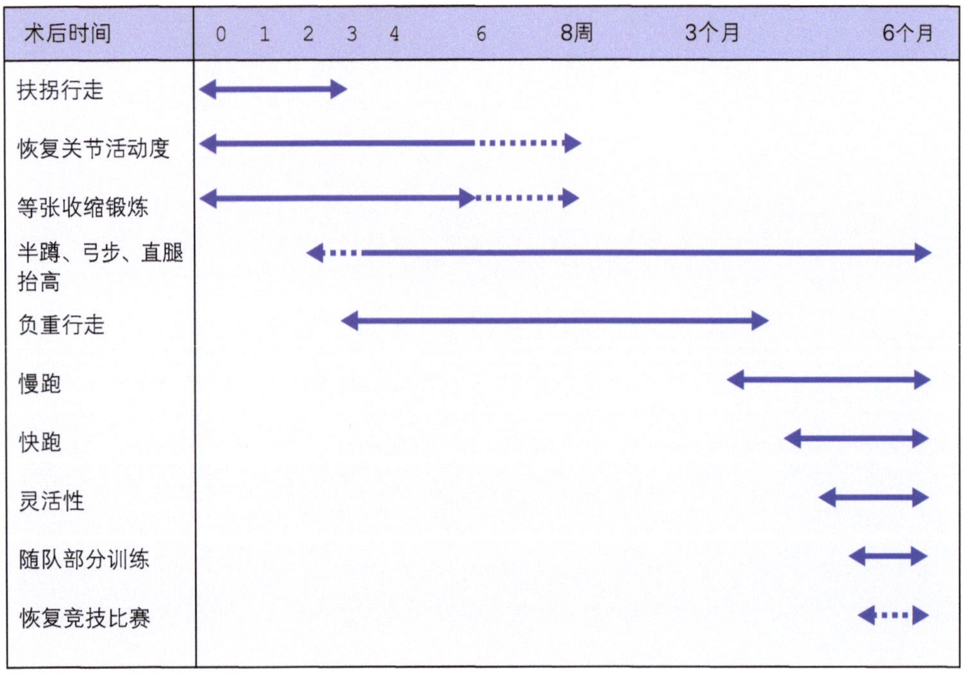

PCL 损伤

即使是Ⅲ度的 PCL 单独损伤，基本上也是采用保守治疗。Ⅲ度损伤在急性期首先行膝关节伸直位石膏固定 1 ~ 2 周，然后改用 PCL 适用的活动支具进行康复锻炼。康复锻炼以强化股四头肌肌力为中心，禁忌行腘绳肌锻炼（特别是屈膝活动）。锻炼通常以下蹲、弓步、直腿抬高为主，腘窝部疼痛减轻后可逐渐开始进行慢跑、快跑锻炼。Ⅲ度损伤恢复竞技与工作需要 4 ~ 5 个月，Ⅱ度损伤约需要 2 个月。虽然大部分会残留一定的后方不稳定，但多数患者恢复竞技或职场工作时无不适主诉，单纯的后方不稳定不能作为手术指征。

对于经过 3 个月保守治疗，仍存在后方不稳定，因疼痛或不稳定感无法恢复正常工作的部分Ⅲ度损伤患者，则需要进行 PCL 重建手术。手术方法可参照后面章节各专家的具体描述。

LCL 损伤（包括复合损伤）

虽然理论上存在 LCL 的单独损伤，但笔者在临床实践中从未见到，通常合并后外侧复合体损伤，合并 PCL 损伤的情况也不少见。仅合并后外侧复合体损伤时一般采用 3 个月的保守治疗。急性期采用铸型支具保持局部制动，此后佩戴 PCL 适用的可活动支具进行康复锻炼。康复锻炼方法参照 PCL 损伤，对于后外侧明显不稳定的患者，单纯使用支具很难控制膝关节的旋转，最好在康复锻炼时合并使用固定绷带。合并Ⅱ度以上 PCL 损伤的病例，经过 3 个月保守治疗无改善者应行韧带重建手术，手术时需要同时重建 LCL 和 PCL 或后外侧复合体。

ACL 与 MCL 的复合损伤

ACL 与 MCL 损伤是最常见的韧带复合损伤。治疗的基本方法：ACL 行重建手术；MCL 损伤为Ⅱ度以下时采用保守治疗、Ⅲ度时则在 ACL 手术同时行 MCL 联合重建术。

ACL 手术的基本方法与 ACL 单独损伤时相同，如果合并的 MCL 损伤为Ⅱ度

表1 治疗方法概要

损伤韧带	手术或保守治疗	伤后至手术时间	保守治疗要点	手术要点
MCL 损伤	保守治疗（Ⅲ度损伤治疗 3 个月无改善者考虑手术治疗）	至少 3 个月	急性期过后在 MCL 支具保护下行半蹲、弓步、直腿抬高等肌力锻炼 4 ~ 6 周开始慢跑	使用半腱肌腱行韧带重建术
ACL 损伤	手术治疗（活动水平低，胫骨前移度小者可考虑保守治疗）	3 ~ 6 周（关节活动度完全恢复）	肌力锻炼与平衡锻炼（有自愈希望者延缓） 非手术治愈疗法寄希望于韧带获得愈合 通过肌力锻炼弥补韧带缺失的保守疗法是指 ACL 无愈合希望，通过肌力与平衡锻炼代偿	有各种术式 在日本一般采用半腱肌腱行解剖学重建术
PCL 损伤	保守治疗（Ⅲ度损伤治疗 3 个月残留疼痛无改善者行手术治疗）	至少 3 个月	急性期伸膝位保持局部制动 以直腿抬高与下蹲锻炼为主，禁忌屈膝活动	确认胫骨附着部，行解剖重建术
LCL 损伤 (+ 后外侧复合体损伤) (+PCL 损伤)	保守治疗（合并 PCL 损伤时手术治疗）	3 ~ 6 个月	参照 PCL 康复计划进行康复锻炼	LCL、后外侧复合体重建难度较大
ACL +MCL 损伤	ACL 手术，MCL Ⅲ度损伤时手术，Ⅲ度以下保守治疗	3 ~ 6 周	与 ACL 术后康复计划基本一致	使用半腱肌腱、股薄肌腱行 MCL 重建术
ACL + PCL 损伤	ACL、PCL 均需手术治疗	3 ~ 6 周	可基本参照 PCL 康复计划进行康复锻炼	注意有无腘动脉、腓总神经损伤 重视 PCL 的重建术

以下时则无须手术治疗，Ⅲ度损伤时可在膝关节活动度正常时进行同时重建。通常，首先行 ACL 重建，然后采用半腱肌腱与股薄肌腱（gracilis tendon，GT）重建 MCL。即使有急性的 MCL Ⅲ度损伤，若 ACL 重建后侧方不稳定降至Ⅱ度，也没必要再行 MCL 重建手术，只需要将术后早期康复锻炼时间延迟 2 周，然后再按照 ACL 重建术后康复计划实施即可。

◆ ACL 与 PCL 的复合损伤（膝关节脱位）

原则上，ACL 与 PCL 的复合损伤需要行两韧带的重建术。类似于 ACL 与 PCL 的复合损伤这样的膝关节脱位病例，只要没有腘动脉与腓总神经的合并损伤，不需要急诊手术。原则上在急性期应局部制动，等活动度基本恢复后再行重建术，大约在伤后 4 ~ 6 周。手术时应重视 PCL 的重建，在膝关节屈曲、胫骨尽量在前抽屉状态下固定 PCL 止点，此后进行 ACL 重建，并在伸膝位固定 ACL 止点。

针对急性单独或复合韧带损伤的治疗方法概要见**表1**。

前交叉韧带止点撕脱骨折的手术治疗

大连医科大学附属第一医院　张卫国　译

善众会医院群马运动医学研究所　萩原敬一
善众会医院院长　木村雅史

损伤特点

ACL撕脱骨折为关节内骨折，若放任附着有ACL的移位骨折片不处理，可能会导致关节活动受限或ACL功能不全。因而治疗时，骨折片的准确复位固定与妥当的术后康复锻炼两者缺一不可。

手术方法包括关节切开手术方法与关节镜下手术方法，目前临床上主要采用关节镜手术方法，固定方式主要采用拉出固定法和螺钉固定法。

手术方法

关节镜手术方法

1 关节镜检查

将关节内积血冲洗干净，使用刨削器与射频清理增生的滑膜组织以确保术野清晰，检查确认骨折片的移位情况及有无ACL实质部的损伤（**图1**）。

多数情况下外侧半月板（LM）前角与骨折片相连，骨折片容易向内上方移位。

2 骨折部清理

轻轻掀起骨折片，用髓核钳、刨削器清理骨折片与骨折床间的血肿与软组织（**图2**）。

手术技巧及注意事项

为防止骨折片复位不牢固，可稍切除部分骨折床的骨松质，用刮匙将骨折床稍微加深。但是，当骨折片后方与骨折床有组织相连时，不可破坏其连续性。

图1 关节镜检查

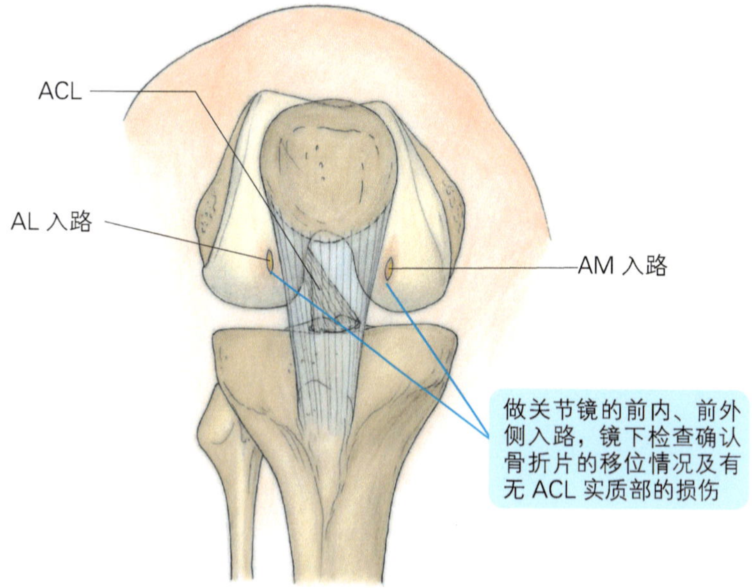

图2 骨折部的清理

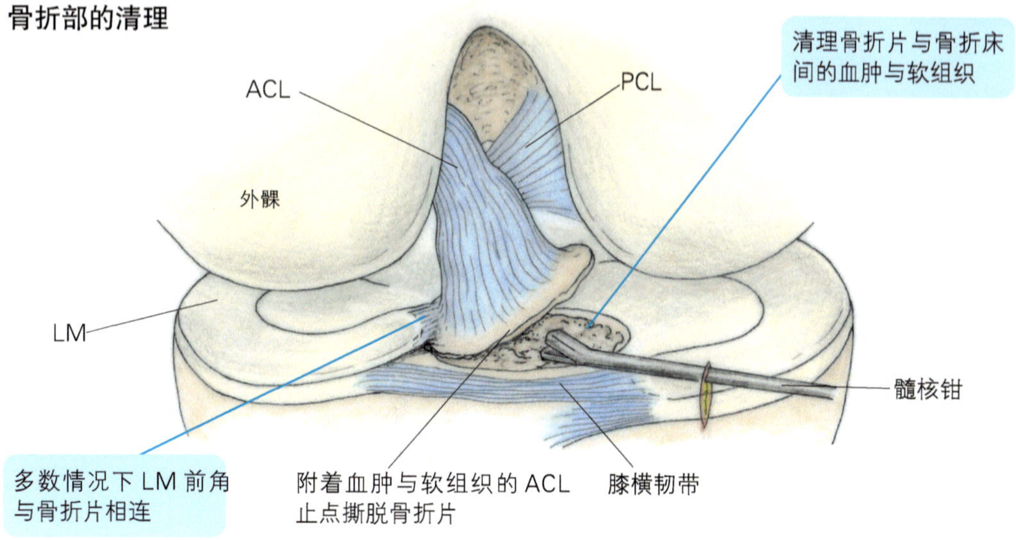

3 骨折片的整复 难点

使用剥离子或探钩压迫骨折片复位。

通常是将影响复位的膝横韧带用探钩或用通过 outside in 技术穿入的牵引线拉向前方以复位骨折片（**图3**）。

手术技巧及注意事项

有时膝横韧带或半月板前角会嵌入骨折断端，尤其整复前方骨折片时需要注意（**图3-1**）。

难点解析

骨折片整复为手术操作的重中之重，当判定无法完全复位时，应更改镜下手术为关节切开手术。

4 临时固定

维持骨折片于复位状态，用导针或1.6 mm的克氏针从髌骨内侧经皮插入骨折片行临时固定。X线透视确认骨折片复位及克氏针固定位置良好（**图4**）。

图3　骨折片的整复

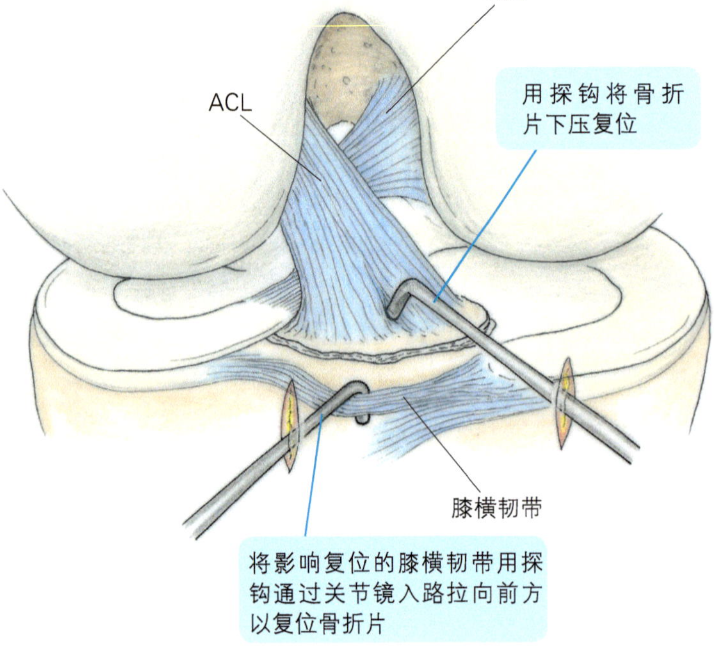

图3–1

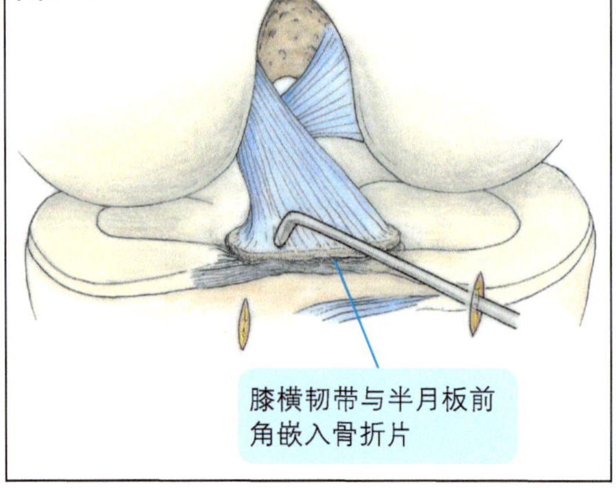

图4　骨折片的临时固定

a

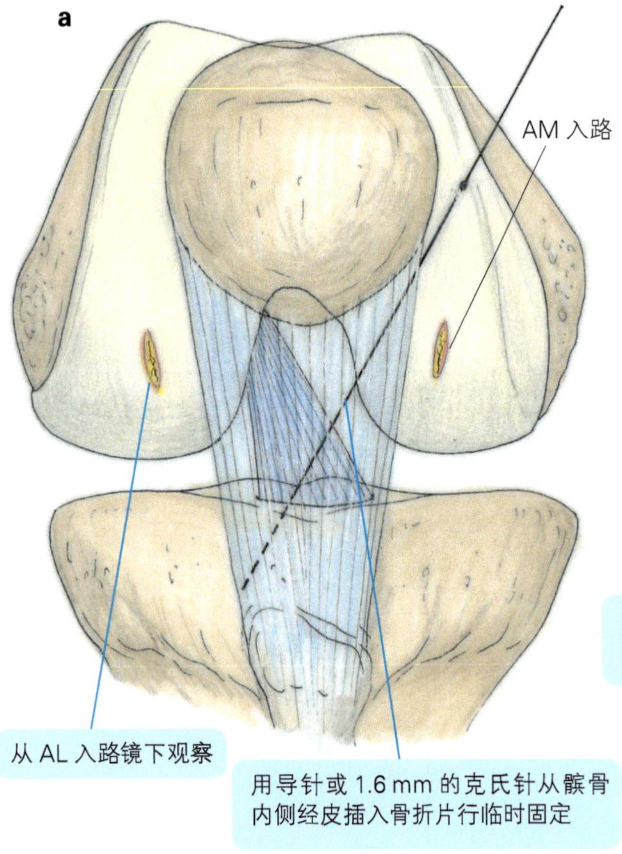

b. 膝关节 90° 屈曲下垂位

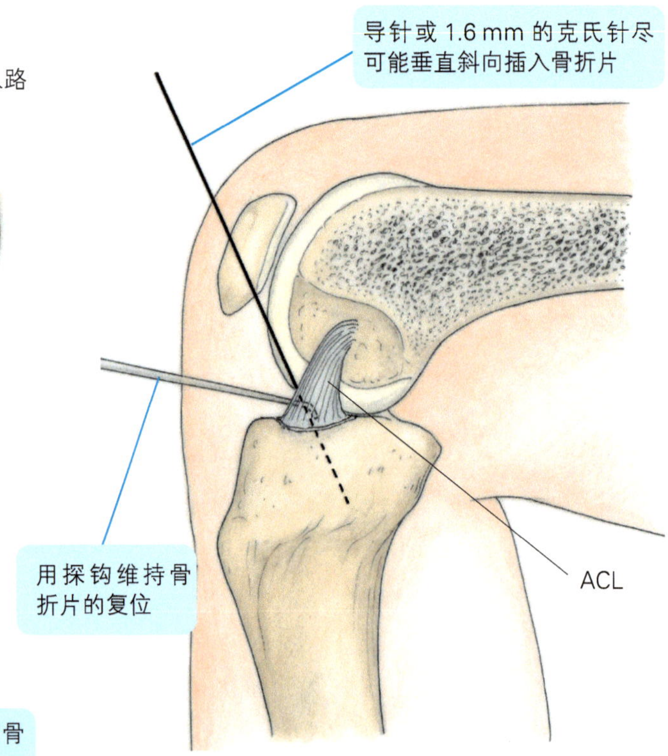

手术技巧及注意事项

插入克氏针的角度过小，不仅会造成固定力量不足，也易导致针尖从骨皮质表面滑过，增加损伤膝后方组织的风险（**图5**）。应选择从髌骨近端靠中间位置进针，尽量垂直插入骨折片。操作时，在保证骨折片不翘起的前提下，尽量将膝关节屈曲，则克氏针较易在垂直斜位插入骨折片。

5 螺钉固定

骨折片较大且完整时可采用螺钉固定。术前需行 CT 等检查以了解骨折片的大小及有无碎裂。

应将 ACL 纵行切开并将螺钉头尽量埋入，以防止螺钉头造成撞击而影响关节伸直（**图6**）。

图5　克氏针插入角度

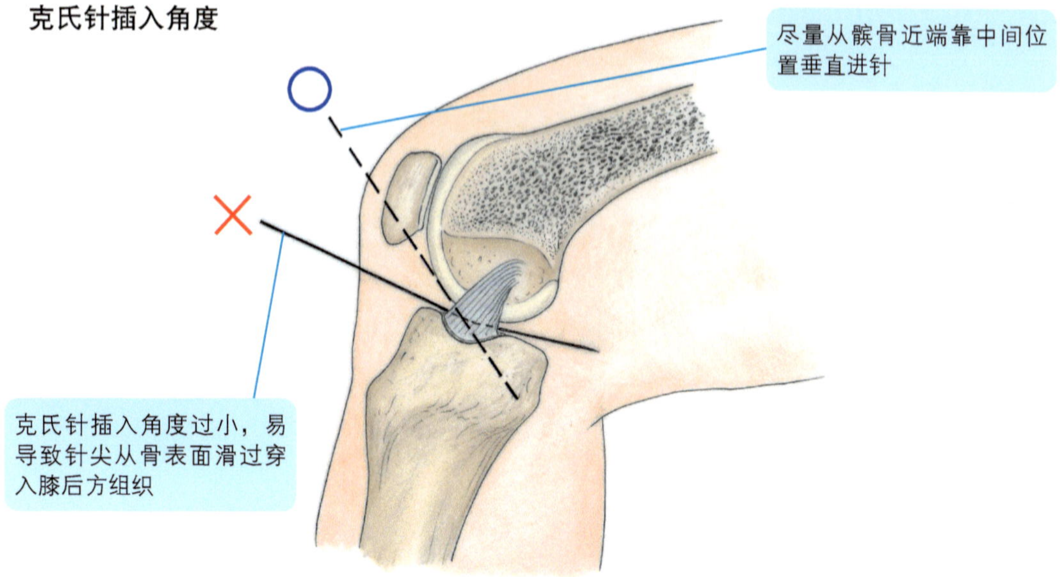

图6　螺钉固定

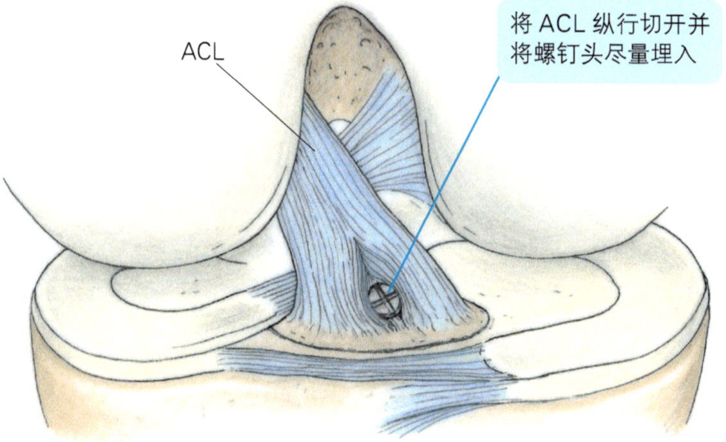

图6–1

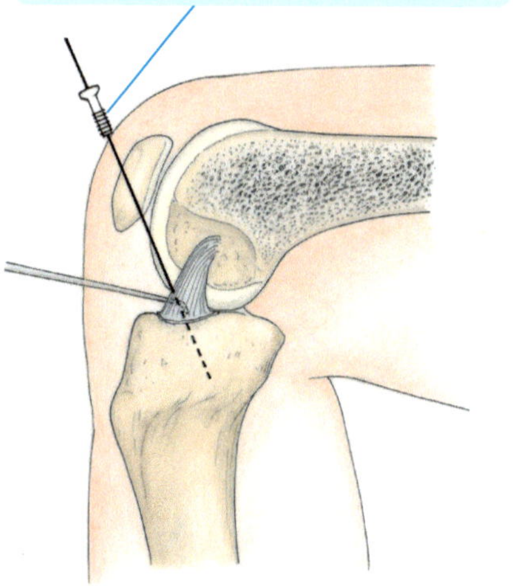

难点解析

骨骺线未闭合的病例采用螺钉固定时，要通过透视确认导针方向，在选择螺钉长度时以不触及骺板为宜（**图7**）。

为保证螺钉不穿过骺板，插入螺钉要求角度较平、长度较短，这样会造成固定不牢固，此时，可选用拉出固定法。

儿童膝关节较小，往往骨折片也较小，一般多选择拉出固定法。

6 拉出固定

◆ 骨通道的制作

在胫骨结节内侧做小切口，使用ACL胫骨导向器分别在骨折片的内外侧钻直径2.4 mm的骨孔，当骨折片较大时骨孔定位于骨折片上，骨折片较小或粉碎时，骨孔则定位于骨折片两边的骨折床上（**图8**）。

骨折片碎裂成前后两片时，有时也可以在前后方各做两个骨孔。

图7 骨端内螺钉固定

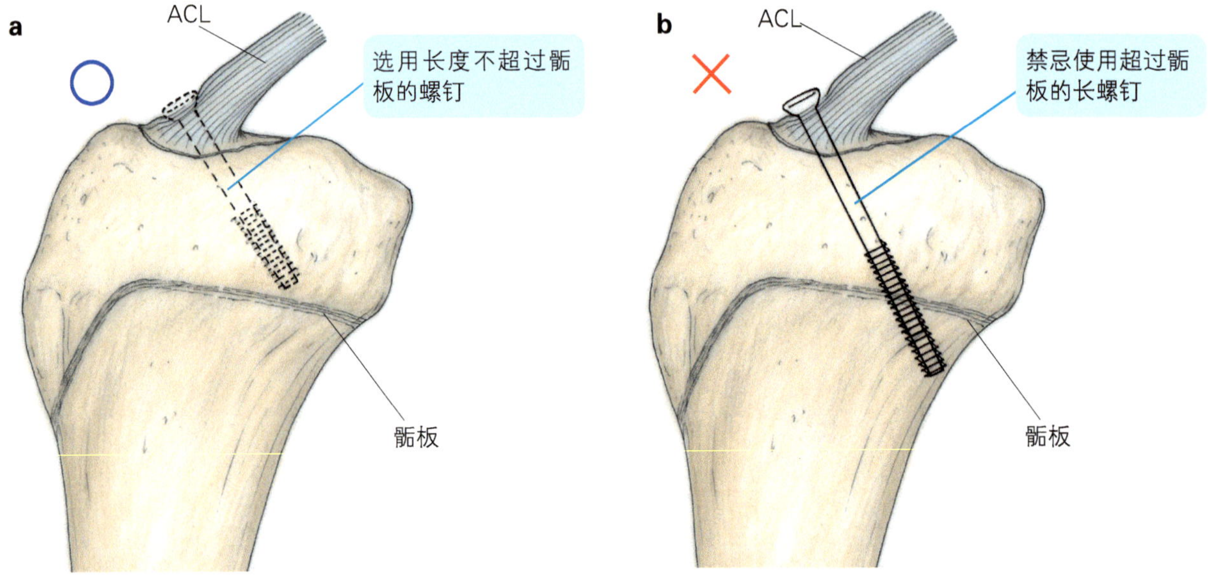

图8 拉出固定

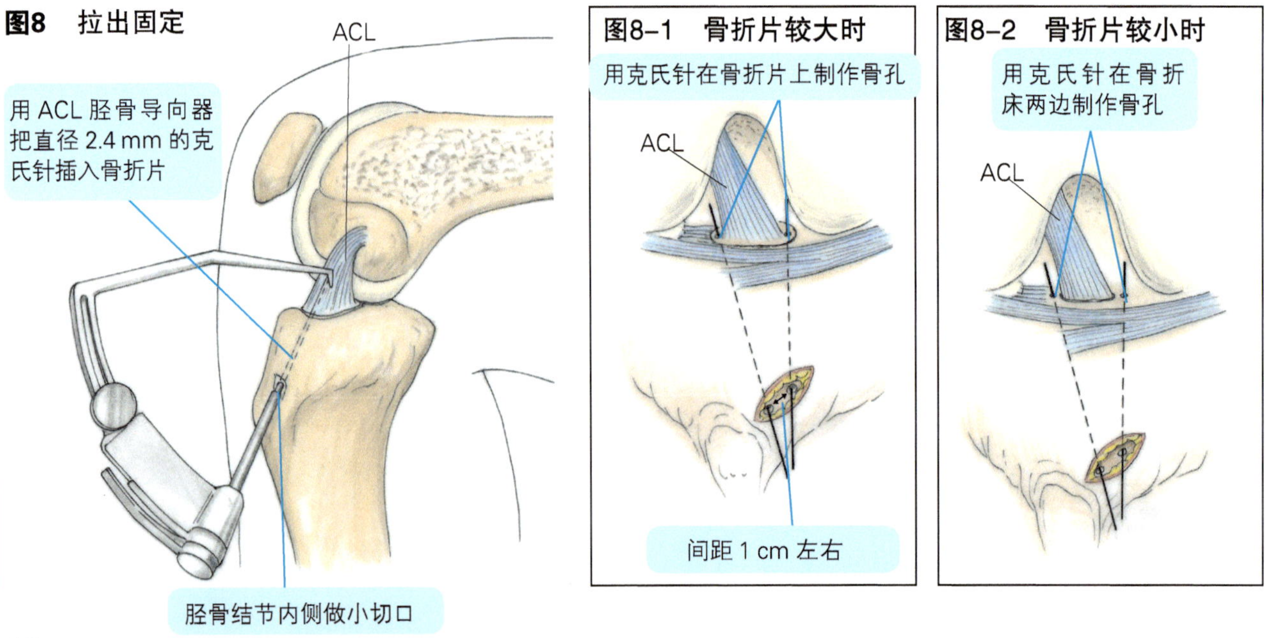

难点解析

有时克氏针很难插入到骨折片适宜位置，多次重复插入有导致骨折片碎裂的风险。可以在确定骨折片能满意复位后，先将克氏针插入骨折床（**图9a**），然后将针退至骨折床表面（**图9b**），将骨折片复位临时固定后，插入克氏针（**图9c**）。

图9　克氏针插入困难时

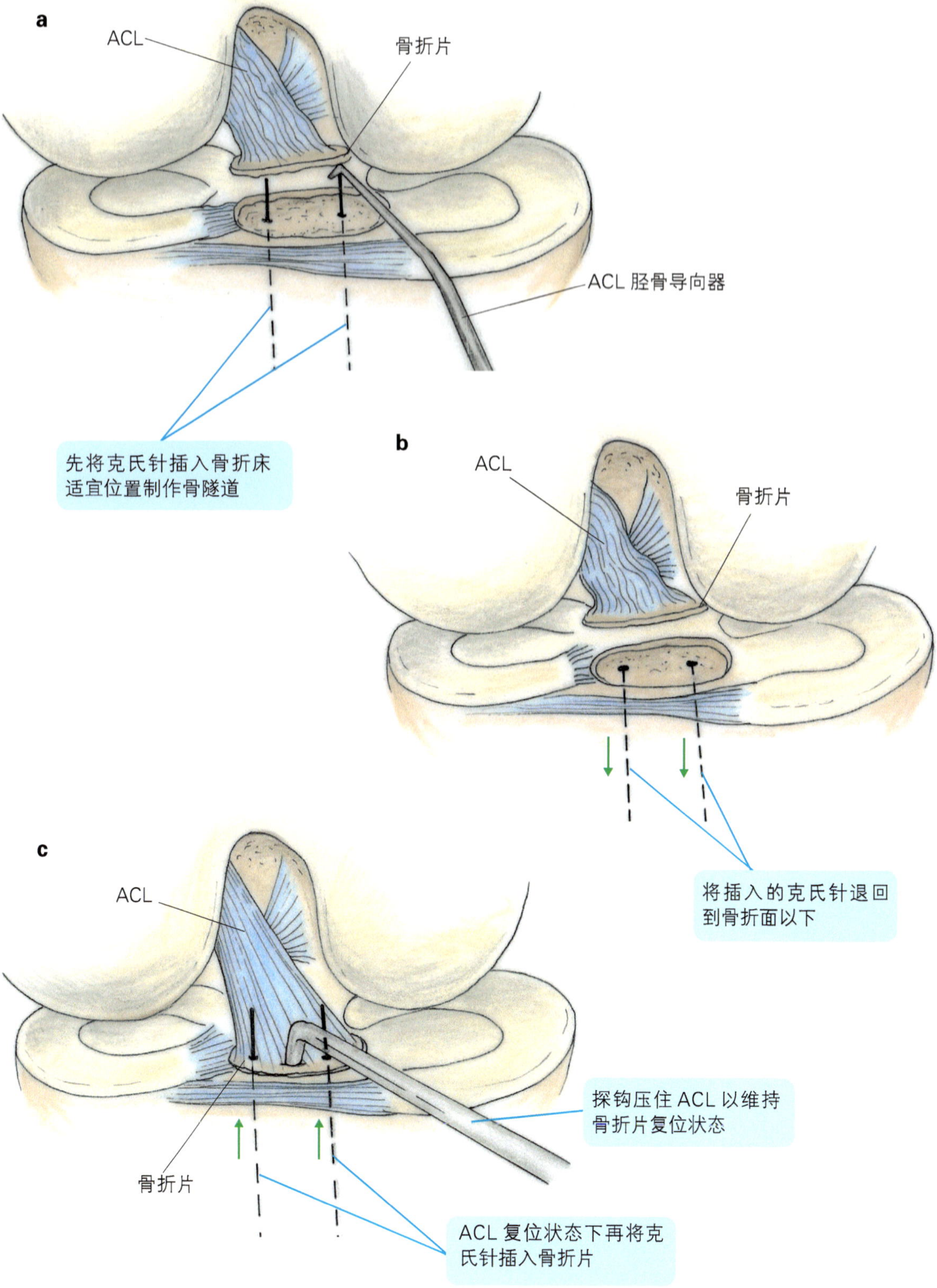

◆ 缝线的导入（图10）

从做好的骨隧道内引入缝合线导入器，在关节内将前端的钢丝襻张开，将半月板缝合针预弯后，针尾穿入 2 号爱惜邦缝线，从内侧经皮穿入关节内。

缝合针首先通过内侧缝合线导入器的钢丝襻，再穿入邻近骨折片的ACL腱性部分，然后再通过外侧缝合线导入器的钢丝襻从膝外侧皮肤引出。重复同样操作，使得两条缝线分别通过ACL前、后侧引出。

手术技巧及注意事项

缝合针从外侧引出时，为了避免针尖在股骨外侧髁处的碰撞，可用探钩引导调整针尖方向。

完成上述操作后，闭合缝合线导入器的钢丝襻并将缝线从骨隧道引出，拉紧两端缝线压迫骨折复位。

图10　缝线的导入

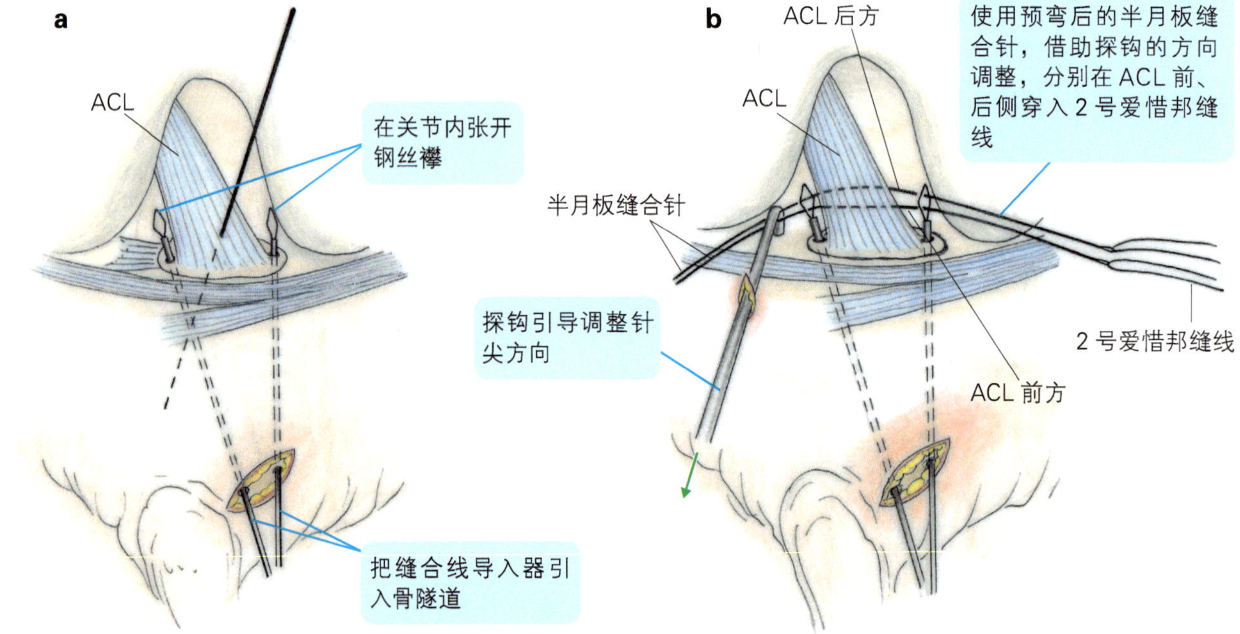

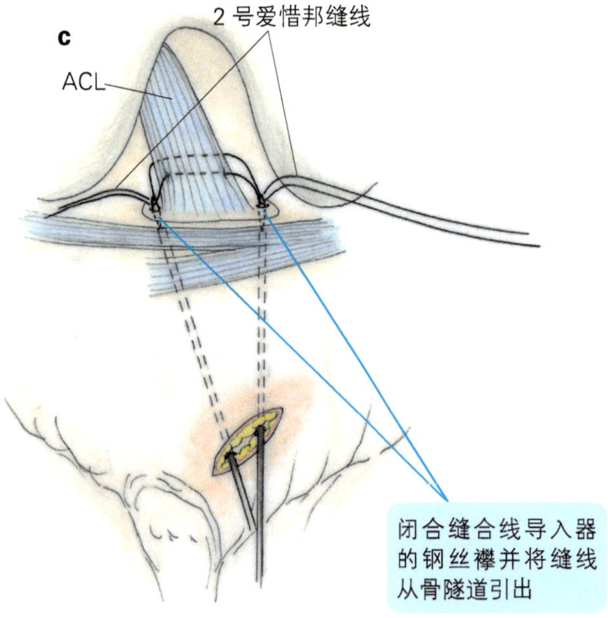

图11　固定

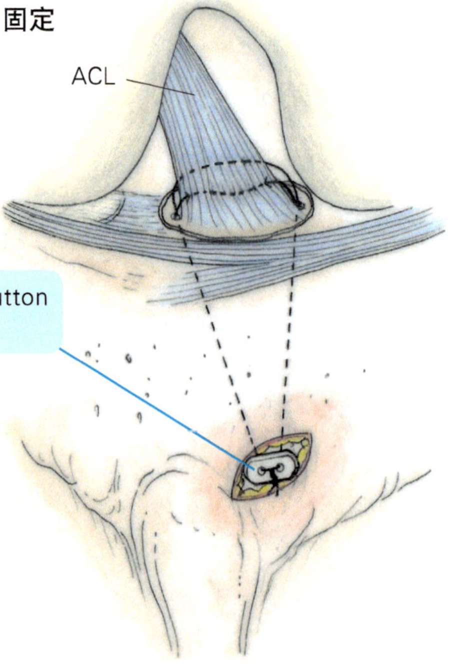

7 固定

在胫骨前面使用螺钉桩或 EndoButton 打结固定 (**图11**)。

关节切开手术方法

骨折片复位不良的病例采用关节切开手术方法，尤其是陈旧性病例复位困难者更需要采用这种手术方法。

1 显露

在髌旁内侧切开约 5 cm 进入关节（**图12**）。

2 复位固定（图13）

骨折断面清创有时需部分切开膝横韧带以便于骨折片的复位固定。可采用直视下的螺钉固定或钢丝的拉出固定。直视下操作可以获得更加牢固的固定，同时使用钢丝比镜下操作也更方便。

图12　关节切开手术方法

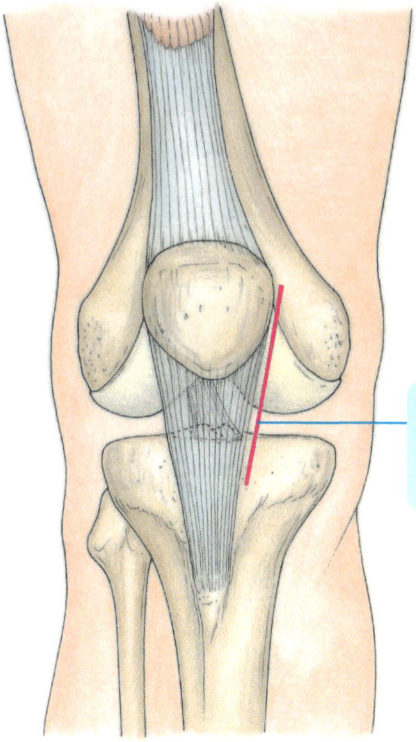

图13　缝合

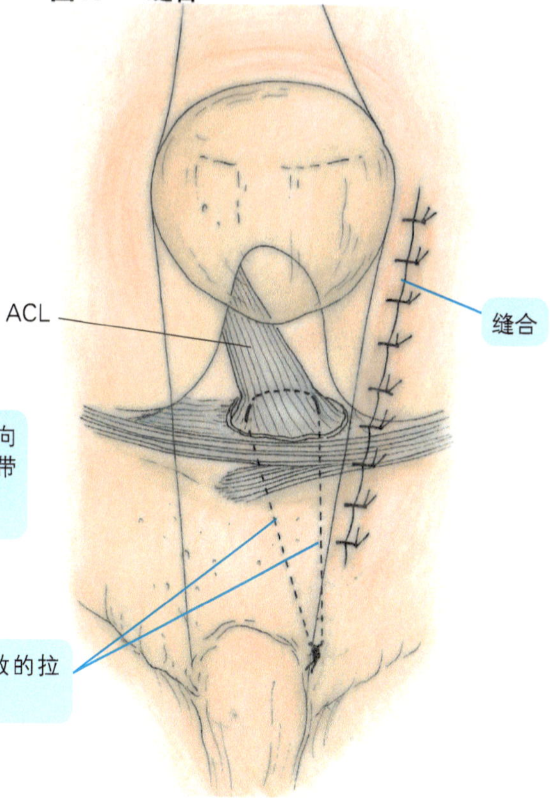

●**文献**

[1] Lee H G.Avulsion fracture of the tibial attachments of the crucial ligament. J Bone Joint Surg, 1937, 19：460–468.

[2] Hunter R E, Willis J A.Arthroscopic fixation of avulsion fractures of the tibial eminence：Technique and outcome. Arthroscopy, 2004,20：113–121.

[3] 大越康充，安田和則 . 脛骨顆間隆起骨折の整復法と ACL 再建術における至適骨孔作成法 . MB Orthop, 1992,5(8)：25–28.

[4] 安達伸生，越智光夫 . 脛骨顆間隆起骨折に対する鏡視下整復固定術 . 関節外科 , 2005,24（1）：7–12.

[5] 朝雲浩人 . 脛骨顆間隆起骨折の治療経験 . 東日本整災会誌 , 2004, 16：151–153.

膝关节

后交叉韧带附着部撕脱骨折的手术治疗

大连医科大学附属第一医院 **张卫国 译**

NTT 东日本札幌医院骨科部长 **井上雅之**

术前诊断要点

（1）单纯 X 线片不能明确骨折片的详细状况，因而需要行 CT，尤其是三维 CT 的检查。根据移位程度、骨折片的碎裂情况等选择切开复位内固定手术（ORIF）[1～3]或镜下手术[4～6]。

（2）询问受伤机制，若曾经有胫骨前方撞击病史，则不应忽视 PCL 损伤或附着部撕脱骨折。

（3）应同时行 MRI 检查以明确是否存在 PCL 实质部的隐匿损伤[2、7]，或是否合并半月板、软骨损伤。

骨折特点及决定术式的事项

（1）附着部骨折的撕脱骨折片多表现为后方骨折片的上翘，而且其间隙内常伴有关节囊、骨膜的嵌夹，即使切开复位也颇为困难。

（2）后下方骨折片的复位情况只有在直视下才能看清，通过后内或后外等关节近侧入路镜下不能充分评价骨折复位情况（**图1**）。此外，术中 C 型臂也不能清晰显示骨折片的复位情况。

（3）应用 Burks 的腘窝后方入路[8]（**图2**），可以不必显露血管神经束直接显露骨折部。

ORIF 的适应证[1～3]

（1）没有 PCL 实质部损伤。

（2）新鲜或陈旧性病例。

（3）骨折片移位在 3 mm 以上。移位小于 3 mm 则采取保守治疗或关节镜下手术疗法。

（4）虽然骨折片的大小不起决定性作用，但最好骨折片大小在 10 mm × 10 mm 以上者采取 ORIF。即使粉碎骨折 ORIF 也可以应对。因此，笔者将 ORIF 作为首选。

关节镜下手术的禁忌证

（1）伴有 PCL 的实质部损伤。

（2）陈旧性病例。

（3）骨折片小于 10 mm × 10 mm（螺钉或缝线固定的极限尺寸）。

（4）骨折片移位超过 3 mm（特别是后端骨折片上翘病例可以认定复位艰难）。

（5）骨折片粉碎病例。

（6）关节镜手术（后内、后外入路）不熟练的术者。

图1　骨折情况的确认

骨折移位与整复从①视野的角度可以正确评估，但通过上方镜视下角度（②的方向）则难以观察清楚。

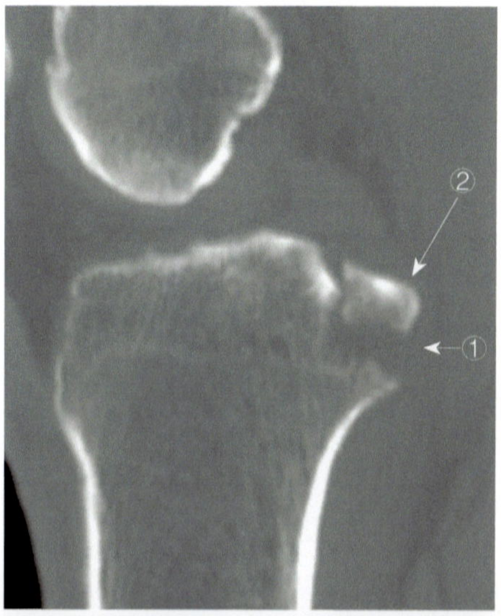

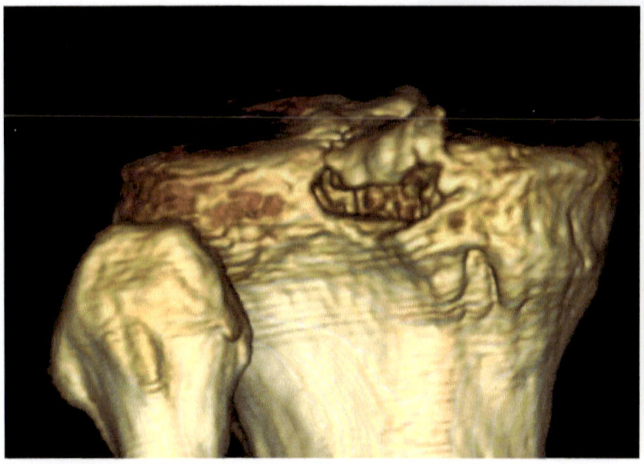

从①视野角度观察的骨折片情况。

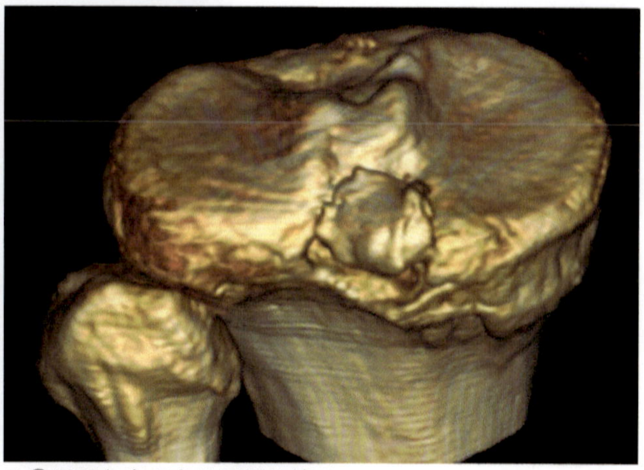

从②视野角度观察的骨折片情况。

图2　切口（Burks 的腘窝后方入路）

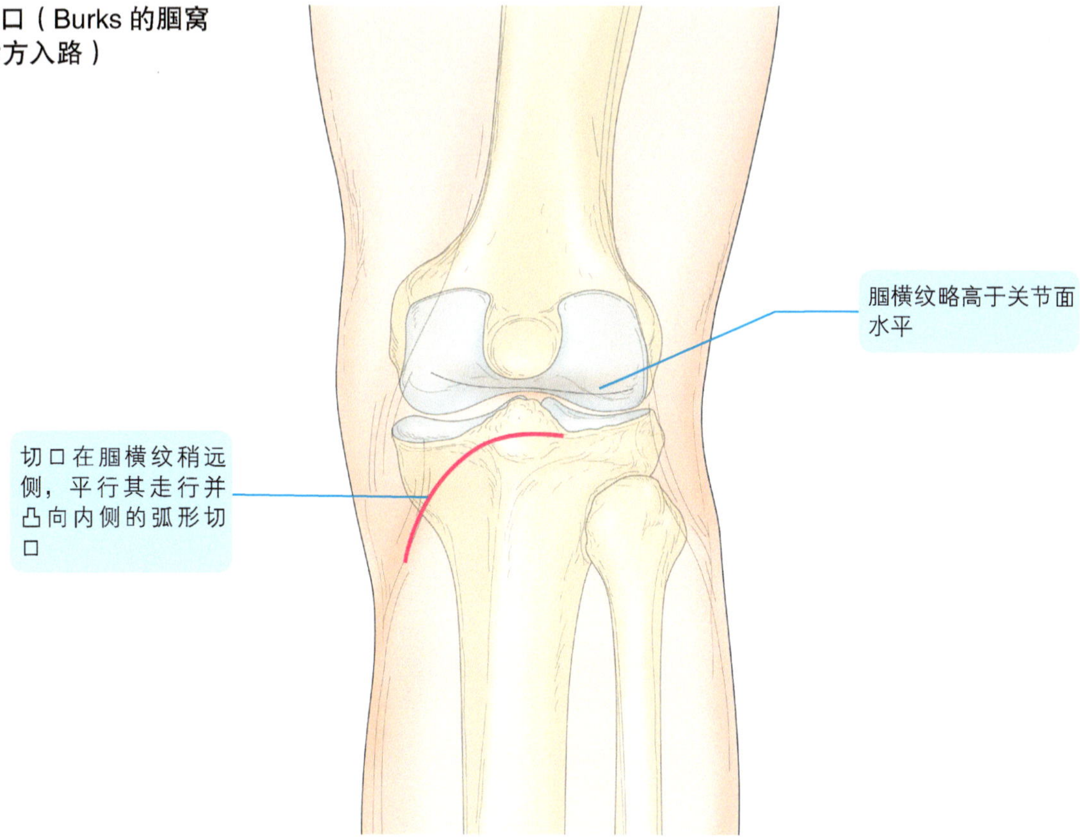

手术方法

◆ ORIF

1 关节镜检查

仰卧位施行关节镜检查，对于 MRI 遗漏的软骨损伤的部位进行确诊及处理微骨折等，同时也对术前确诊的半月板、软骨损伤进行相应的处理。

2 改变体位

然后改为俯卧位，从对侧插入 C 型臂，采取 Burks 入路[8]，从腓肠肌内侧头与半腱肌之间进入，无须显露血管神经束，直接显露骨折部。

手术技巧及注意事项

关节面水平位于腘横纹远侧，术前透视确认腘横纹的高度。若从腘横纹水平进入，除切口变长之外，入路改为近侧入路，有可能因腓肠肌的牵开困难而造成手术不便。

3 显露与整复 难点

轻度屈曲膝关节，可较轻易牵拉开腓肠肌内侧头以扩大视野。触及特征性的股骨内侧髁和外侧髁的结构后即可切开关节囊显露关节面。将后方的骨膜、关节囊纵行切开，显露骨折片（**图3**）。骨折片多向前上方移位，将其向后下方按

图3　手术显露

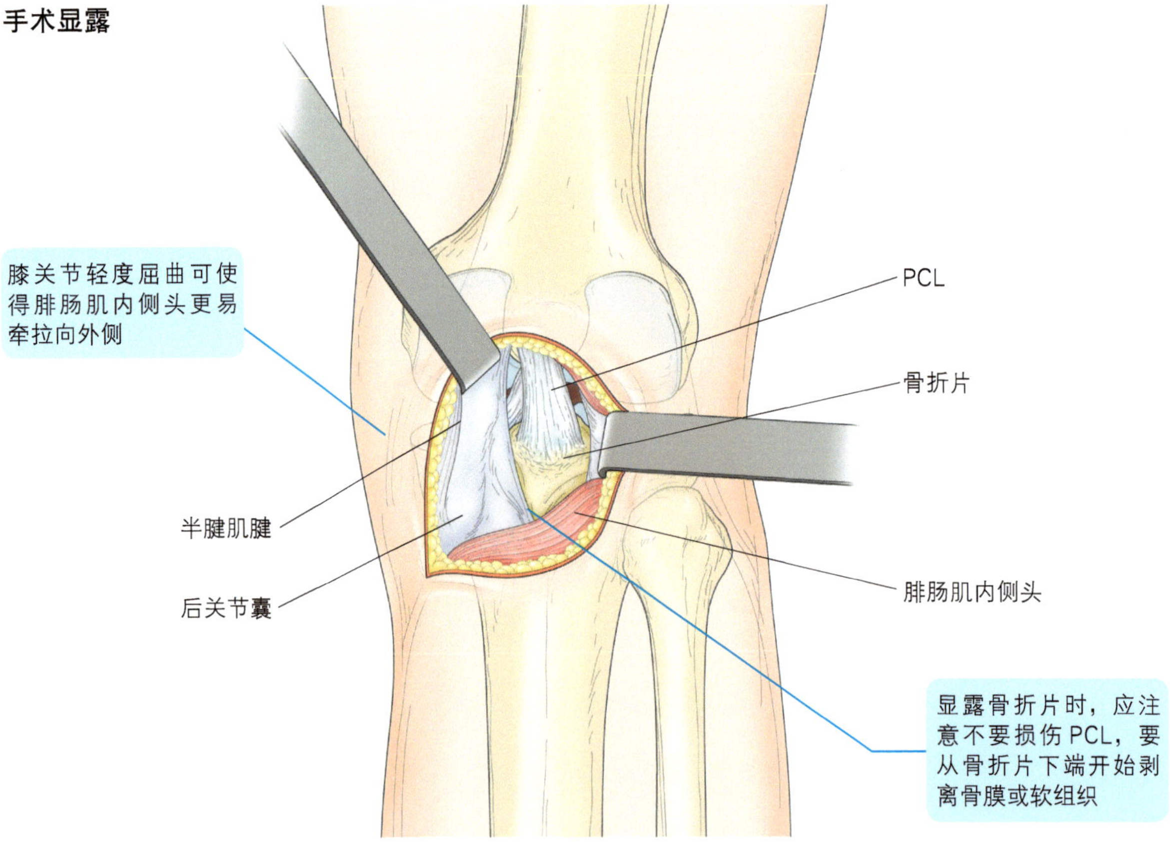

压进行整复（**图4**）。复位困难时，可剥离骨折片周围骨膜至骨折片完全游离后再进行整复。轻度屈曲膝关节可使得骨折片复位更加容易（**图4-1**）。Burks 入路不适用于骨折片波及外侧平台的病例。

手术技巧及注意事项

单纯使用下压方法使骨折片复位的概率很小，骨折间隙内多挤夹有骨膜或瘢痕组织，需要将其剥离后再进行整复。仍然复位困难时可参照**图 4-1** 所示进行。

图 4　骨折片的整复

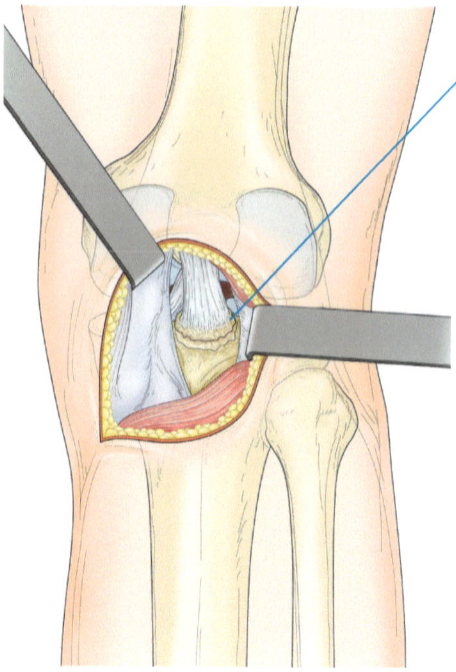

图4-1　复位困难时

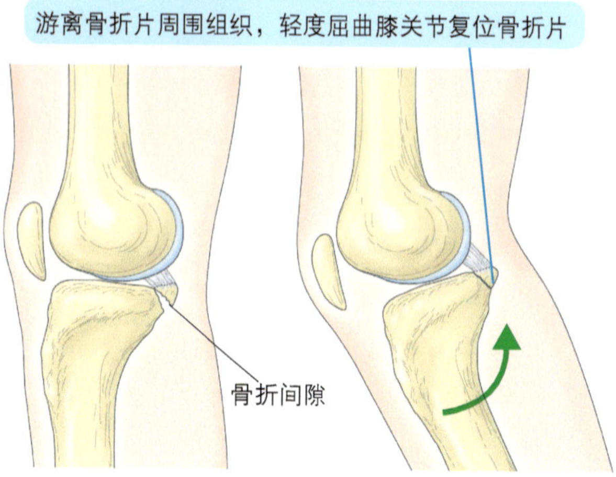

图5　内固定

a

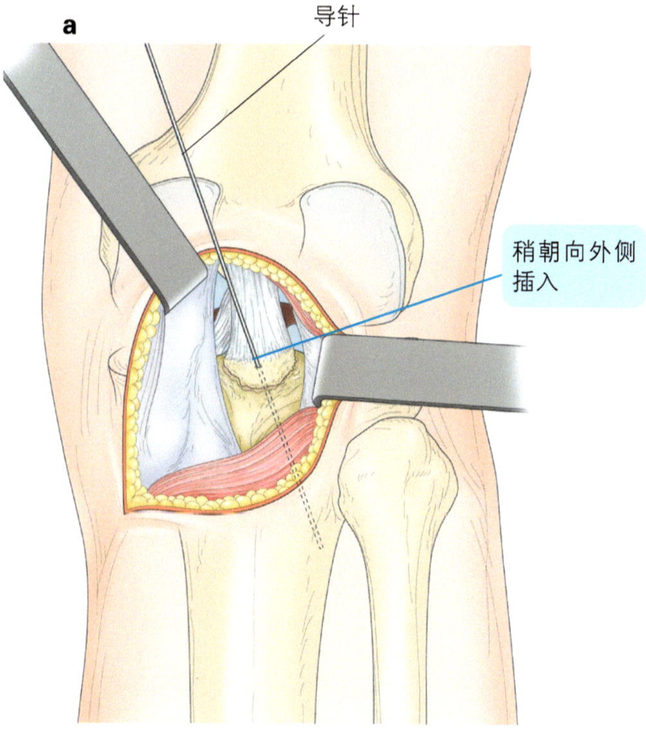

b

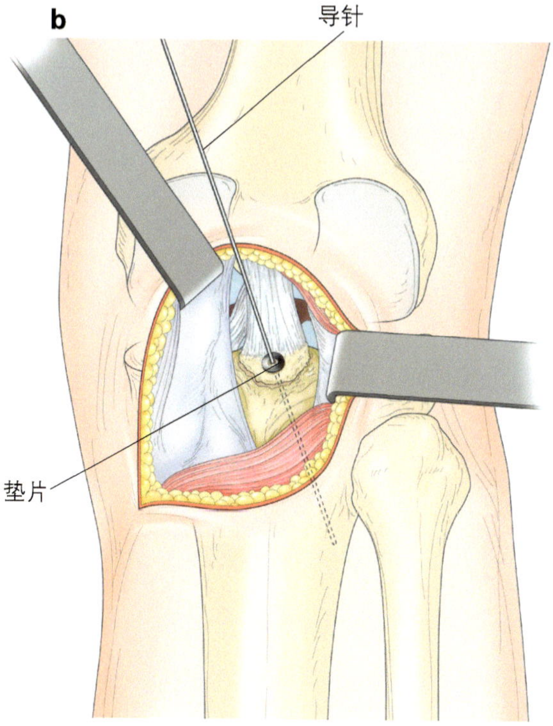

4 内固定

使用空心松质骨螺钉结合垫片固定。首先打入导针，再根据骨折片的大小决定使用螺钉的直径（4.0 mm 或 5.0 mm）及数量（1 ~ 2 根）（**图5**）。

小心操作避免骨折片碎裂，选好进针点后插入导针，钻孔后拧入螺钉。屈伸膝关节观察骨折片的稳定性（**图6**）。

手术技巧及注意事项

自攻螺钉钉头不穿透骨质往往固定效果不良，若螺钉从胫骨嵴内侧穿透至前方，跪坐时会引起疼痛，因此在插入导针时可有意识地偏向外侧（**图6-1**），C 型臂透视以确定导针的方向与长度。

难点解析

骨折片碎裂！

若骨折片碎裂，可用 2 号不可吸收缝线等缝合 PCL 肌腱实质部，采用拉出法通过骨隧道拉至胫骨前方，配合 EndoButton 打结固定（**图7**）。碎裂程度较轻者，有时可使用垫片行压迫固定（**图7-1**），但后期康复锻炼需要相应推迟。

再次 C 型臂透视确认螺钉的方向与长度，冲洗后，留置引流，缝合关节囊、皮下组织和皮肤。

图6　拧入螺钉

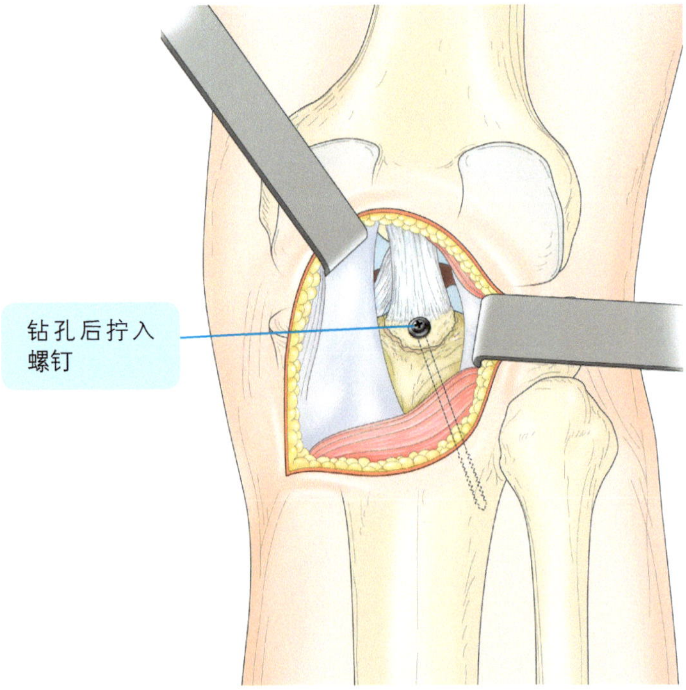

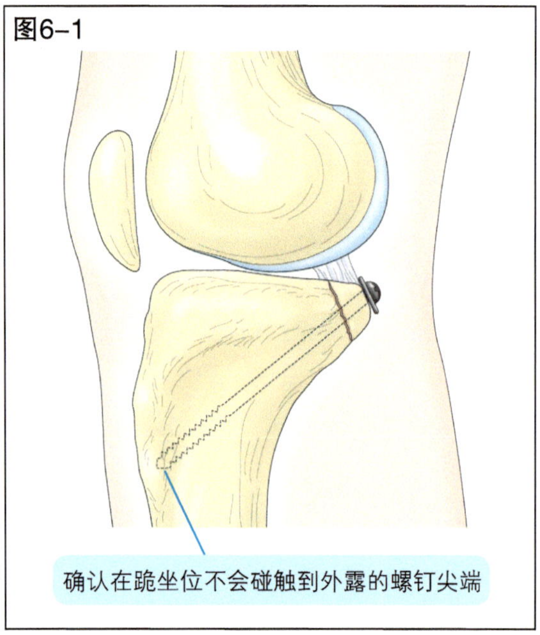

◆关节镜下手术

在仰卧位实施关节镜手术。使用下肢悬吊架，保持患侧大腿处于外展水平位。

原则上适应证仅限于骨折移位较轻的患者。后内侧入路进镜观察，前内侧入路插入 ACL 胫骨导向器，自前内向后插入导针（**图8a**）。测定长度后空心导钻钻孔，拧入空心螺钉（**图8b**）。

图7 骨折片较薄时

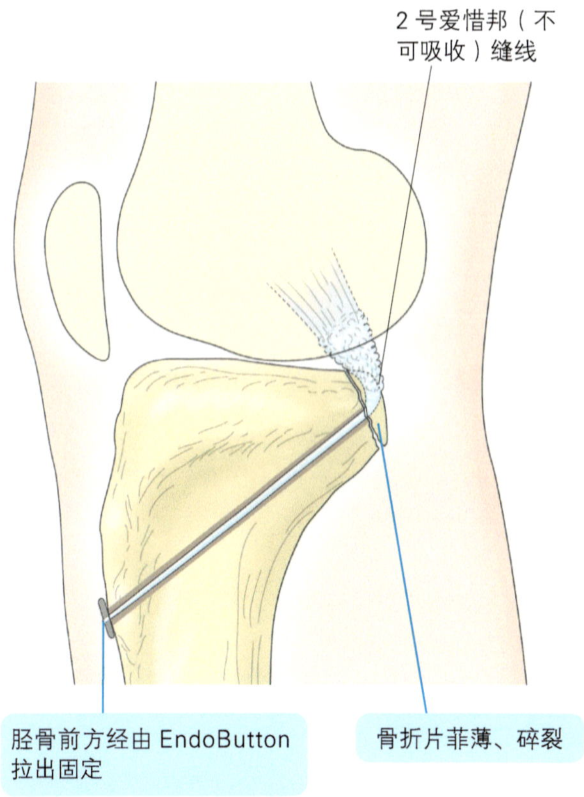

图7-1 骨折片轻度碎裂且有骨膜相连时

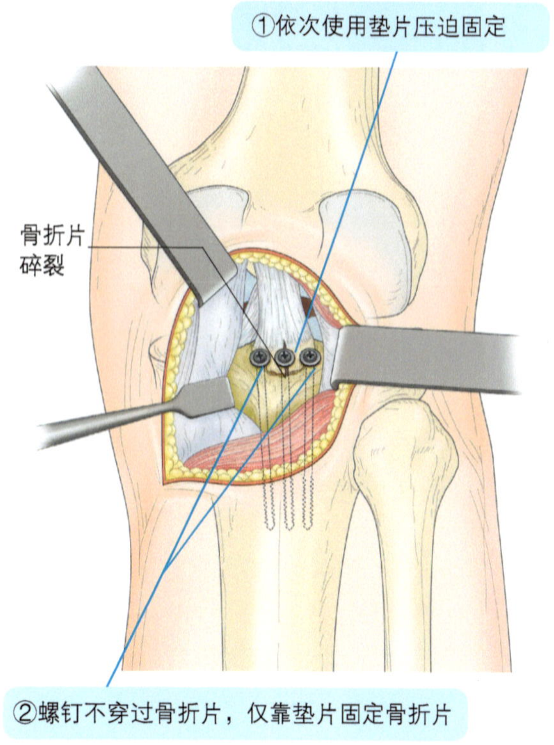

图8 关节镜下手术

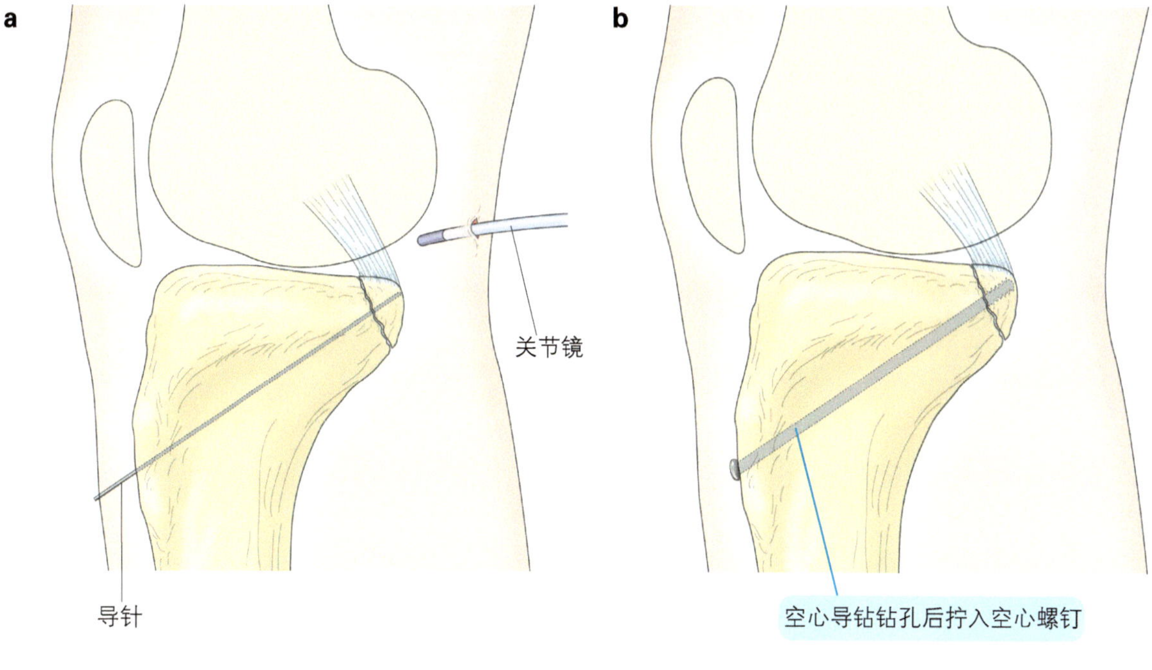

手术技巧及注意事项

空心导钻沿导针钻孔时，有时导针会被推向腘窝后方，存在损伤血管、神经的可能。因此，空心导钻钻孔时要在 C 型臂透视或关节镜监视下进行。

难点解析

骨折片移位病例的处理！

骨折的整复与固定需要高度熟练的关节镜操作技术[5、6]。如前所述，固定前必须进行满意的复位，而能否对复位情况进行精准判定是十分重要的。笔者认为，关节镜下的复位及位置判定因受上述理由影响存在很大限制。

康复治疗

根据骨折固定强度术后 1 ~ 2 周膝关节伸直位支具固定，此后开始膝关节屈伸锻炼。2 周后开始部分负重，4 ~ 6 周完全负重。与 PCL 重建术相同，于站立伸膝位行股四头肌与腓肠肌的肌力锻炼（足尖站立）[9]。

●文献

[1] 井上雅之 . 膝後十字靱帯脛骨裂離骨折の治療 . 北海道整形災害外科学会雜誌 , 2007, 48（2）：11-17.

[2] Inoue M, Yasuda K, Kondo E, et al.Primary repair of posterior cruciate ligament avulsion fracture：the effect of occult injury in the midsubstance on postoperative instability. Am J Sports Med, 2004, 32(5)：1230-1237.

[3] Torisu T.Avulsion fracture of the tibial attachment of the posterior cruciate ligament. J Bone Joint Surg , 1977，59-A：68-72.

[4] Kim S J, Shin S J, Cho S K, et al.Arthroscopic suture fixation for bony avulsion of the posterior cruciate ligament. Arthroscopy, 2001, 17(7)：776-780.

[5] Shino K, Nakata K, Mae T, et al.Arthroscopic fixation of tibial bony avulsion of the posterior cruciate ligament. Arthroscopy,2003 ,19(2):E12.

[6] Zhao J, He Y, Wang J.Arthroscopic treatment of acute tibial avulsion fracture of the posterior cruciate ligament with suture fixation technique through Y-shaped bone tunnels. Arthroscopy, 2006, 22(2):172-181.

[7] Peterson C A, Warren R F.Management of acute and chronic posterior cruciate ligament injuries. Am J Knee Surg, 1996,9：172-184.

[8] Burks R T, Schaffer J J.A simplified approach to the tibial attachment of the posterior cruciate ligament. Clin Orthop, 1990, 254：216-219.

[9] Inoue M, Yasuda K, Yamanaka M, et al.Compensatory muscle activities in the posterior cruciate ligament deficient knees during isokinetic knee motion. Am J Sports Med, 1998, 26：710-714.

膝关节

使用骨－髌腱－骨的前交叉韧带单束重建术（经胫骨隧道技术）

大连医科大学附属第一医院　**张卫国　译**

弘前大学研究生院医学研究科骨科学副教授　**石桥恭之**
弘前大学研究生院医学研究科骨科学讲师　**津田英一**

本术式的优点

自体骨－髌腱－骨（bone-patellar tendon-bone，BTB）是唯一能够通过骨愈合达到移植肌腱生物性固定的自体移植肌腱，可以进行早期的康复锻炼，获得良好的关节稳定性。本术式的要点：微创的BTB取材及最佳部位骨隧道的制备。

手术方法

1 BTB的切取　难点

分别在髌骨下缘及胫骨结节处做横切口（**图1**），切开筋膜层，在筋膜下制作皮下隧道来切取肌腱。这样可以减少膝前感觉神经（隐神经髌下支）的损伤概率（**图2**）[1]。

图1　皮肤切开

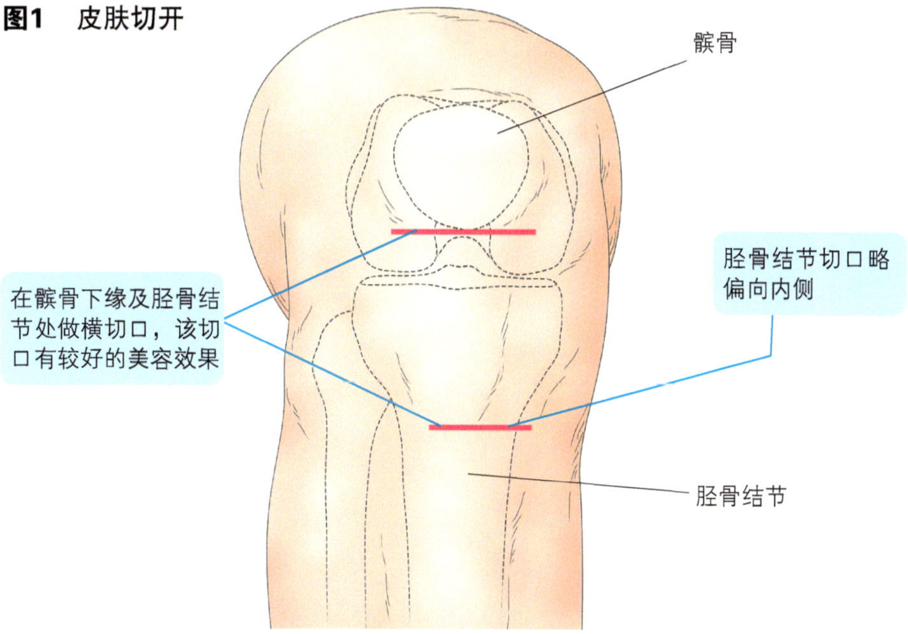

图2 髌腱的切取

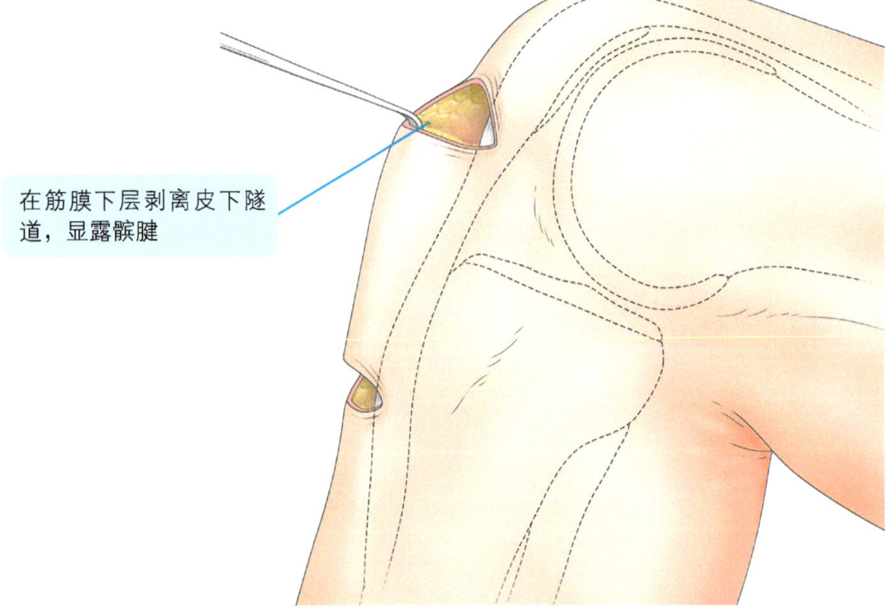

图3 BTB 的修整

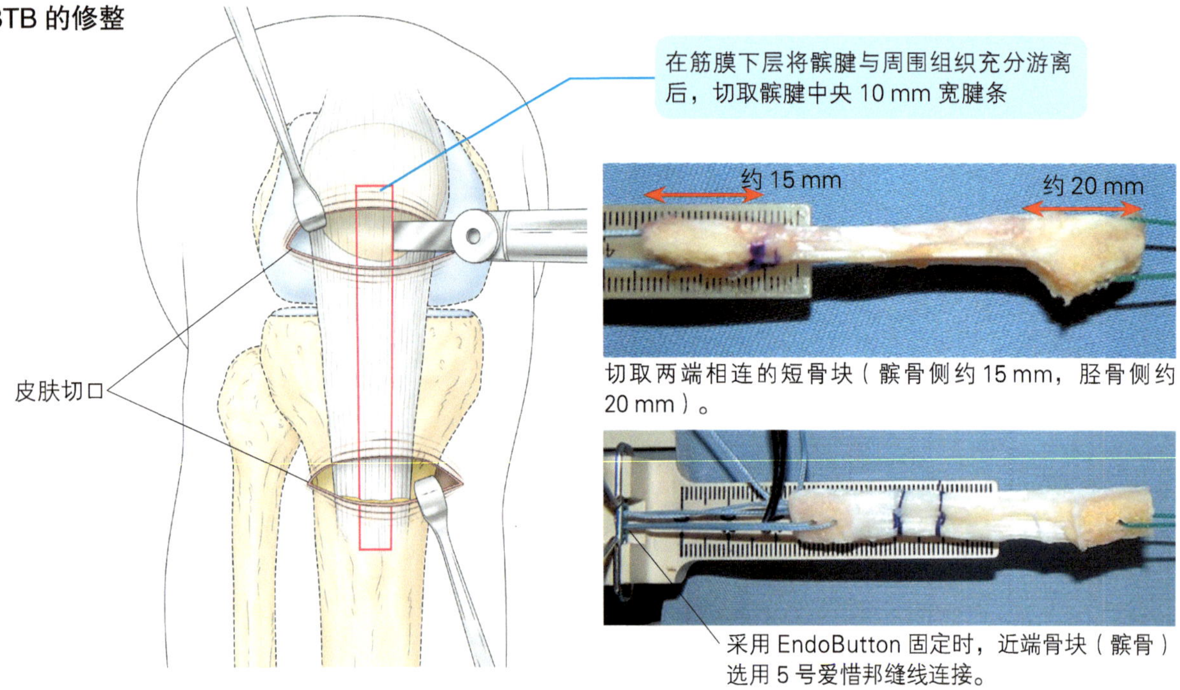

切取两端相连的短骨块（髌骨侧约 15 mm，胫骨侧约 20 mm）。

采用 EndoButton 固定时，近端骨块（髌骨）选用 5 号爱惜邦缝线连接。

手术技巧及注意事项

在筋膜下层将髌腱与周围组织充分游离后，切取髌腱中央 10 mm 宽腱条（**图3**）。为了减少术后跪痛的发生率，要尽量保留胫骨结节突起部的骨皮质。

2 髁间窝的清理

近端皮肤横行切开作为关节镜入口，镜视下将 ACL 残端切除。特别是为了准确确定股骨外侧髁内壁的骨隧道位置，需要使用高频电装置（VAPR, Arthrocare）等进行局部清理，充分显露 ACL 附着部及股骨髁间窝后外侧壁（**图4**）。无须行髁间窝成型。

3 制备胫骨隧道

使用胫骨导向器，自胫骨前内侧面瞄准 ACL 附着部中心插入导针（**图5**）。此时，检查导针在关节内的方向与位置是非常重要的步骤。观察伸膝位导针与髁间窝有无撞击，或是否过于偏后及导针尖端是否指向 ACL 股骨髁附着部等（**图6**）。选用与移植肌腱直径匹配的导向环锯制备胫骨隧道（**图7**），该步骤所得到的骨柱（bone core）留备后面 BTB 供区植骨所用。

图4　ACL 股骨附着部的关节镜下所见（右膝、前内侧入路）

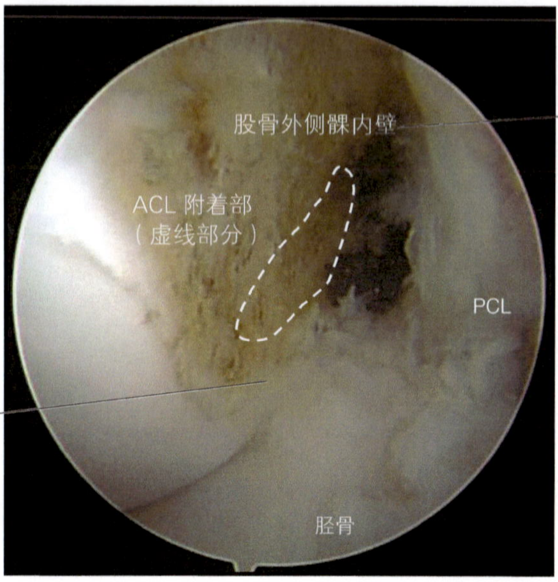

图5　胫骨隧道的关节内位置

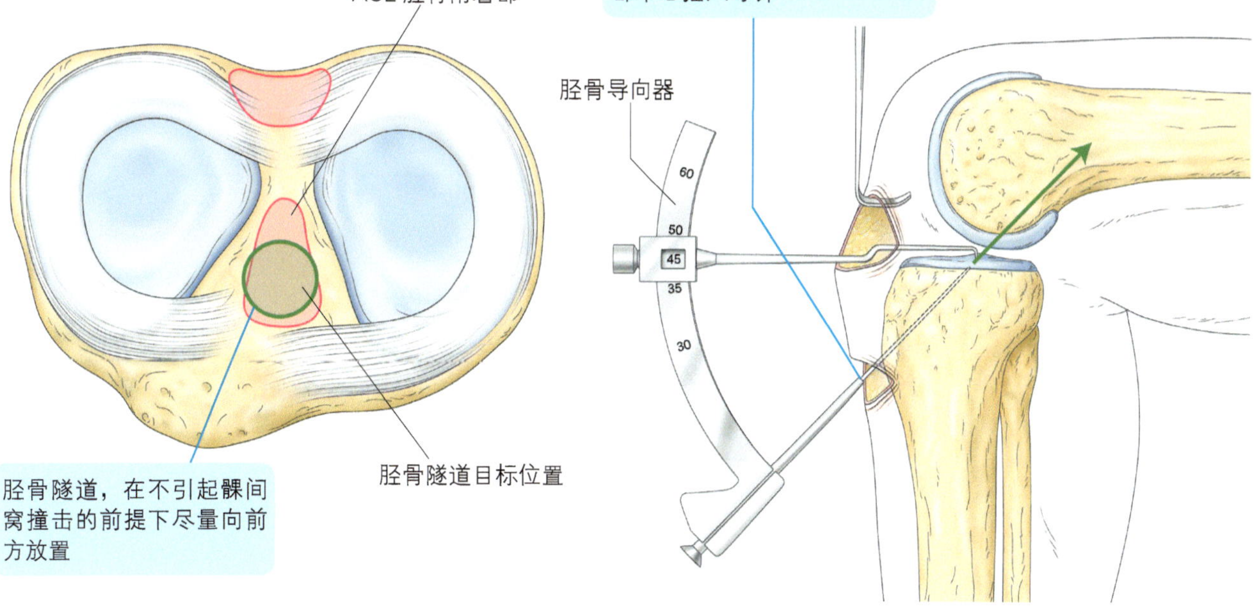

图6 胫骨隧道的方向与股骨隧道口的位置关系

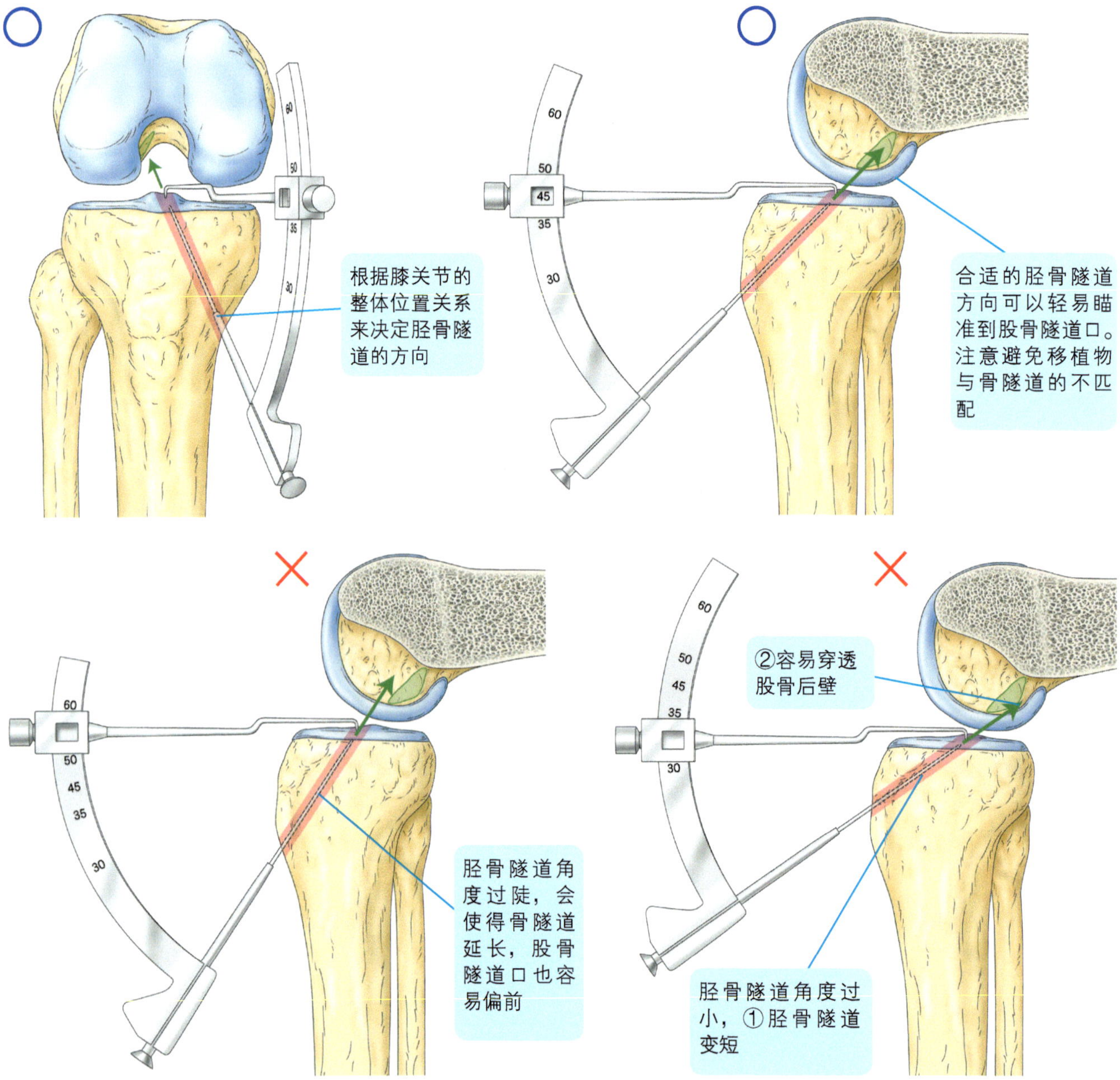

图 7 胫骨隧道的制备

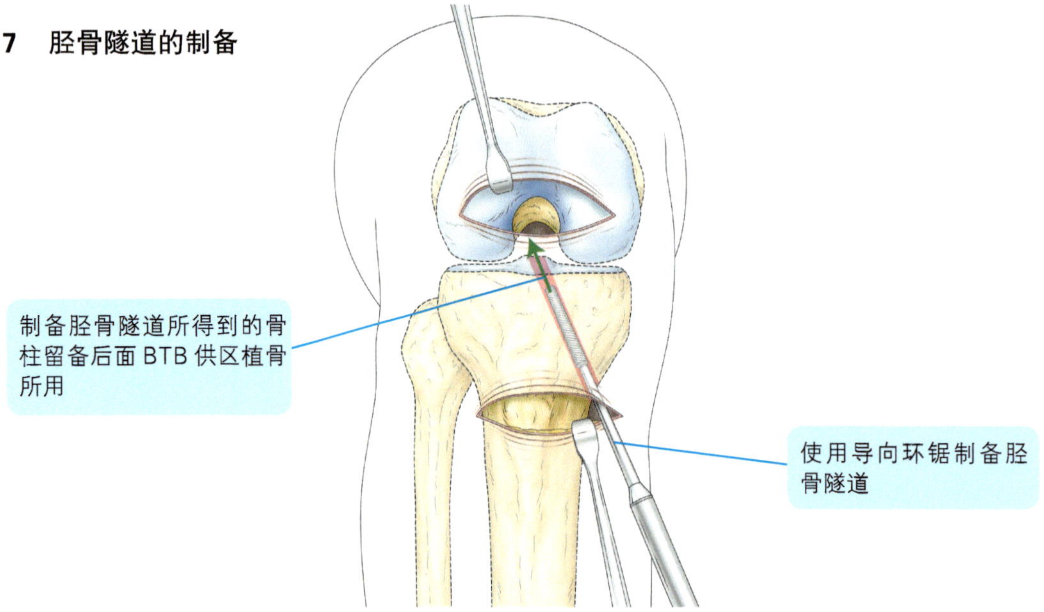

4 股骨隧道的制备 难点

根据生物力学的研究及从防止与 PCL 发生撞击等角度出发，期望的股骨隧道口的位置已经从传统所提倡的高点（右膝为例，11 点）的位置改为略偏外侧（右膝 10 点左右）的位置（**图4、8**）。从胫骨隧道插入适宜偏心距的股骨钻孔导向器，插入导针，选用与取材移植肌腱直径匹配的空心导钻制备股骨隧道（**图9**）。

手术技巧及注意事项

股骨隧道口的中心点大致位于 AMB 与后外侧束（PLB）的股骨附着部中间位置，在不穿破股骨后壁的前提下定位尽量靠后。

难点解析

股骨后壁破裂！

使用界面螺钉固定困难，可改用 EndoButton 固定或从股骨外侧向内修正骨隧道后重新固定。

图8　关节内股骨隧道口的位置

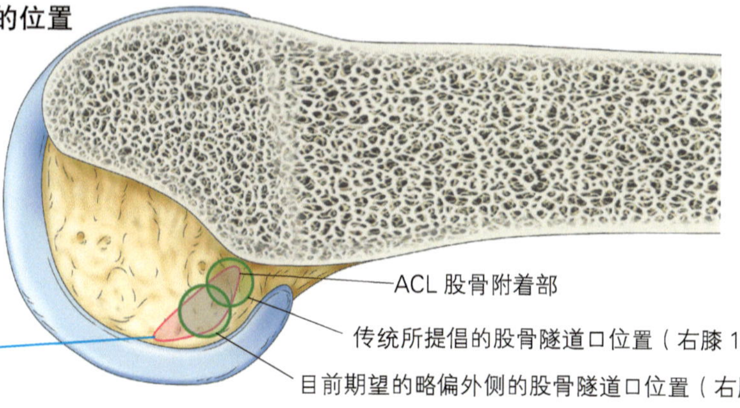

图9　股骨隧道的制备

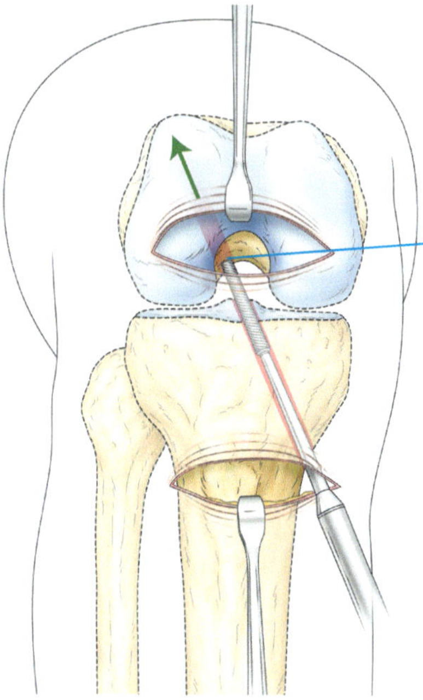

5 移植肌腱的导入、固定

使用牵引线将 BTB 通过胫骨隧道引入股骨隧道，股骨侧骨块采用界面螺钉或 EndoButton 固定，远端（胫骨侧）使用界面螺钉固定（**图10**）。使用界面螺钉时要注意防止螺钉的逸脱。

6 骨移植、关闭切口

将修剪 BTB 骨块时留存的骨屑和制备胫骨隧道所得到的骨柱植于 BTB 骨切取处（髌骨与胫骨结节）（**图11a**），髌腱的腱性部分直接缝合，骨质取材部位缝合骨膜（**图11b**），关闭切口。

图10　术后 X 线片

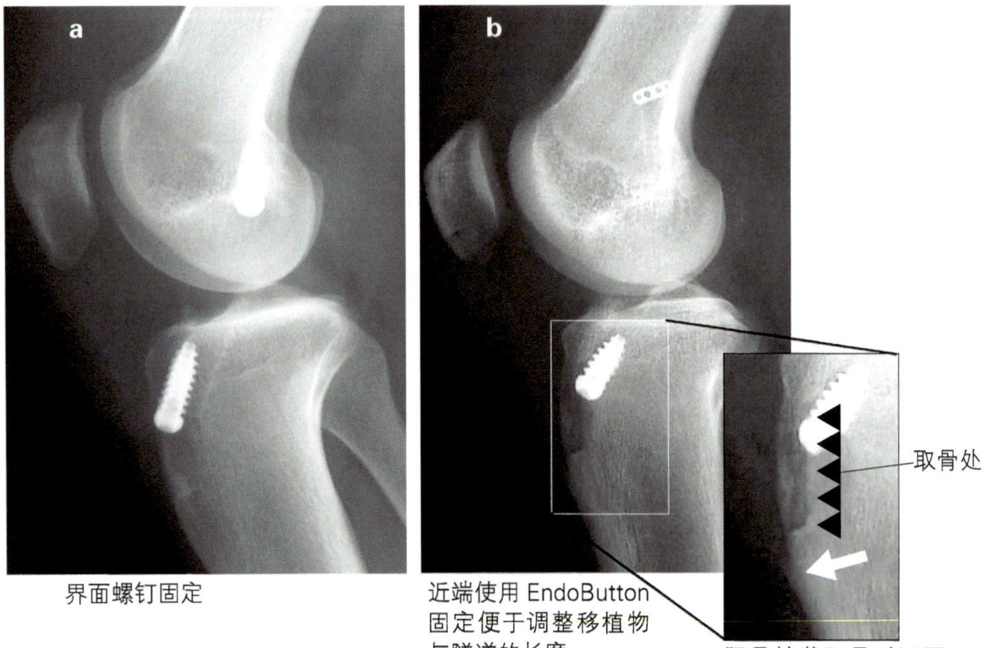

界面螺钉固定

近端使用 EndoButton 固定便于调整移植物与隧道的长度

胫骨结节取骨时不要波及最高突起处

图 11　骨移植

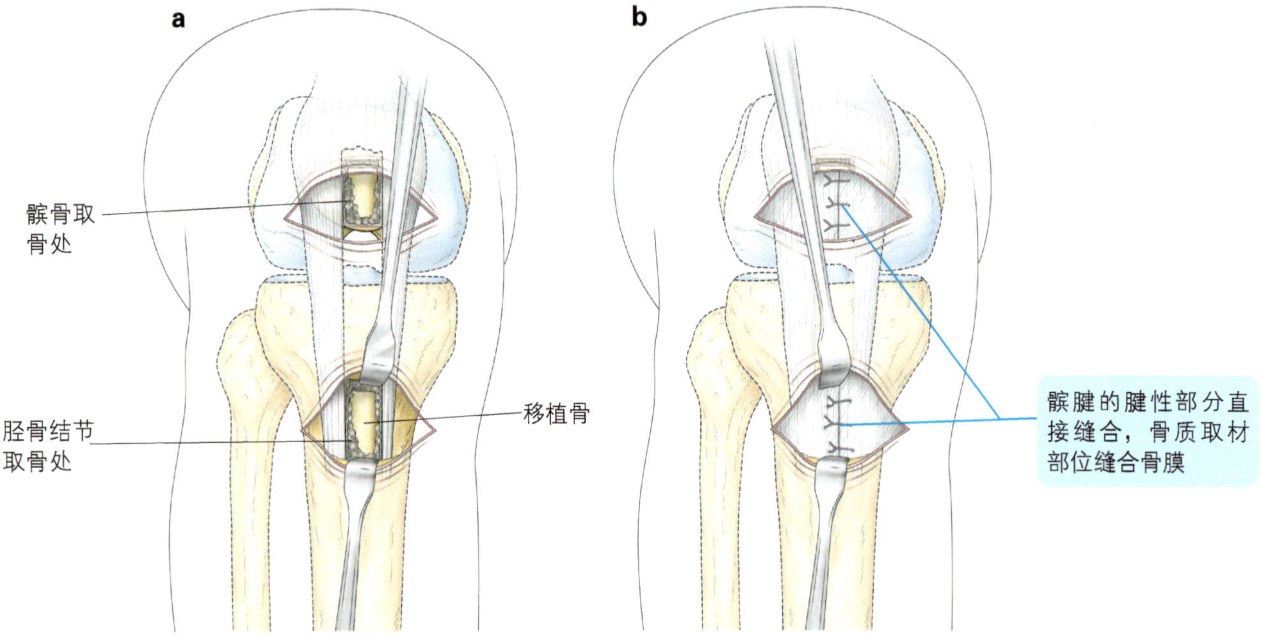

●文献

[1] Tsuda E, Okamura Y, et al. Techniques for reducing anterior knee symptomes after anterior cruciate ligament reconstruction using bone-patellar tendon-bone autograft. Am J Sports Med, 2001, 29：450-456.

[2] Loh J C, Fukuda Y, et al. Knee stability and graft function following anterior cruciate ligament reconstruction：Comparison between 11 o'clock and 10 o'clock femoral tunnel placement. 2002 Richard O'Connor Award paper. Arthroscopy, 2003, 19：297-304.

[3] Yamamoto Y, Hsu W H, et al. Knee stability and graft function after anterior cruciate ligament reconstruction. A comparison of a lateral and an anatomic femoral tunnel placement. Am J Sports Med, 2004, 32：1825-1832.

使用腘绳肌腱的前交叉韧带单束重建术

大连医科大学附属第一医院 张卫国 译

兵库医科大学骨科学 八木正义
兵库医科大学骨科学教授 吉矢晋一

手术方法

1 移植肌腱的切取

在切取半腱肌腱及股薄肌腱时，选择距离胫骨结节内侧 2 cm 处斜向内侧切开或纵行切开。在消毒后的皮肤表面通过触诊多数能够触摸到肌腱走行，所以在切开前应予以确认，个别病例也可存在一些变异。缝匠肌在关节间隙下两横指处横向走行（**图1**），在剥离皮下组织时可以触摸到缝匠肌腱的上缘，所以需要反复触摸以确定肌腱的走行。从鹅足的底面鉴别出包裹在其中的半腱肌腱与股薄肌腱，然后使用取腱器切取移植肌腱。

手术技巧及注意事项

在切取半腱肌腱与股薄肌腱时，一定要熟知其解剖知识。特别是隐神经的走行存在变异，尤其要引起重视[1]。神经分支沿肌腱向前方走行，盲目向后方切开则有损伤神经的风险。另外，在使用取腱器之前，应注意切断腱周横向联合组织，使肌腱主干充分游离，否则容易引发肌腱切割断裂（**图2**）。另外，在使用取腱器过程中若感觉到异常阻碍，要重新检查确认，切不可暴力推进。

2 移植肌腱的修整成形

手术技巧及注意事项

切取的移植肌腱如何修整成形，需要根据切取肌腱的长度和质地因人而异进行调整。一般来说，完整切取的半腱肌腱可以做成四折的肌腱移植物，两端使用爱惜邦缝线进行 Krackow 缝合（**图3**）或 baseball glove 缝合，之后测量移植肌腱的直径与长度。

图1 切取移植肌腱的皮肤切口（左膝关节）

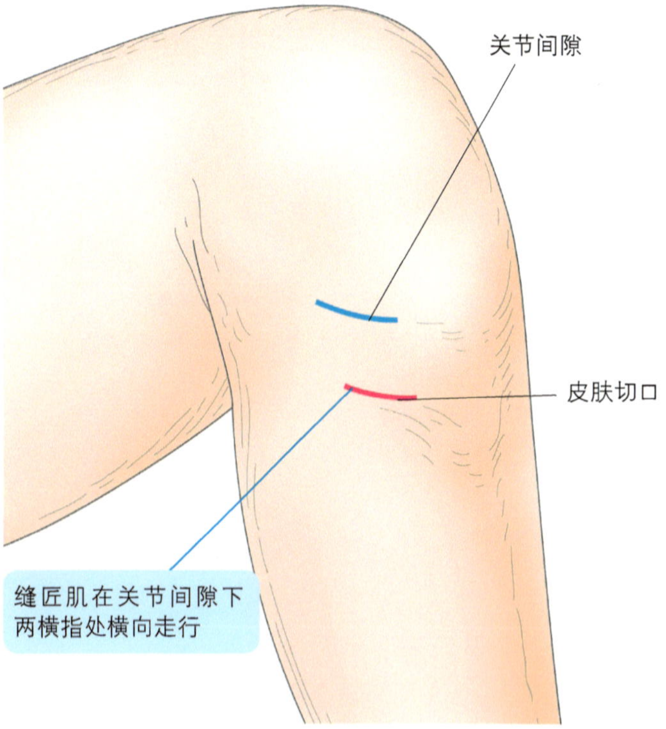

图2 半腱肌腱的切取

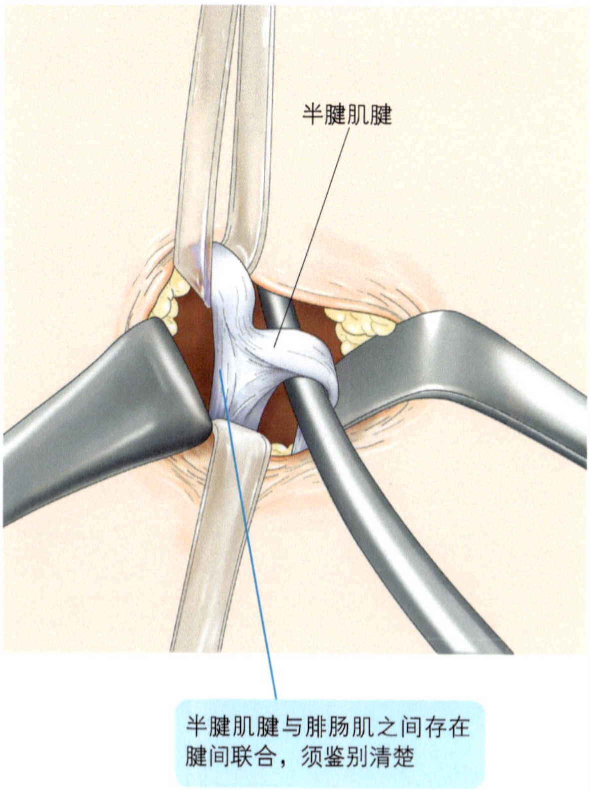

图3 Krackow 缝合

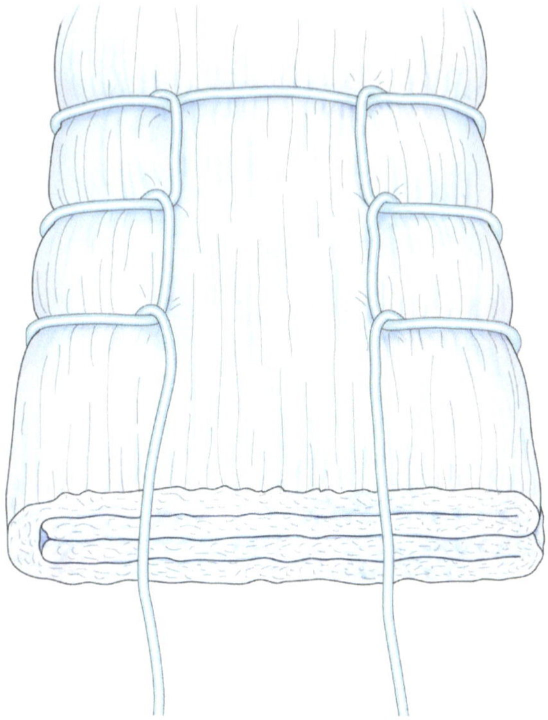

3 胫骨隧道的制备

在确定骨隧道定点位置时，可将外侧半月板、胫骨髁间棘、PCL 等位置作为参照点来综合判定。另外，胫骨侧 ACL 残端也是明确标记物，在清理时应尽量保留（**图4a**）。为了防止与髁间窝顶的撞击，稍偏后钻制胫骨隧道的观点在以前受到推崇，但是如果按照解剖重建钻制骨隧道则不会产生撞击，所以胫骨隧道出口定点于 ACL 中心点（**图4b**）。

图4　胫骨隧道的制备

a

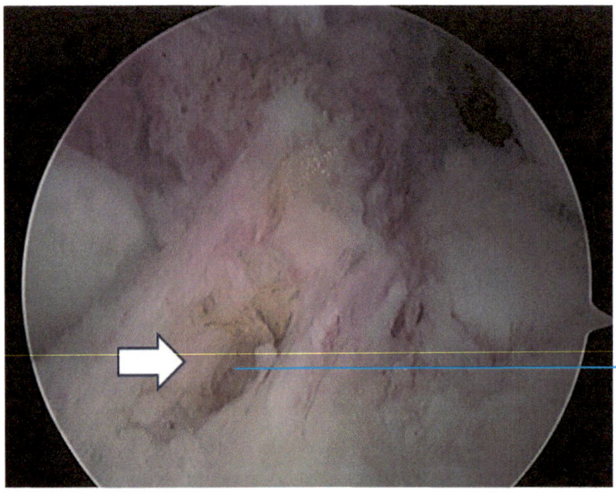

b. ACL 胫骨附着部（瞄准附着部中央钻制骨隧道）

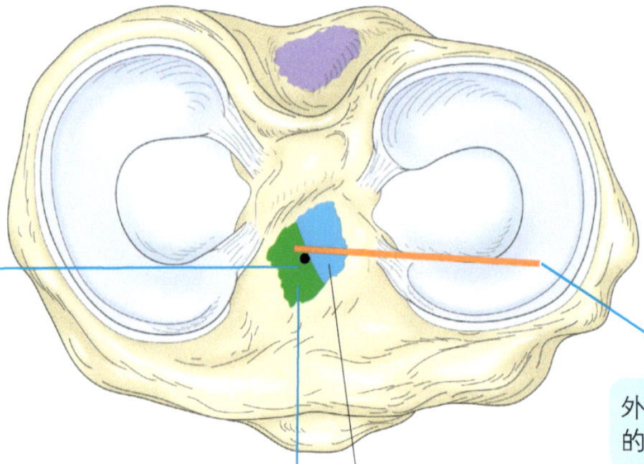

手术技巧及注意事项

胫骨的骨松质比股骨质地更软，在使用隧道扩张器时若打入方向错误会导致偏离正常方向的骨道扩大，要予以重视。

4 股骨隧道的制备 难点

在三维立体上正确掌控 ACL 的股骨附着部位是本术式的重中之重，不仅要通过常规的膝前外入路，同时也要与膝前内入路的观测所见相互印证，以便于确定 ACL 附着处的三维结构（**图5**）。另外，通过使用关节镜下电刀的标记，也能较容易确定两个入路间的位置关系。实施单束重建时要瞄准 AMB 的附着部中心钻制骨隧道，用时针表示，位于髁间窝的 10 : 30（或 1 : 30），并确认其与后壁之间的位置关系，注意避免骨隧道过于偏前（**图6**）。

图5　股骨附着部的镜下所见

内侧入路与外侧入路的镜下影像差别很大，须协同观察确定位置。

a. 外侧入路所见的股骨附着部影像

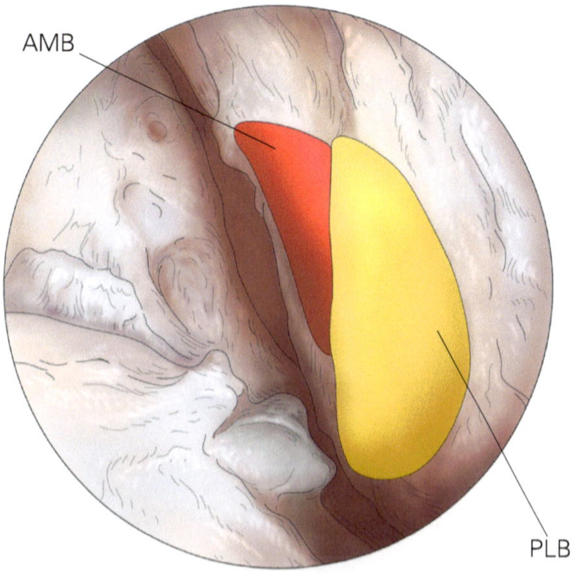

b. 内侧入路所见的股骨附着部影像

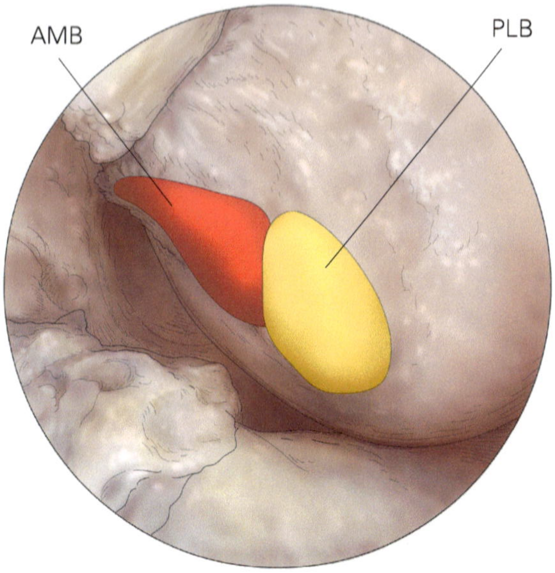

图6　股骨隧道位置的确定

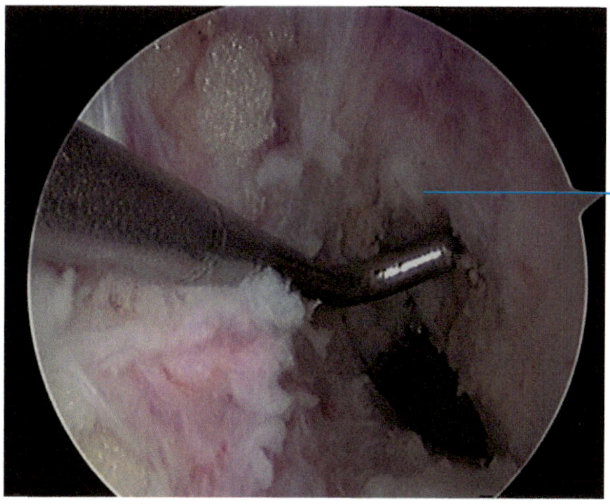

股骨隧道的制备有经胫骨（trans-tibial）法及远前内（far anterior medial）入路法，应了解它们各自的优点与弊端。以解剖重建为目标的 ACL 单束重建，若采用经胫骨法则多数患者很难定位到 ACL 股骨解剖学附着部中心，现在笔者原则上通过远前内入路法钻制股骨隧道，但有时也根据具体病例选择其他更方便的操作方法（**图7**）。在确定远前内入路位置时，首先使用穿刺针测试走向使其紧贴内侧半月板上缘抵达 ACL 股骨附着部中心，并且稍偏离股骨内侧髁以确保内侧髁不会干扰下一步的操作（确保沿导针钻孔时钻头不伤及股骨内侧髁的最小距离），调试满意后切开皮肤（**图8a**），从远前内入路置入 2.4 mm 导针（**图8b**），维持膝关节于过屈位将导针从股骨 AMB 中心插入并从股骨前方骨皮质钻出直至穿出皮肤，然后依据移植肌腱的直径钻制移植肌腱隧道及 EndoButton 隧道。

手术技巧及注意事项

过屈位制备骨隧道存在以下问题：①关节囊处于受压状态，关节冲洗液灌流不畅导致镜下视野不良；②关节镜下影像与我们通常所熟悉的正常体位影像不同，确定位置比较困难。可以采用下述方法解决：①使用灌注泵进行冲洗液灌注；②首先在 90° 屈膝位定位标记后再改为过屈位操作。

难点解析

未保持过屈位操作！

通过远前内入路钻制股骨隧道时，导针紧贴内侧半月板上缘置入关节并同时保持过屈位是十分重要的，否则可能导致导针钻入大腿后方损伤血管、神经，或存在隧道后壁破损的风险[5]（**图9**）。使用 EndoButton 固定困难时，也可以行股骨侧辅助切口，使用螺钉桩等方法固定。

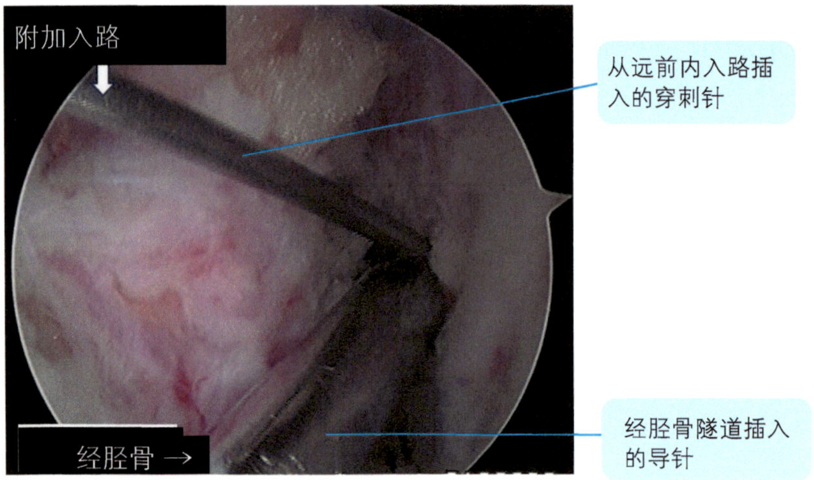

图7　采用远前内入路法

采用方便达到 AMB 中心的方法制作股骨隧道（在本例患者虽然两种方法均可达到目的，但仍选用从远前内入路制作股骨隧道）。

图8 远前内入路位置的确定

a

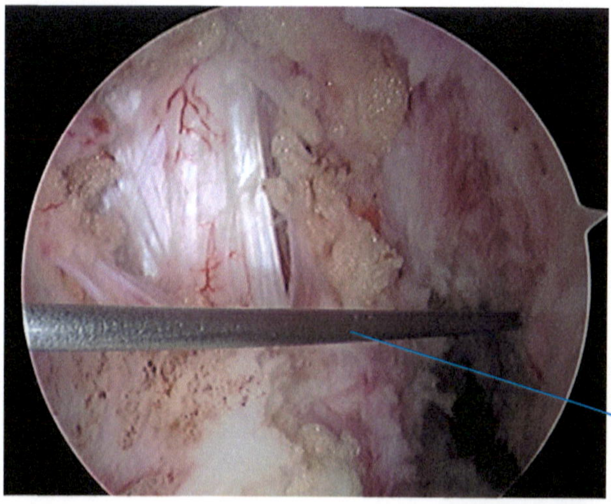

b

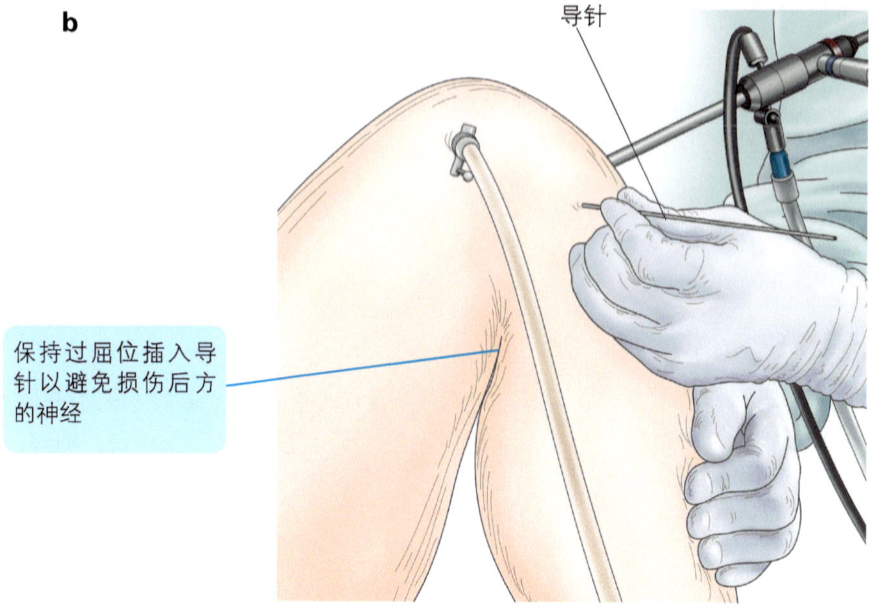

图9 过屈不足导致股骨后壁破损图例

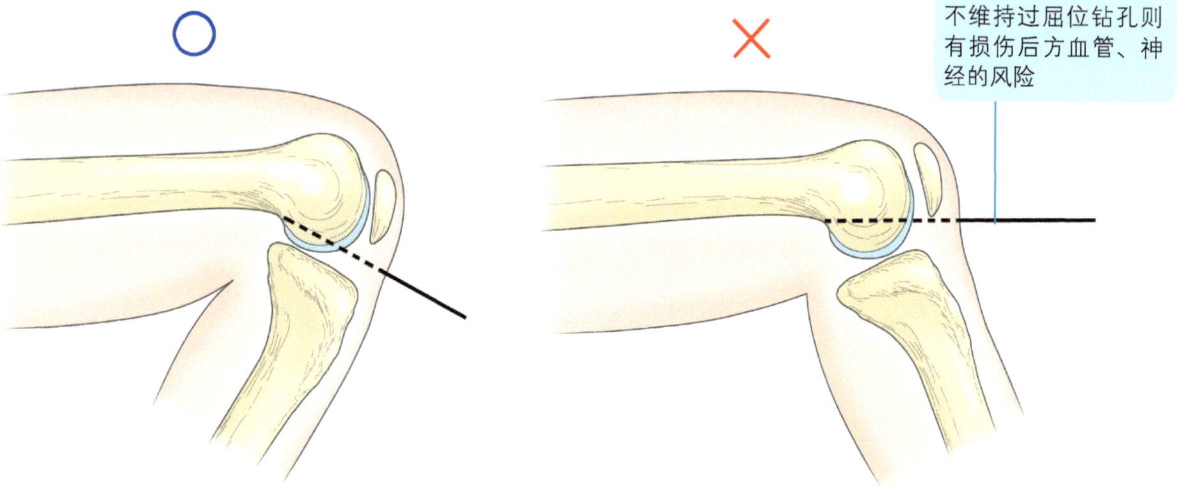

5 移植肌腱的关节内导入及固定

经远前内入路股骨隧道制备完毕后，将导针尾孔穿入尾端呈襻状的爱惜邦缝线。首先，将其经由远前内入口，通过股骨隧道，穿破大腿前外侧皮肤引出。然后，在关节镜监视下从胫骨隧道插入持物钳，在关节内钳夹住爱惜邦缝线并将其呈襻状的尾端自胫骨隧道拉出。在 EndoButton 端的移植肌腱上分别标记好隧道内全长段及其远端 6 mm 处（**图10**）。关节镜监视下当移植肌腱近端标记被拉入骨隧道口后，进一步将远端标记处也小心拉入骨隧道内，缓慢牵拉翻转线，体会 EndoButton 翻转的手感。

手术技巧及注意事项

股骨侧使用 EndoButton 固定时，为了获得四孔钢板的正确翻转，必须精准地测算并标记移植肌腱所需的长度。当翻转手感不明确时一定要透视确认。

难点解析

EndoButton 嵌入软组织中！

如果透视证实 EndoButton 与骨皮质之间嵌夹有软组织，也可以切开直视下处理。

6 胫骨侧的固定

用力牵拉胫骨隧道口外露的爱惜邦缝线并反复屈伸膝关节，确定移植肌腱固定可靠后，维持移植肌腱牵拉状态行膝关节屈伸活动，观察在关节屈伸活动时移植肌腱长度的变化情况。长度的变化在 2 mm 左右时选择轻度屈曲位固定移植肌腱，长度的变化明显时则选择伸直位固定移植肌腱。

图10　移植肌腱的标记

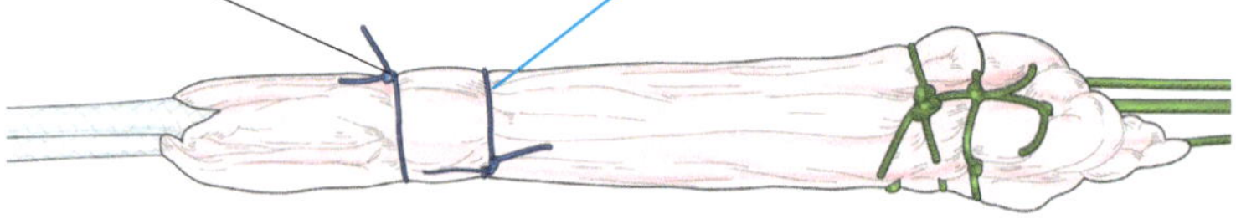

●文献

[1] 黒部恭啓，安田和則，宮田康史，ほか．鵞足の解剖と膝靱帯再建術への臨床応用．臨整外，1996，31：1219-1223.

[2] Krackow K A, Thomas S C, Jones L C.A new stitch for ligament-tendon fixation. J Bone Joint Surg, 1986，68-A：764-766.

[3] Ch P S, Chhabra A, Harner C D.Single-bundle anterior cruciate ligament reconstruction using the medial portal technique. Oper Tech Orthop，2005，15：89-95.

[4] Shino K, Horibe S, Hamada M, et al.Allograft anterior cruciate ligament reconstruction. Techniques in Knee Surgery, 2002，1：78-85.

[5] 中村光宏，出家正隆，渋谷早俊，ほか．2 重束前十字靱帯再建術における内側膝蓋下ポータルからの大腿骨骨孔作成に伴う危険性について－屍体膝による検討－．第 33 日本膝関節学会学術集会，東京，2008.

膝关节

保留残端的前交叉韧带重建术

大连医科大学附属第一医院　张卫国　译

广岛大学研究生院保健学研究科适应生活医科学教授　出家正隆
广岛大学研究生院医齿药学综合研究科骨科学教授　越智光夫

手术适应证

因 ACL 损伤导致膝关节不稳定的患者，若残留的 ACL 组织超过正常结构的 1/2，且正常 ACL 的两束中的 AMB 或 PLB 中有一束残留者为最佳适应证。

但是，即使 ACL 残留组织很多，但在股骨侧黏着于 PCL 的病例则不作为本术式的适应证。

本术式的优点

肌腱残端中存在有血管与神经组织，保留残端也意味着保留了这些功能结构。因此，也可以推测与这些残端密切接触的方式行移植肌腱重建，将对移植肌腱早期血管、神经再生起到促进作用。

术前再评估

术前使用关节测量仪（如 KF1 000）等检查双膝关节差值，再通过最新的 MRI 影像确认 ACL 残端的有无。临床上主要通过 Lachman 试验及轴移试验等来验证诊断。有些病例表现为轴移试验阳性，而 Lachman 试验却存在明确的终点现象，或者出现与上述检查相反的情况。这些征象多提示残留有 AMB 或 PLB。

麻醉与体位

手术采用全身麻醉或硬膜外阻滞。患者取仰卧位，大腿捆扎止血带，使用腿架或侧板维持膝关节于 90° 屈曲位（**图1**）。

图1 手术体位

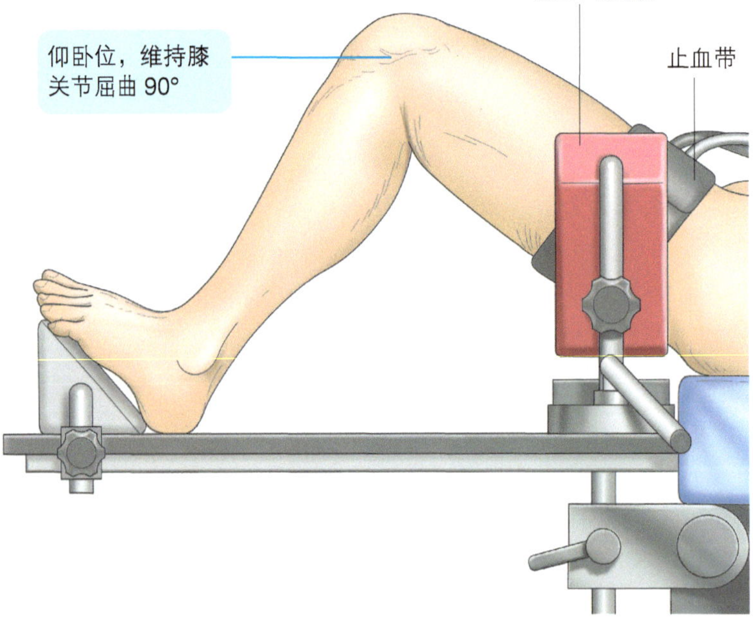

手术概要

1 切取半腱肌腱

2 显露胫骨隧道外口部位

3 制作关节镜手术入口

4 半月板、软骨的镜检

5 ACL 残端股骨附着部的确认 难点

6 制备胫骨隧道 难点

7 制备股骨隧道

8 制备移植肌腱

9 移植肌腱的固定

10 关节镜下确认

典型病例图像

【病例】适合手术（术前）

17 岁，男性。
ⓐ初诊时（伤后 3 日）MRI。ACL 走行影像不清。
ⓑ术前（伤后约 4 个月）MRI。ACL 虽能显示，但表现为松弛感（箭头所示）。
手术时关节测量仪检测健患侧差为 3.5 mm。

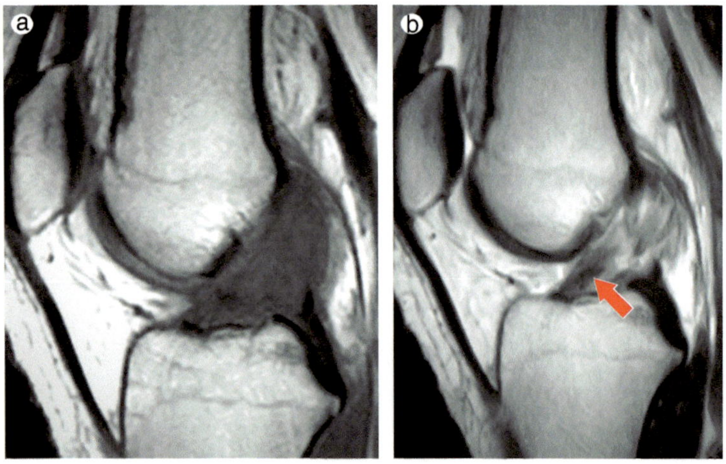

手术方法

1 切取半腱肌腱

为了切取半腱肌腱及制备胫骨隧道，首先在胫骨结节内侧一横指处行 4 cm 的纵切口，使其与随后要做的膝内下入路切口位于同一条直线上，这样便于做胫骨隧道时放置 ACL 导向器（**图2**）。

在切取肌腱时，首先剥离皮下组织，显露鹅足，沿肌腱的走行切开筋膜。切取肌腱一定要熟悉鹅足的解剖，分离远端半腱肌腱的附着部，尽量向近端游离以确认肌腱的走行。笔者使用开口取腱器，首先将肌腱近端取出，再将远端从鹅足附着部切离（**图3**）。

手术技巧及注意事项

切开筋膜时注意不要损伤隐神经。另外，半腱肌腱与腓肠肌之间有 2 ~ 3 处腱间联合，要引起重视，并在游离半腱肌腱远端时将其切开。

图2　皮肤切口

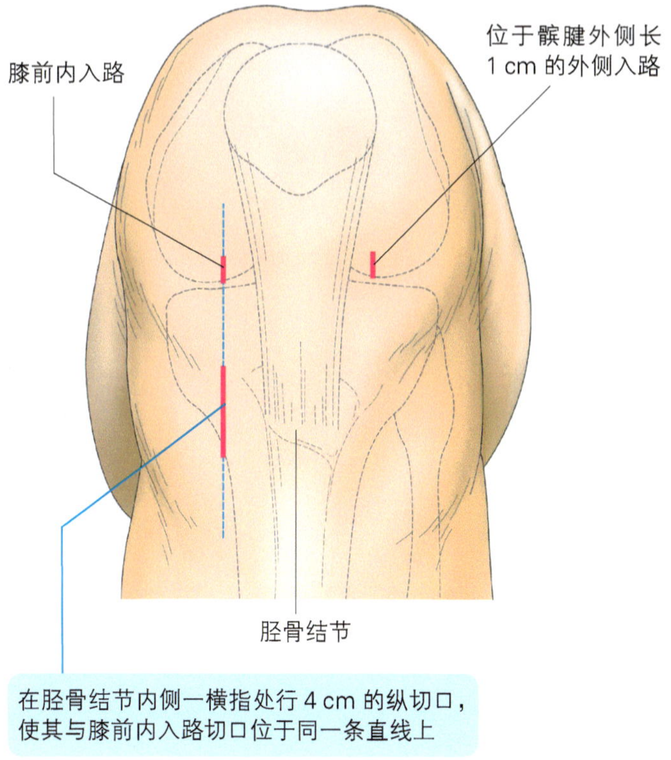

图3　半腱肌腱的切取

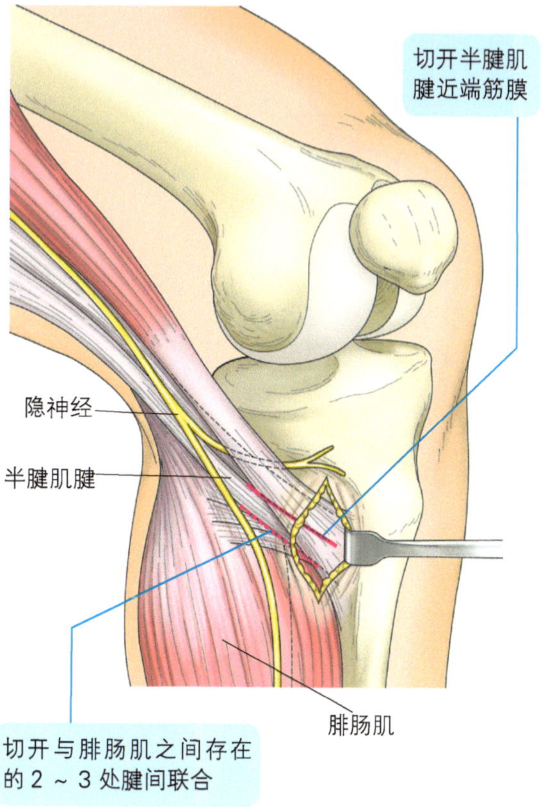

2 显露胫骨隧道外口部位

切取半腱肌腱后同时显露好胫骨隧道入点位置有利于缩短手术时间。在鹅足近端、关节线下 1 cm，显露 MCL 外侧与胫骨结节之间的骨皮质（**图4**）。这种显露可同时满足 AMB 或 PLB 的胫骨隧道制备。

3 制作关节镜手术入口

接下来进行关节镜检。与常规的 ACL 重建相同，用 11 号刀片在髌腱外侧相邻部位做 1 cm 的纵切口用作关节镜外侧入路（**图2**）， 插入关节镜观察关节内情况。若 ACL 残留组织较多适合做增强手术（**图5**），将膝关节屈曲至 100° ~110°，做膝内下入路。笔者采用 22 号穿刺针在内侧半月板上方、ACL 胫骨附着部近中央处朝向内侧刺入关节，确定切口部位以后再用 11 号刀片做 1 cm 纵切口（**图2、6**）。

图4　显露胫骨隧道外口部位

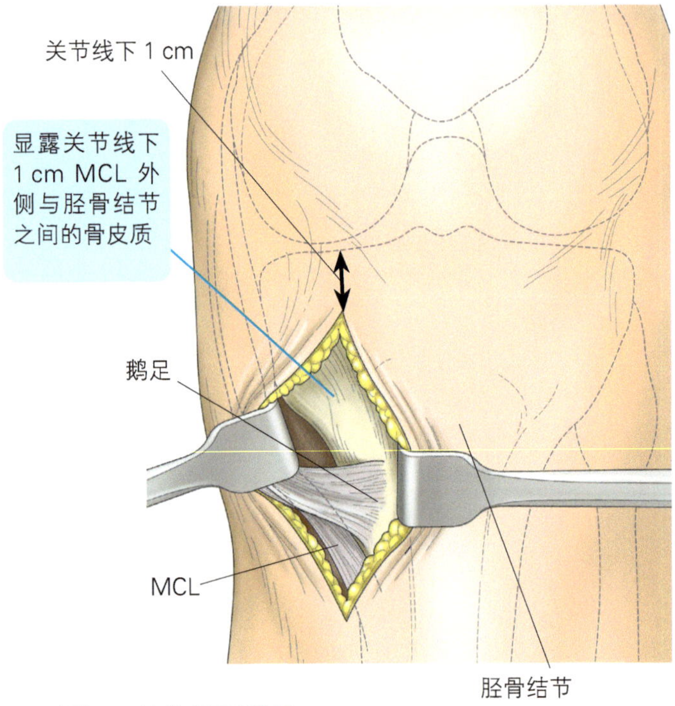

图5　关节镜下所见

ACL 残留组织较多

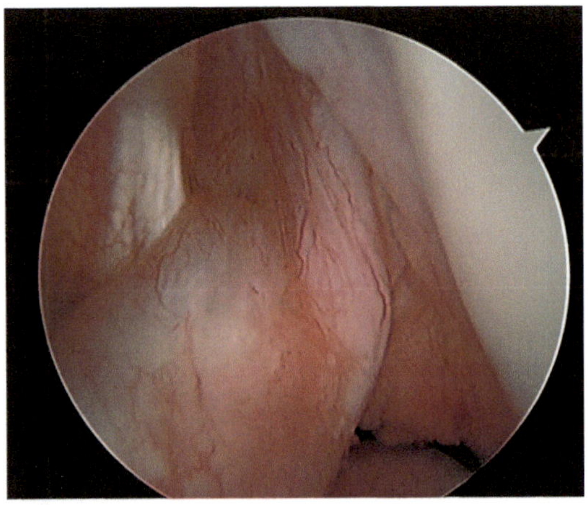

图6　制备膝内下入路

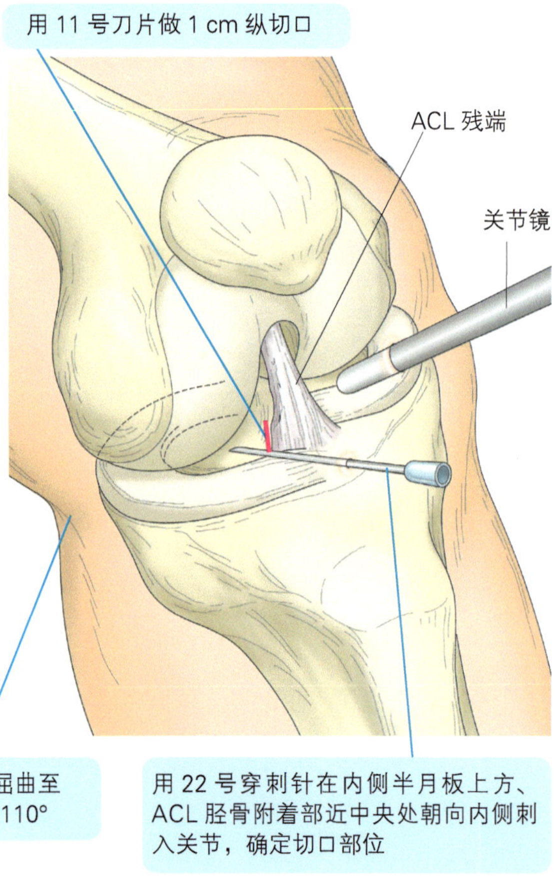

4 半月板、软骨的镜检

与常规关节镜检相同，观察内侧半月板、外侧半月板、髌股关节及股骨髁部关节软骨有无损伤。因 ACL 损伤，须注意观察外侧半月板后角、后根及其周围的软骨，以及股骨外侧髁部的软骨损伤情况。

5 ACL 残端股骨附着部的确认 难点

ACL 股骨附着部的确认是本手术的要点，要分清股骨侧残留的 ACL 组织是 AMB 还是 PLB，反复探查以确认股骨的附着部（**图7、8**）。

手术技巧及注意事项

常规情况下，在 ACL 附着部的中央处纵行切开，AMB 重建时纵行切开也可稍偏内侧，PLB 重建时可稍偏外侧。

6 制备胫骨隧道 难点

胫骨侧的 ACL 残端多数接近正常状态，关节镜看不到胫骨隧道的关节内口，所以术者需要具备丰富的经验并掌握解剖知识。

首先，为了插入导针需要使用 ACL 导向器。但因 ACL 残端的阻挡，需要用 11 号刀片行韧带纵切（**图9**），沿纵切处固定导向器，插入 2.0 mm 的克氏针以确定骨隧道内口位置（**图10**）。

图7　股骨 AMB 附着部的确认

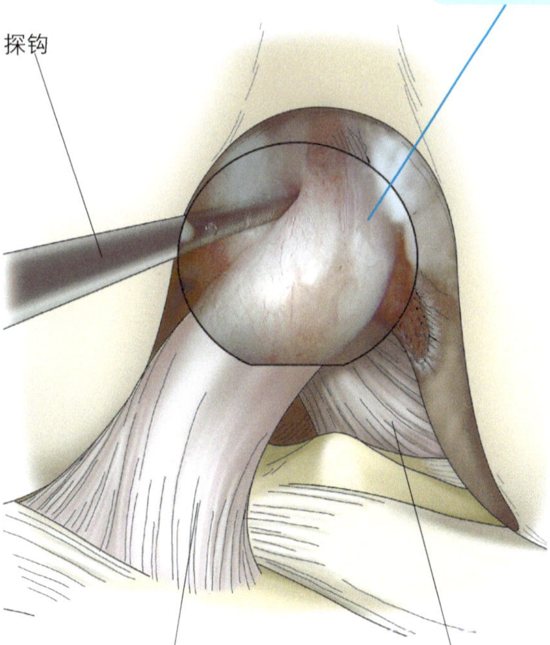

图8　股骨 PLB 附着部的确认

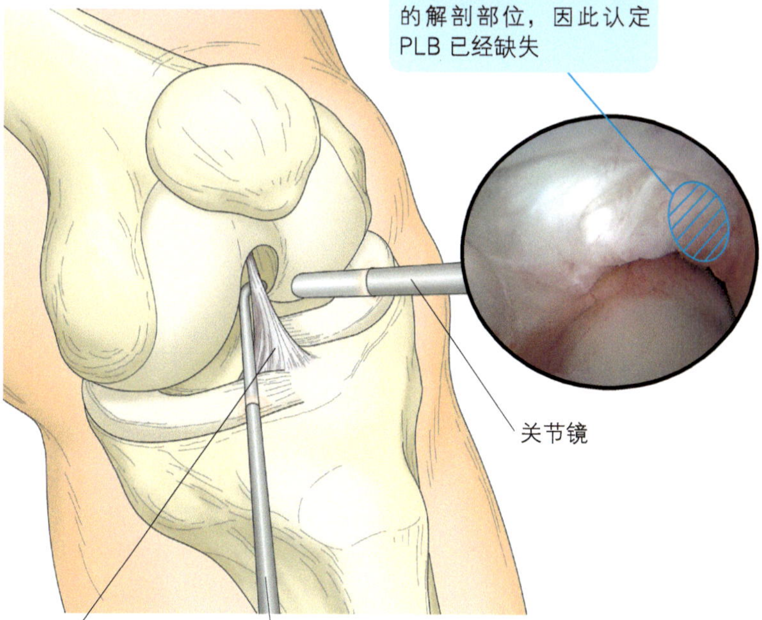

图9　为插入导针而行的韧带纵切

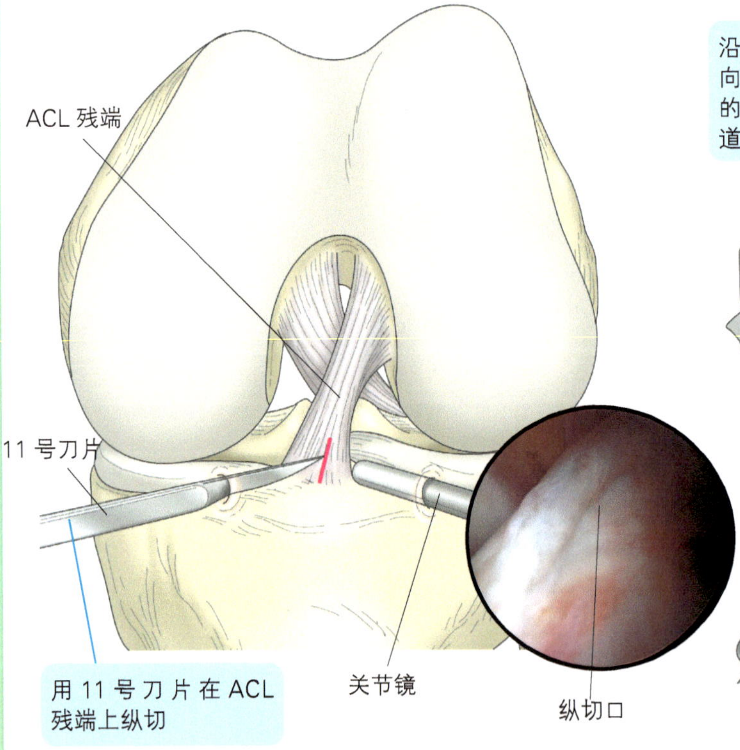

图10　确定骨隧道内口位置

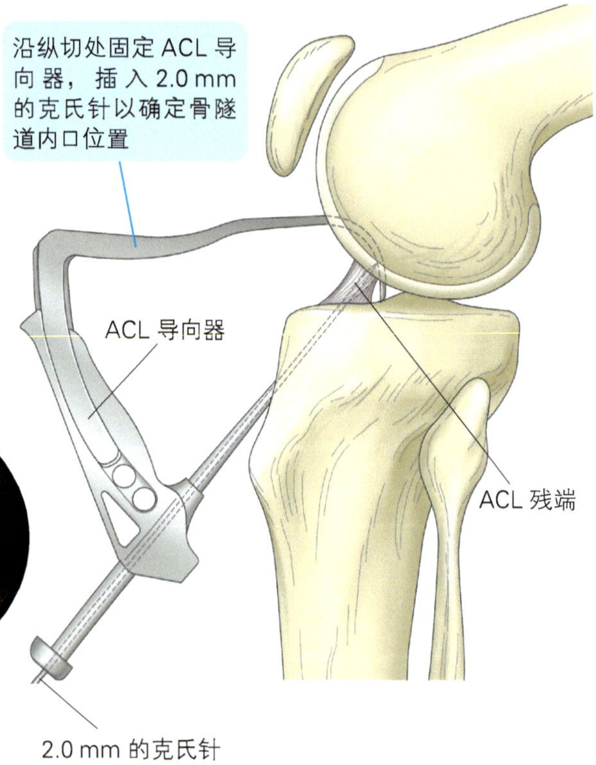

图11　克氏针的导出（AMB，另一病例）

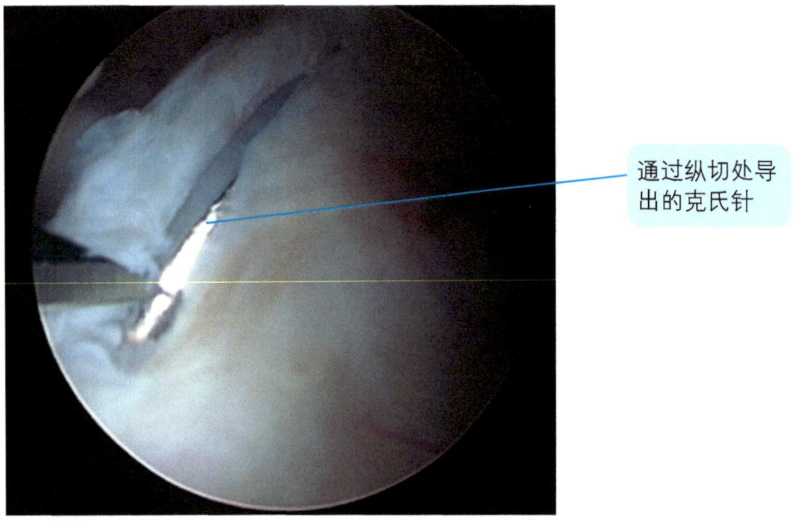

即使如此，因为 ACL 残端的遮挡也难以直接看到穿出胫骨关节面的克氏针，需要使用探钩通过纵切处探查确认。去除 ACL 导向器后，从内侧入口关节镜检，常可看到克氏针的尖端（**图11**）。

接下来则根据移植肌腱的直径制备骨隧道。

手术技巧及注意事项

在制备骨隧道时需要注意的是不要损伤 ACL 残端，要细心操作防止钻孔时将残端绞入钻头。制备 AMB 骨隧道时可用刮匙扣压住克氏针尖部，制备 PLB 骨隧道时用探钩将残端拉向内侧再钻透关节面（**图12、13**）。

图12　制备胫骨隧道（AMB）

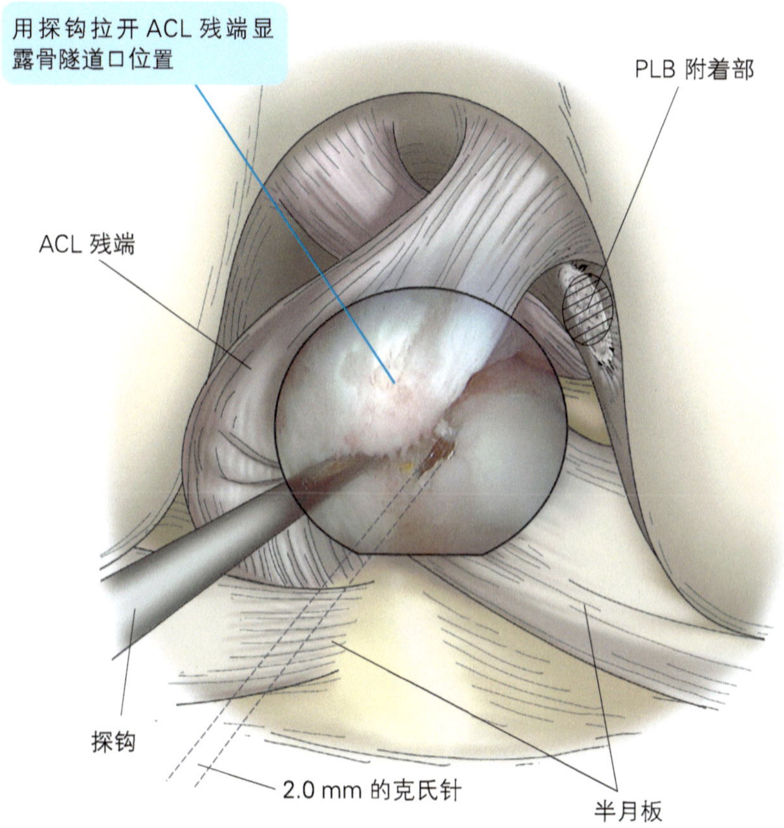

图12-1

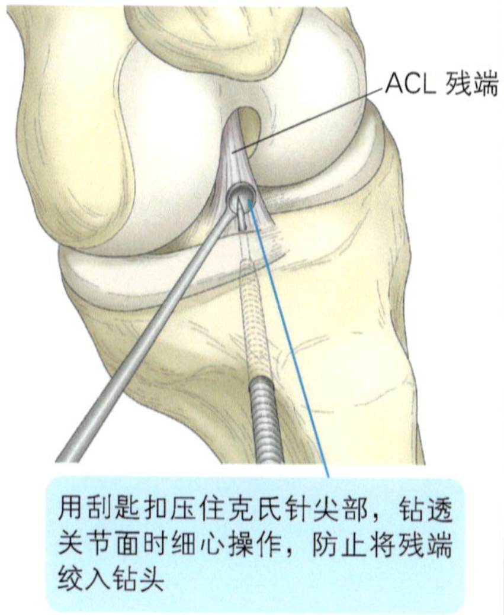

图13　制备胫骨隧道（PLB）

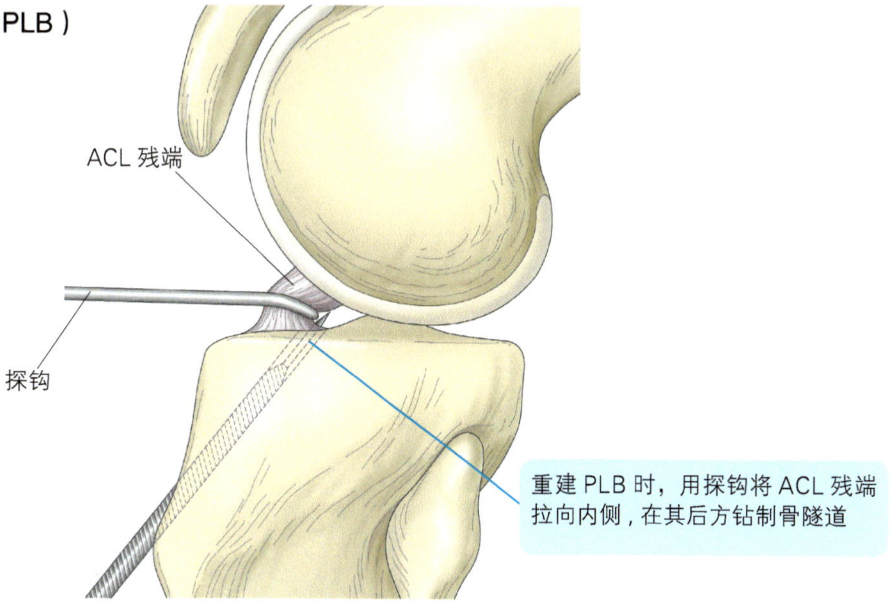

7 制备股骨隧道

AMB 骨隧道的制备

清理 ACL 残端与 PCL 之间的瘢痕、滑膜组织，此时若使用刨削器清理容易损伤正常的 PCL 及 ACL 残端，所以需用髓核钳或篮钳等仔细清理，显露出原 ACL 的 AMB 附着部及外侧髁后壁，确定钻制骨隧道的位置，用尖锥等标记。

PLB 骨隧道的制备

清理 ACL 残端与股骨外侧髁骨壁间组织（**图14**），要注意损伤的 PLB 常短缩成块状，或粘连于外侧半月板后角根部。与 AMB 同样，显露出 PLB 附着部后用尖锥等标记。

确定了股骨隧道入点后，可选用经胫骨法或膝前内入路法钻制股骨隧道（**图15**）。笔者一般首先试用经胫骨法，若方向困难再改用膝前内入路法。

难点解析

如果为了保留 ACL 残端而致使股骨或胫骨隧道位置不良，那就犯了本末倒置的错误。确保正确解剖部位的重建是第一重要的，如果不能清楚确定骨隧道的位置，则有必要在透视下验证，甚至可以考虑切除 ACL 残端，改行常规 ACL 重建术。

图14　PLB 股骨隧道的制备

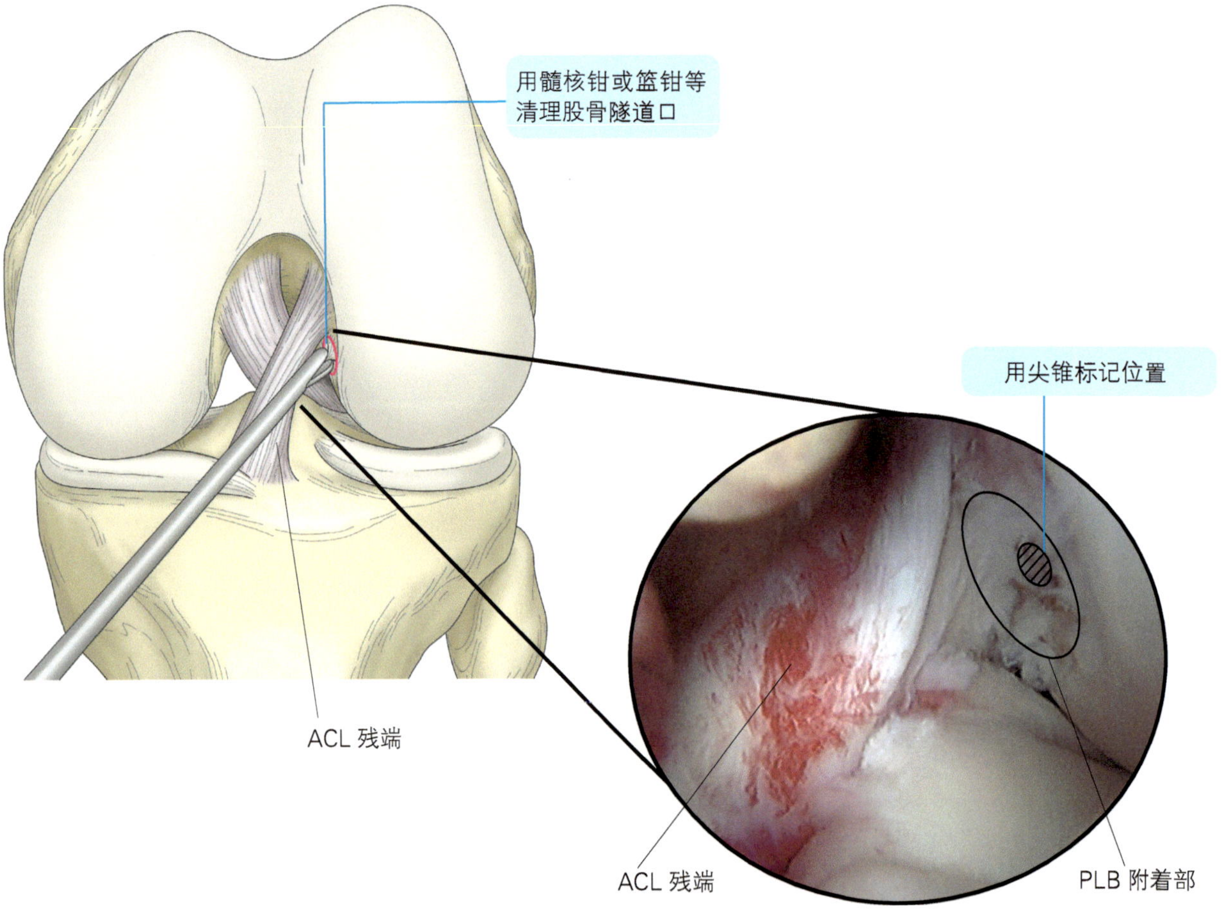

图15　PLB 股骨隧道的制备

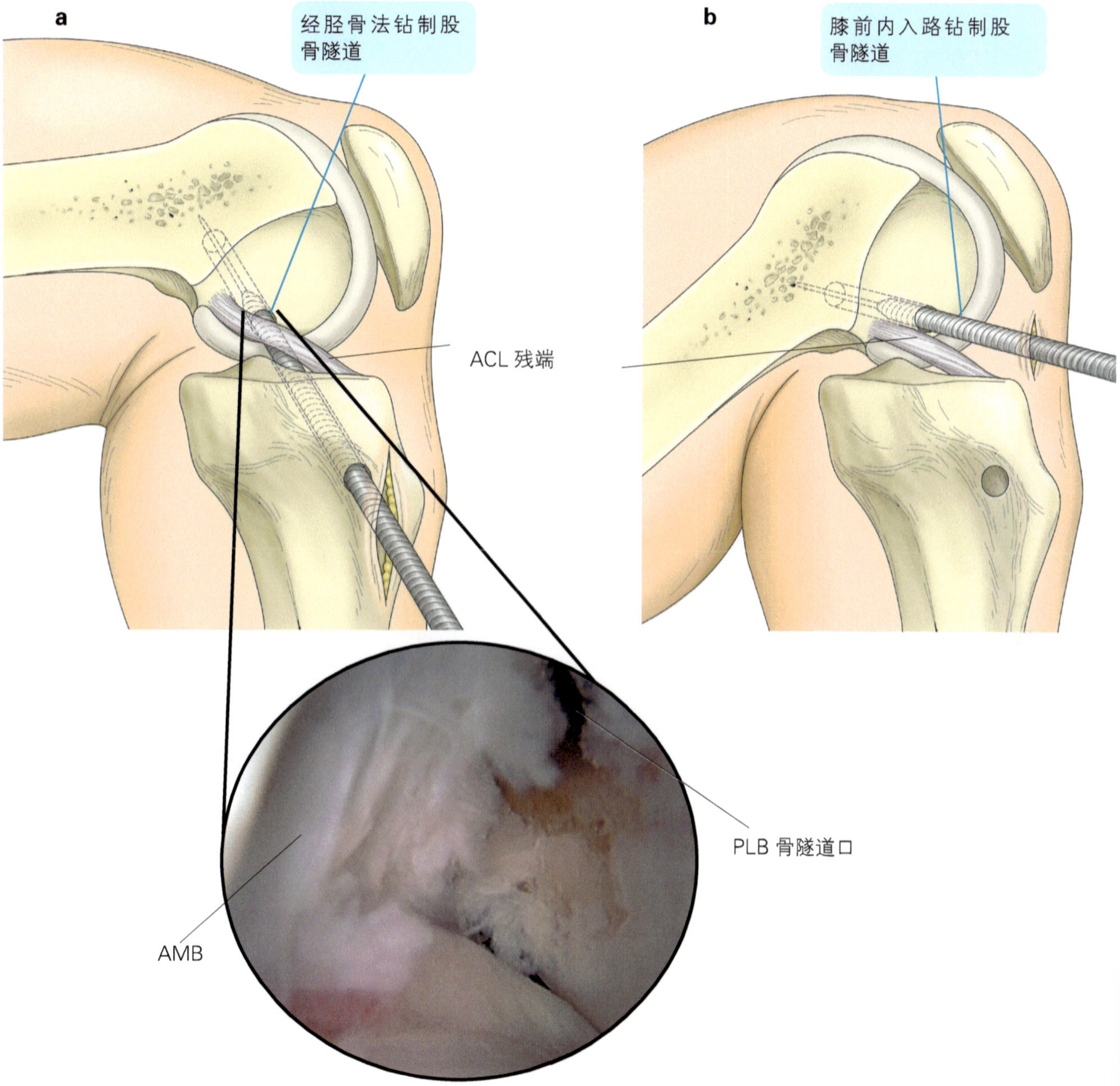

8 制备移植肌腱

另设一操作台制备移植肌腱。将半腱肌腱折叠成两股或四股，直径 6 ~ 7 mm、长度 60 ~ 70 mm 即可。若移植肌腱的直径太粗，则有损伤股骨附着部残留的 ACL 组织的可能，须引起注意。近端根据骨隧道的长度选用相应的带襻钢板（EndoButton CL）固定，标记移植肌腱的隧道内长度，为了将 EndoButton CL 拉出翻转固定，需要额外增加 6 mm 的肌腱拉入深度，因此要在肌腱隧道内段处与其远端 6 mm 处均做好标记。远端缝合于 EndoButton 牵引线上（**图16**）。

9 移植肌腱的固定

将移植肌腱从胫骨隧道拉入关节内，牵拉肌腱一直到标记部位进入股骨隧道口，意味着 EndoButton CL 已拉出至股骨骨皮质外，然后从胫骨侧用力反向牵拉韧带，使得 EndoButton CL 牢固固定于股骨侧，移植肌腱进入骨隧道的深度恰好为肌腱隧道内长度标记处（**图17**）。胫骨侧维持一定张力下从伸直到过屈位活动膝关节，可了解隧道内移植肌腱的长度变化。一般过顶点部分在 AMB 重建时多为 1 ~ 2 mm，PLB 重建时多为 2 ~ 3 mm。维持膝关节于屈曲 30° ~ 45° 、30 N 牵引力下用双门型钉 (double stapling) 固定（**图18**）。

图16　制备移植肌腱

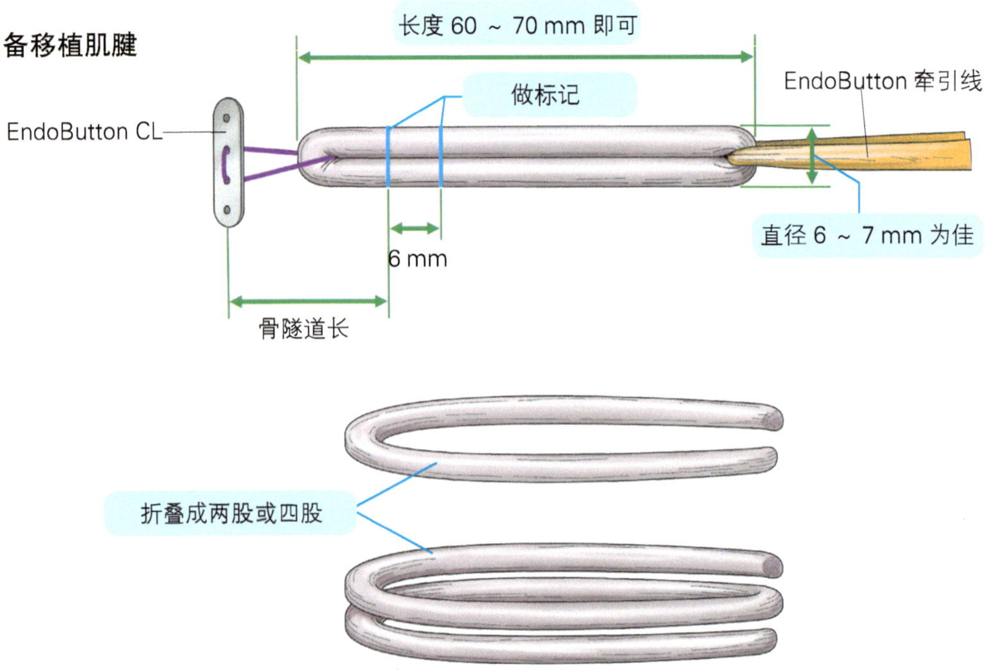

图17　移植肌腱的导入

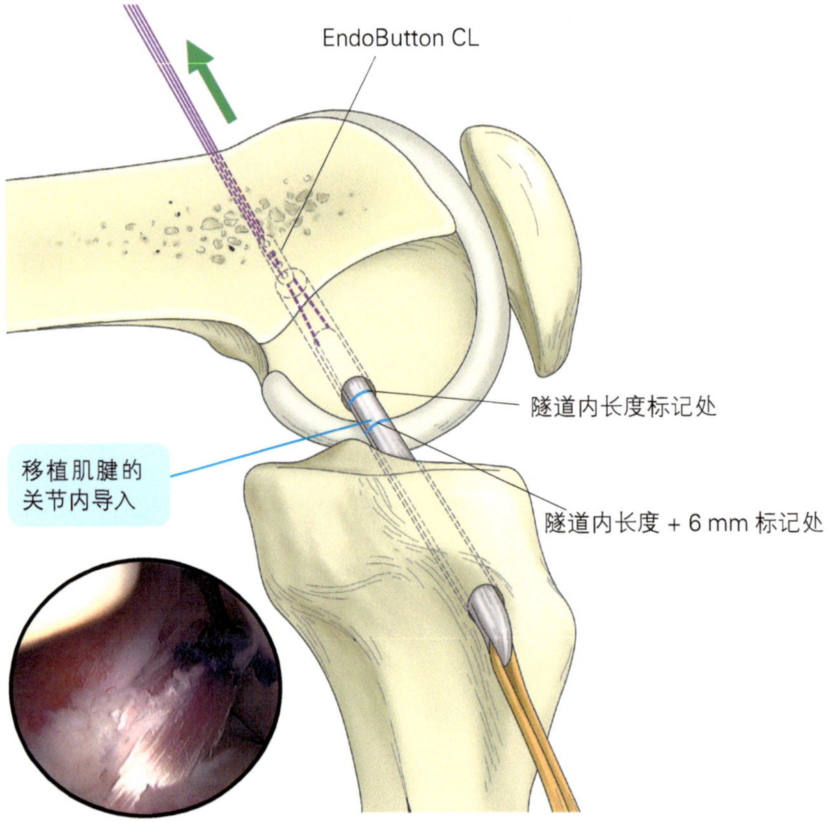

图18 移植肌腱的固定

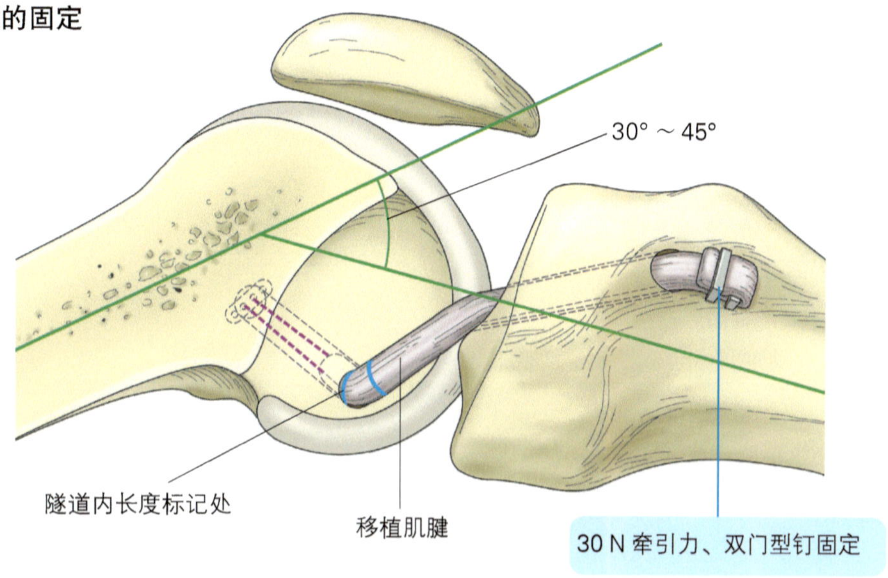

图19 关节镜下确认

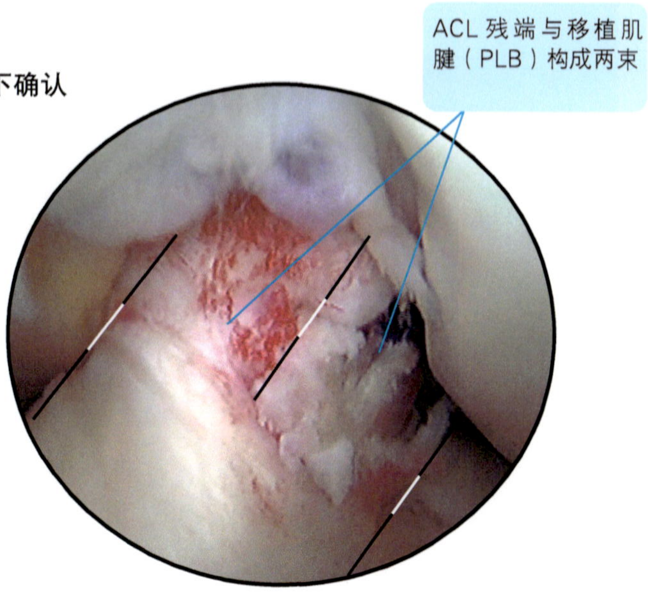

10 关节镜下确认

固定后，进行关节镜检，观察移植肌腱的张力情况并确认有无撞击存在，手术结束（**图19**）。

术后并发症及处理

与常规手术相同，需要注意感染、深静脉血栓形成、CRPS（复杂性区域疼痛综合征）等并发症。

一旦发生上述并发症，需要调整术后康复治疗计划并给予相应的治疗。如果出现术后伸直受限或屈曲受限等关节挛缩情况，或关节活动范围（ROM）恢复延迟现象，则应早期去除 ACL 支具，努力恢复关节正常的活动范围。

康复治疗

- 与常规 ACL 重建基本相同。
- 术后 2 日内托板固定膝关节于轻度屈曲位。
- 术后第三日开始改用 ACL 支具固定，限制膝关节 -20° ~ -30° 伸直位，进行膝关节屈伸活动锻炼。
- 术后 1 周开始部分负重行走。
- 术后 3 ~ 4 周允许完全负重行走。
- 佩戴 ACL 支具至术后 3 个月。
- 术后 4 ~ 5 个月允许跑步。
- 术后 10 ~ 12 个月允许恢复原竞技运动。
- 术后 1 年半复查关节镜，同时取出内固定物。

典型病例图像

【病例】适合手术（术后）

ⓐ术后 1 年的 MRI 影像，ACL 残端与增强重建的 ACL、PLB 在关节内呈前后走行。
ⓑ术后 1 年 8 个月的关节镜下所见，ACL 残端与移植肌腱已一体化。

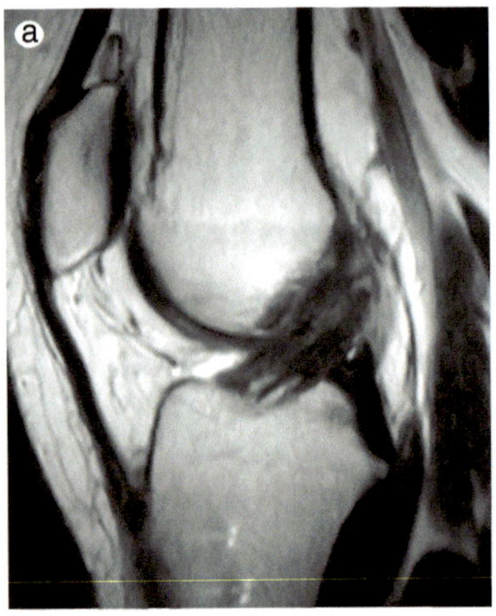

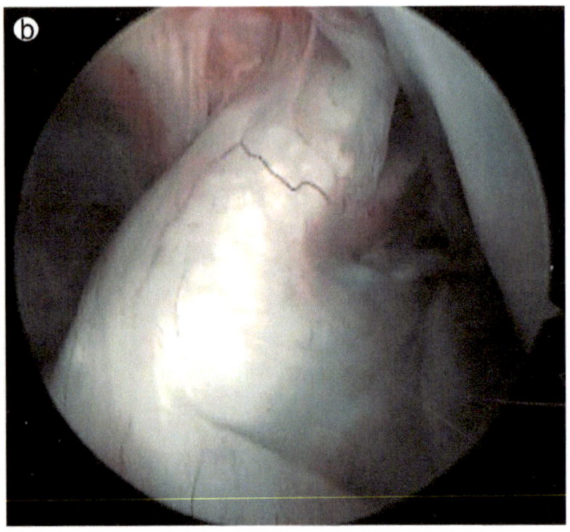

●文献

[1] Ochi M, Adachi N, et al.Anterior cruciate ligament augmentation procedure with a 1-incision technique: anteromedial bundle or posterolateral bundle reconstruction. Arthroscopy, 2006, 22(4):463.e1-5.

[2] Adachi N, Ochi M, et al.Mechanoreceptors in the anterior cruciate ligament contribute to the joint position sense knee. Acta Orthop Scand, 2002,73: 330-334.

[3] Denti M, Monteleone M, et al.Anterior cruciate ligament mechanoreceptors. Histologic studies on lesions and reconstruction. Clin Orthop ,1994,308: 29-32.

[4] Adachi M, Ochi M, et al.Anterior cruciate ligament augmentation under arthroscopy. A minimum 2-year follow-up in 40 patients. Arch Orthop Trauma Surg,2000,120: 128-133.

[5] Ochi M, Iwasa J, et al.The regeneration of sensory neurones in the reconstruction of the anterior cruciate ligament. J Bone Joint Surg, 1999,81-B: 902-906.

[6] Ochi M, Iwasa J, et al.Induction of somatosensory evoked potentials by mechanical stimulation in reconstructed human anterior cruciate ligaments. J Bone Joint Surg, 2002,84-B: 761-766.

膝关节

使用骨－髌腱－骨的前交叉韧带解剖重建术（矩形骨道技术）

大连医科大学附属第一医院 张卫国 译

大阪府立大学综合康复学部教授 史野根生

本术式的优点

宽度 10 mm、两端带有骨块的自体 BTB 组织，因为存在腱－骨移行结构，所以不会发生因为股骨隧道入口处雨刷现象而导致的移植肌腱变性的问题。常规方式的 ACL 重建术存在以下问题：①作为单一纤维束的重建；②尽管移植肌腱的断面呈长方形，但仍将其固定于圆柱状骨隧道内；③胫骨隧道近端与腱性结构之间存在空隙。因此设计了矩形骨隧道 ACL 重建术，具体步骤如下：

（1）在股骨 ACL 附着部制备矩形骨隧道，胫骨侧近关节面开口部位也做成矩形，由此来模仿正常 ACL 的纤维排列。

（2）胫骨隧道远端 1/2 仍做成常规的圆形，只把近端 1/2 做成矩形。这样既可保证胫骨隧道近端与腱性结构之间的空隙最小化，也方便肌腱的修整与胫骨侧的固定。

手术适应证

- 前交叉韧带损伤导致的膝关节不稳定，而职业特点要求尽量避免损伤腘绳肌致使肌力下降者（芭蕾舞演员、短跑运动员等）。
- 以前接受过腘绳肌腱移植重建术的病例。
- 热心于肌力强化训练，期望获得切实可靠的膝关节稳定性的病例（足球运动员、柔道选手等）。

＊ 不适合本术式的病例有：

- 以前手术作为移植肌腱切取过 BTB 的病例（此时可用一端带骨块的股四头肌腱替代）。
- 髌腱发育不良的病例。
- MRI 示髌腱内部有部分断裂的病例。

术前准备

本术式因为需要带骨块的髌腱作为移植肌腱，手术创伤较大，术后发生关节挛缩的机会也会相应增加。因此，要求术前关节活动度恢复正常，尤其重要的是必须达到关节的完全伸直。

手术器械的配备

备好 Smith & Nephew 公司手术器械（**图1**）。

麻醉、手术体位的确定

全身麻醉、仰卧位，使用腿架维持股骨纵轴远侧 1/2 处于水平位，小腿自然下垂（**图2**）。

图1　手术器械

a. 移植物测量模块（5 mm×10 mm）
b. 骨栓修整器
c. 10 mm 偏心导向器
d. 5 mm×10 mm 自内向外股骨扩张器 / 导向器
e. 5 mm×11 mm 自外向内胫骨扩张器 / 导向器

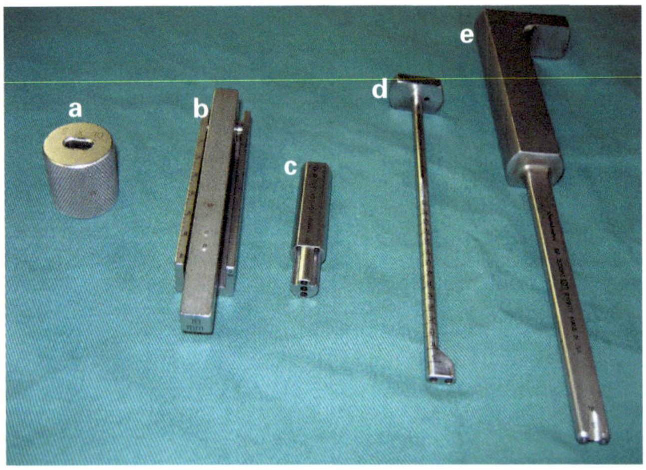

图2　手术体位

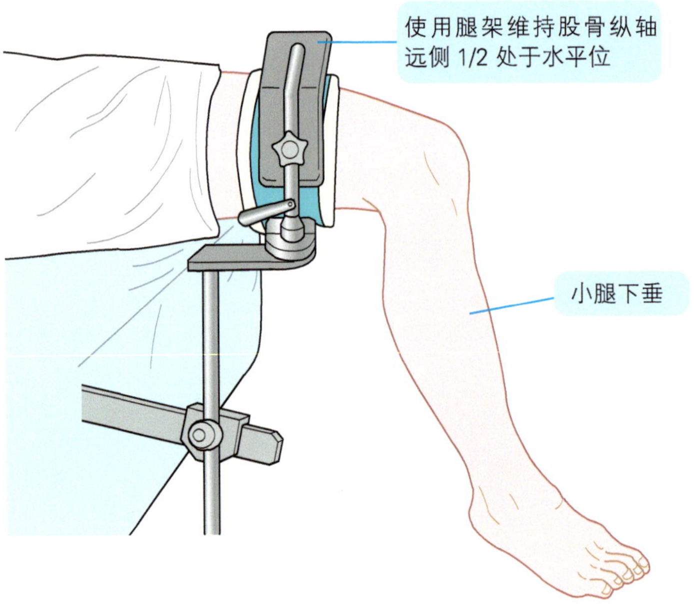

手术概要

1 皮肤切口

2 带骨块移植肌腱的切取、修整

3 股骨隧道的制备

4 胫骨隧道的制备

5 移植肌腱的导入与固定 难点

6 移植肌腱供区处的植骨

7 关闭切口，放置引流（放置于关节内，必要时皮下同时放置）

典型病例图像

【病例】适合手术（术前）

20 岁，男性，大学美式足球队员。比赛时被对方球员铲及右足外侧致右膝受伤，行走困难而离场。

MRI T1 加权斜矢状断层像，可见前交叉韧带中央部断裂（箭头所示）。

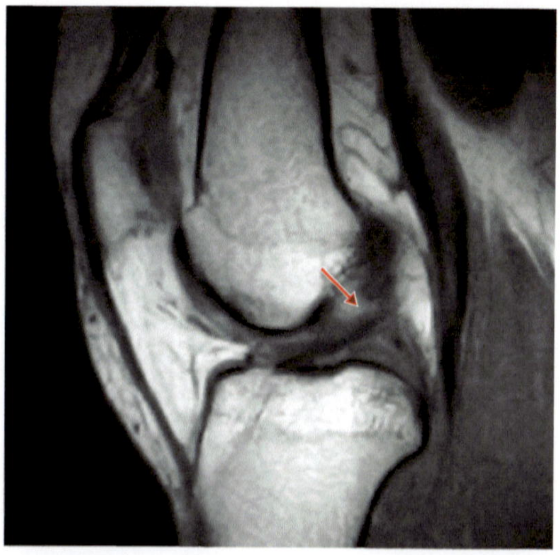

手术方法

1 皮肤切口

沿髌腱内侧缘从关节间隙水平至胫骨结节上缘行直切口，远端再向内后侧延长 2 cm（**图3a**），本切口的上端可作为关节镜检的前内侧入路使用。在此入路后方 2 ~ 2.5 cm 处另行远前内入路，插入手术器械行损伤韧带断端的清理（**图3b**）。

另外，对于髌腱长度超过 5 cm 或皮下组织弹性较差的病例等，可以分别行切取髌腱的纵切口（约 3 cm）和制备胫骨隧道用的斜切口（2 ~ 3 cm）。

图3　皮肤切口

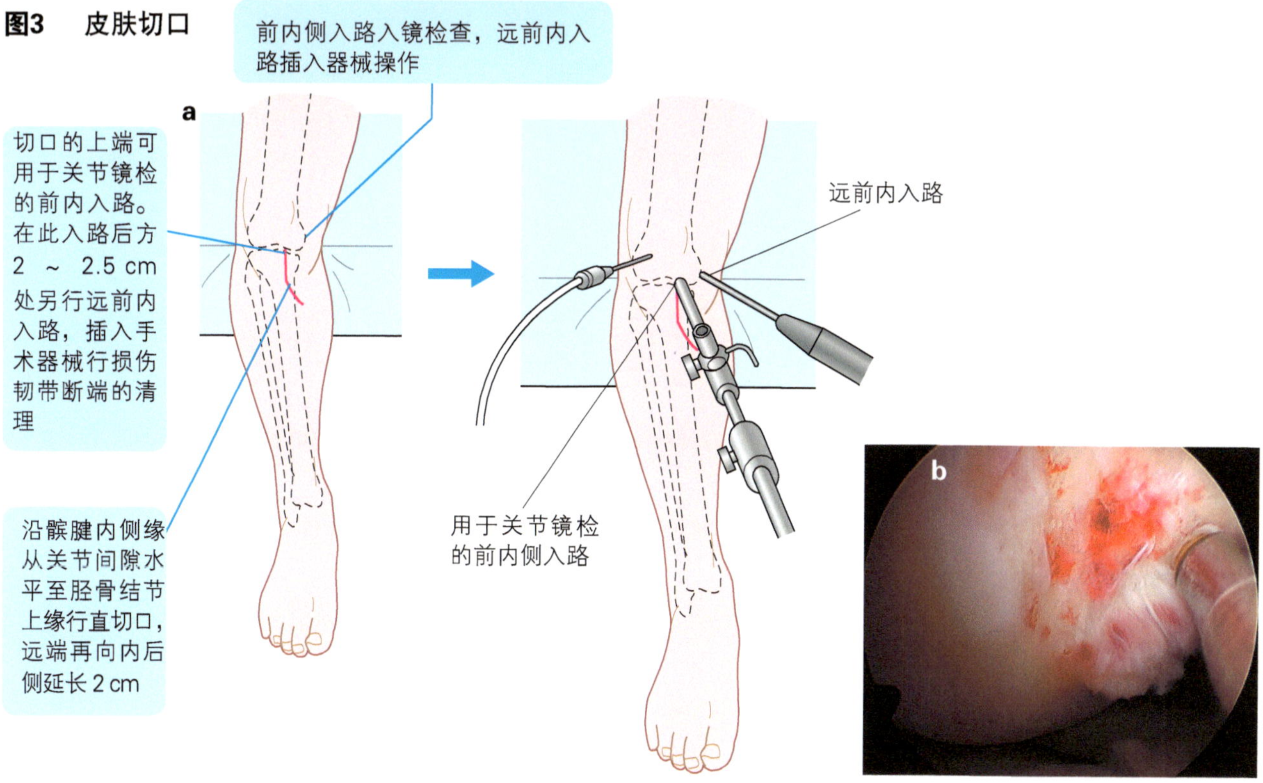

2 带骨块移植肌腱的切取、修整

用骨刀凿取胫骨结节中央部的骨皮质，骨皮质宽 10 mm，长 15 mm，连带其深层骨松质一并取下，用指尖将其所附带的髌腱部分一直劈分至髌骨下缘，然后用摆锯从髌骨下段切取宽 11 mm、长 10 mm 的骨块。

将胫骨结节侧的骨块修整成厚 5 mm、宽 10 mm、长 15 mm 大小，髌骨侧骨块不需要特别修整（**图 4**）。

3 股骨隧道的制备

传统的髁间窝磨削扩大（髁间窝成形术）完全没有必要，通常从前外侧入路插入关节镜，在镜视下使用射频装置清理股骨附着部包含有韧带断端的软组织并注意保留其附着部表面的形态（**图3**）。距离股骨外侧髁软骨缘前方 7 ~ 10 mm 处可以看到一纵斜走行的骨嵴——住院医师嵴（resident' s ridge，RR）及以此为前缘的半月状韧带附着部。附着部中央束间嵴（lateral bifuecate ridge，LBR）横断为两部分。从远前内入路插入微骨折尖锥，间隔 5 mm 做两处标记（**图5a**），将膝关节过屈，用两根 2.4 mm 的导针自标记处钻向股骨外侧骨皮质，然后使用 5 mm 的空心球钻钻孔，从内向外磨制出两个相连的直径 5 mm、深度 21 mm 的骨槽（**图5b**）。使用 5 mm × 10 mm 的股骨扩张器打入其中，制作出长方形骨槽（**图6**）。另外，在此扩张器上设有间隔 5 mm 的两个 2.4 mm 导针孔，可以作为插入的导向器使用。锉磨骨槽的前下缘使其圆钝化。

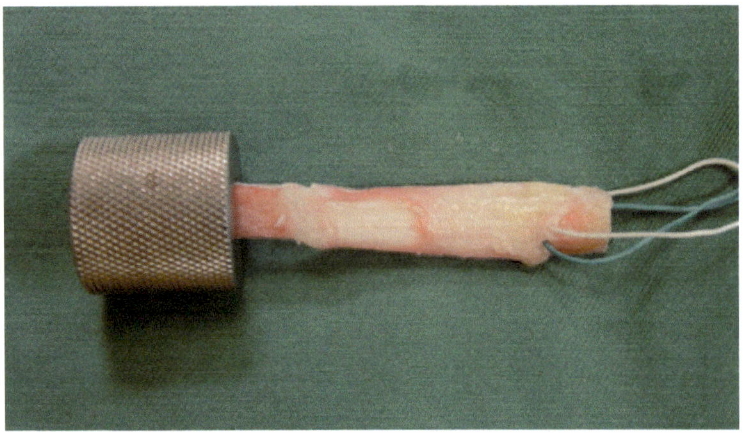

图4　切取的胫骨骨块

将切取的胫骨骨块修整成厚 5 mm、宽 10 mm、长 15 mm 大小。照片为 5 mm × 10 mm 试模（**图 1a**）。

图5　制备股骨隧道的前期操作

a. 距离股骨外侧髁软骨缘前方 7 ~ 10 mm 处可以看到一纵斜走行的骨嵴（RR）及以此为前缘的半月状韧带附着部。附着部中央被另一骨嵴（LBR）横断为两部分。从远前内入路插入微骨折尖锥，间隔 5 mm 做两处标记。

b. 将膝关节过屈，用两根 2.4 mm 的导针自标记处钻向股骨外侧骨皮质，然后使用 5 mm 的空心球钻钻孔，从内向外磨制出两个相连的直径 5 mm、深度 21 mm 的骨槽。

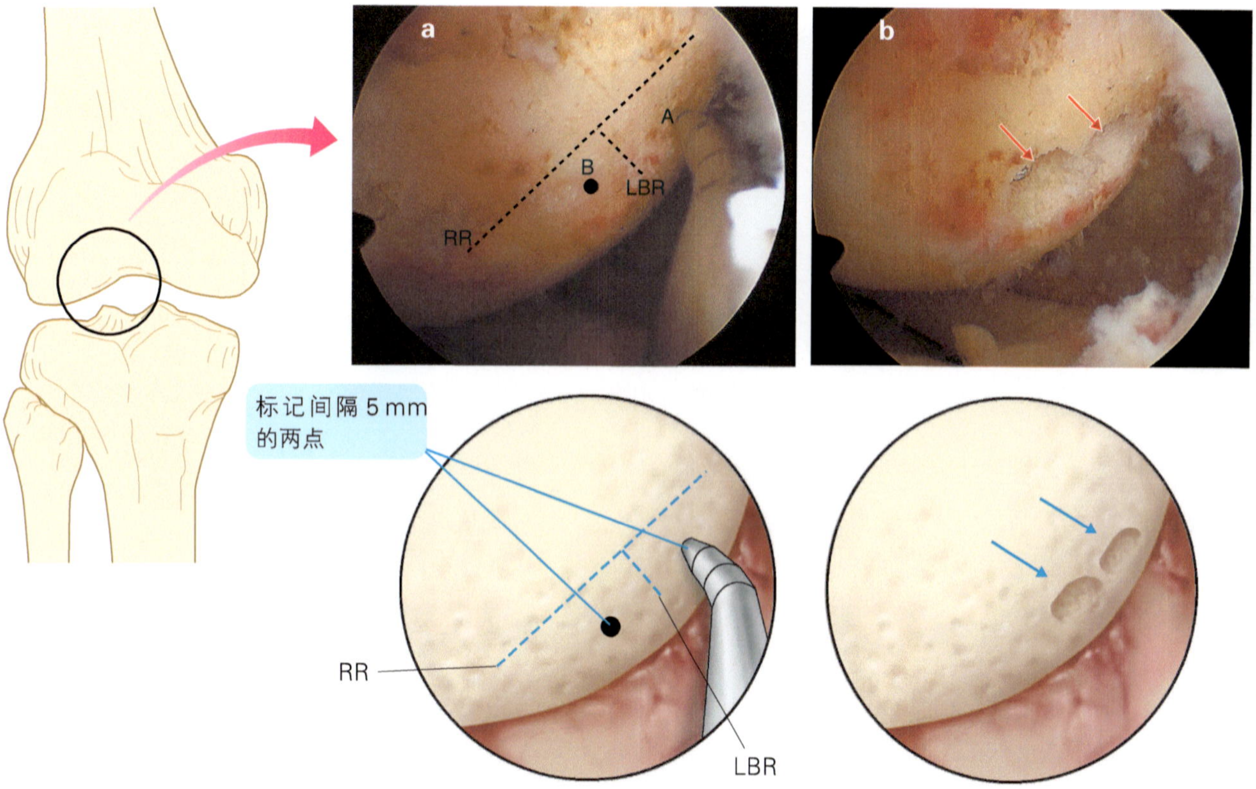

图6　股骨隧道的制备

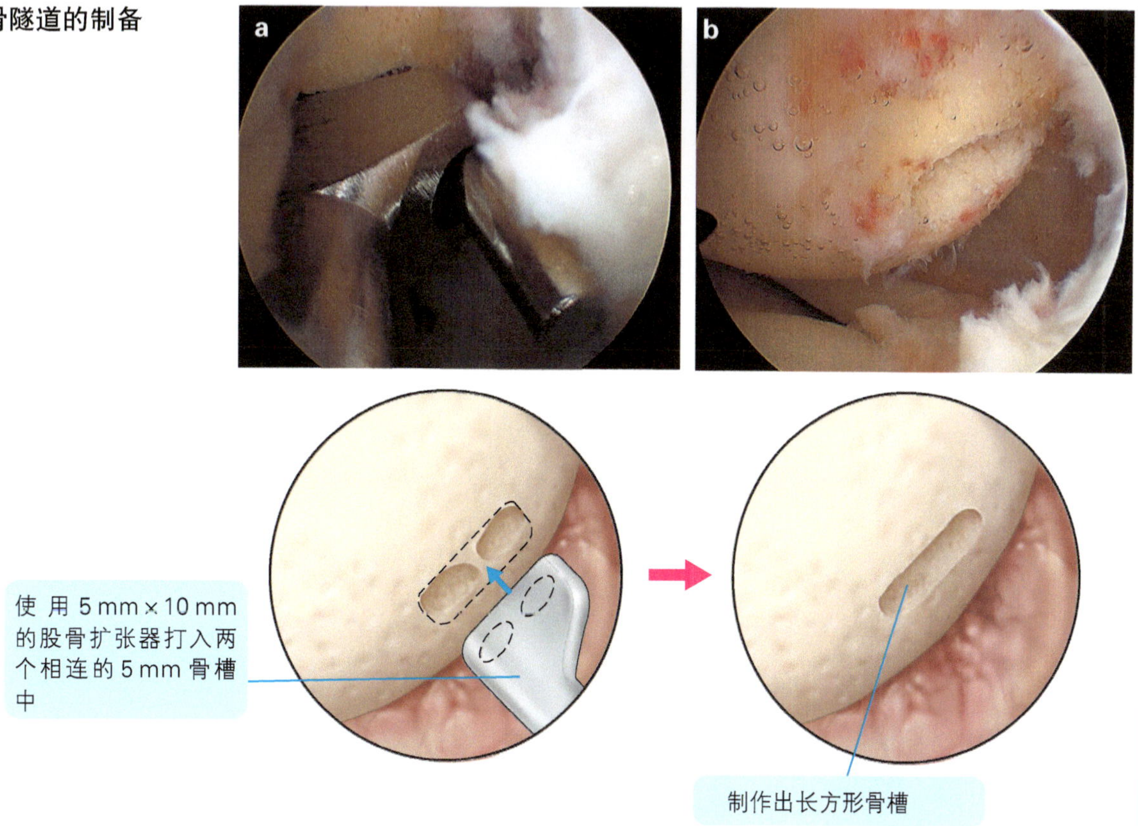

4 胫骨隧道的制备

通过远前内入路插入常规胫骨导向器，从距离胫骨结节内侧 2 cm 处朝向胫骨平台 ACL 附着部中央插入 2.4 mm 的导针（**图7**）。将入针点处的骨膜清理后，使用 10 mm 的空心导钻钻透骨皮质，改用直径 10 mm 的环锯切取 15 ~ 20 mm 的骨柱，备用于胫骨及髌骨供区骨缺损处的骨移植（**图8**）。将偏心导向器 (Smith & Nephew Endoscopy #04-32 C6) 套入中央导针，与矢状面成 20° 角，分别在中央导针的前内、后外侧平行插入两根导针（**图9**）。拔出中央导针，使用 5 mm

图7　打入导针

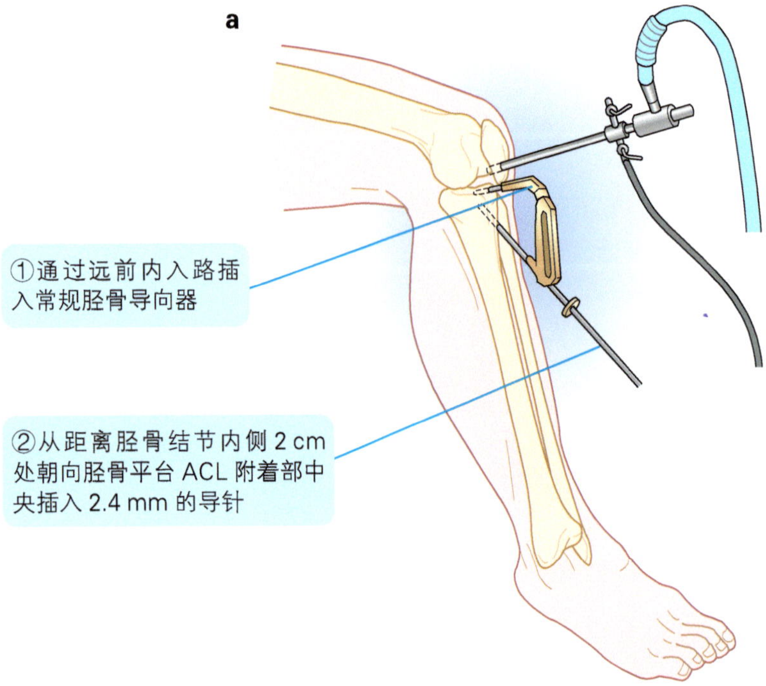

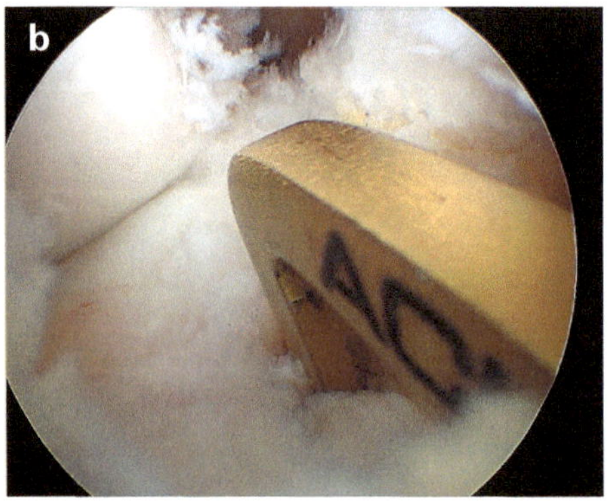

图8　骨块的切取

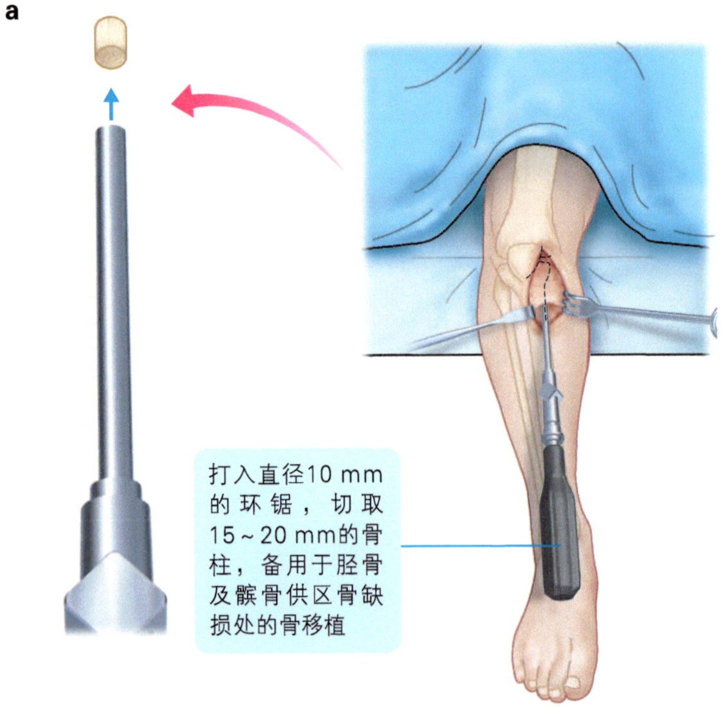

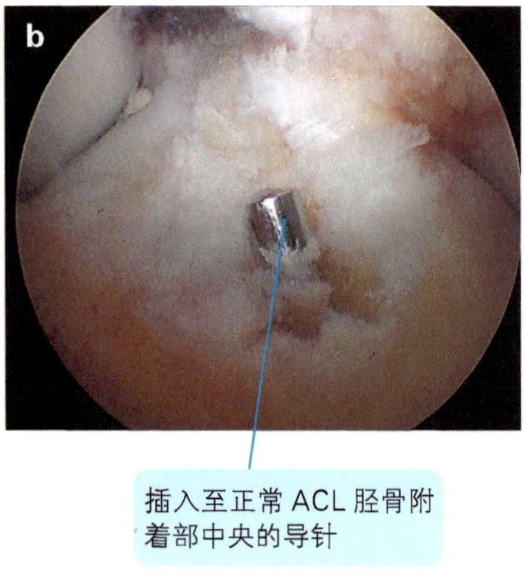

图9　插入导针

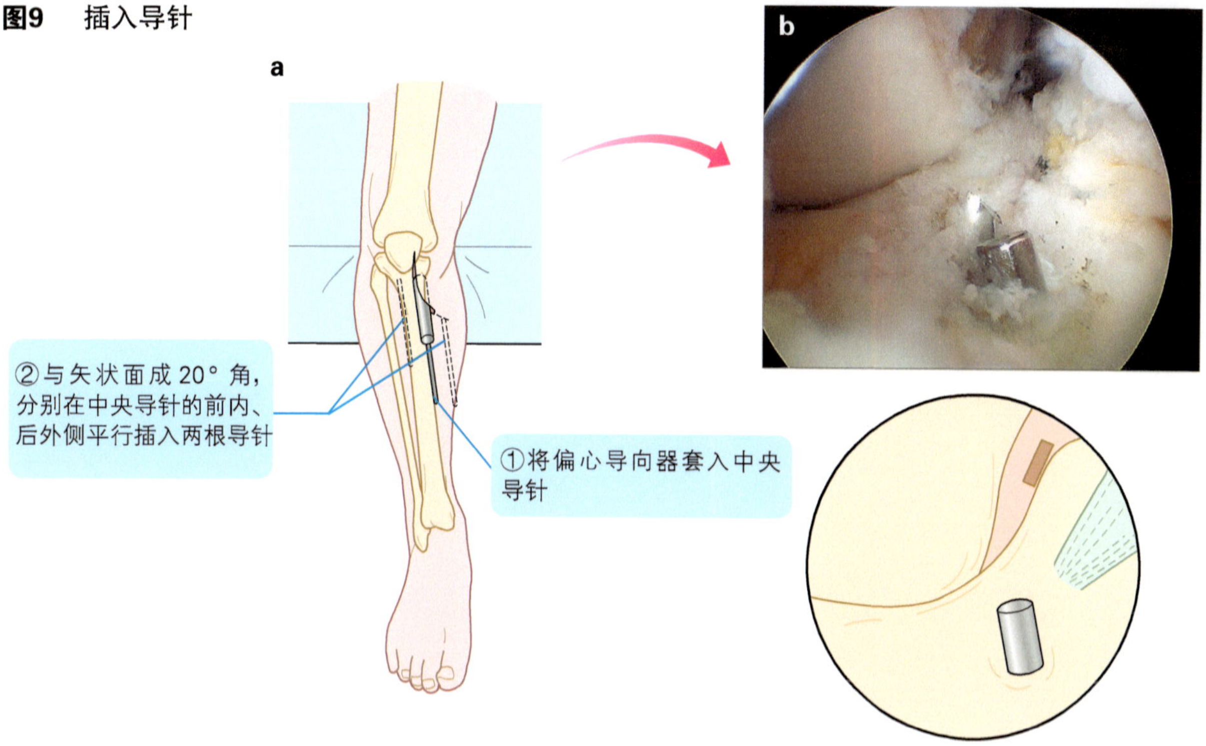

图10　胫骨隧道的制备

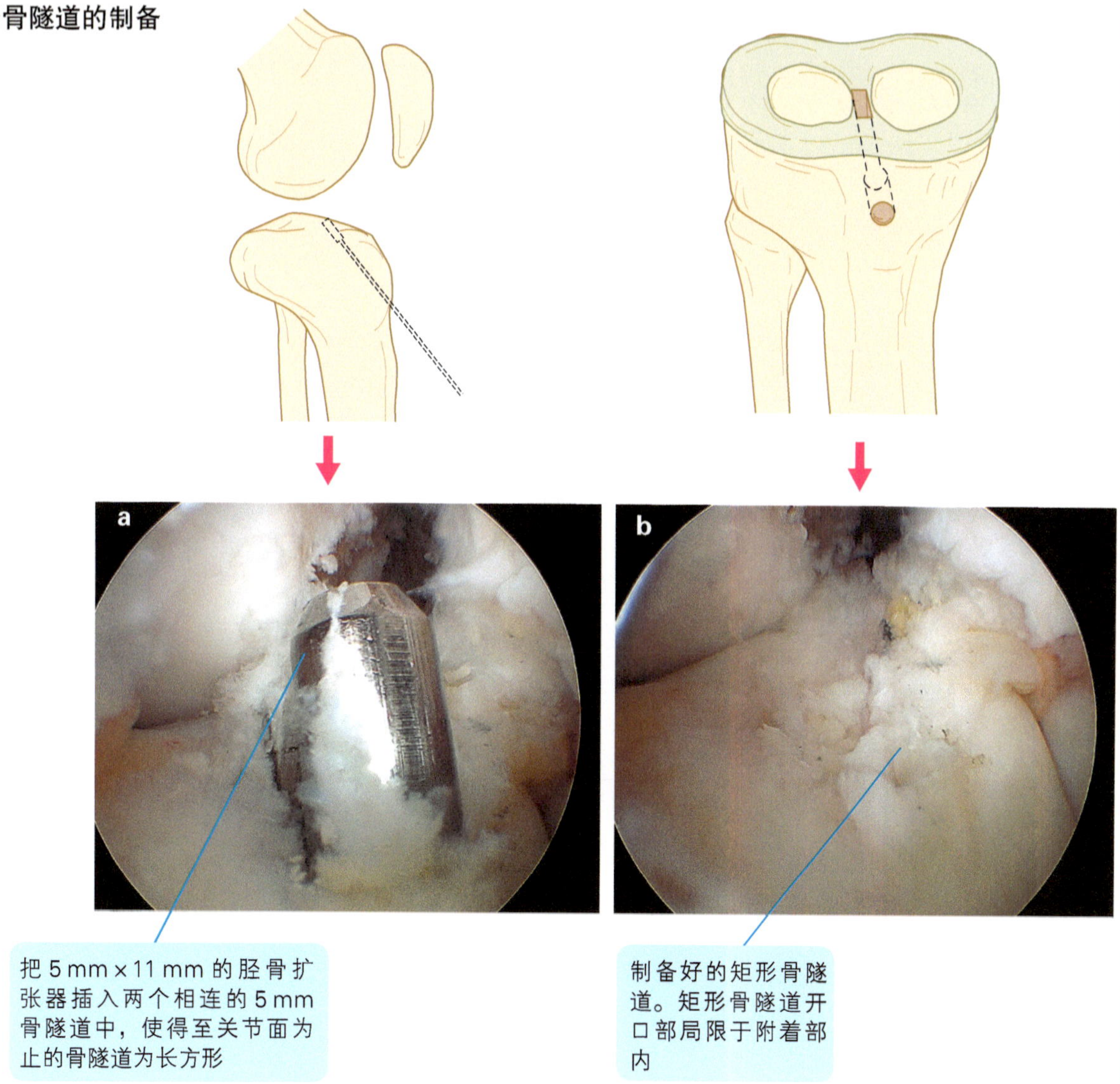

的空心导钻沿两根平行导针钻入，然后把 5 mm × 11 mm 的胫骨扩张器 (Smith & Nephew Endoscopy #6901099) 插入两个相连的 5 mm 骨隧道中，使得至关节面的骨隧道为长方形（**图10**）。由此获得了近端 1/2 呈长方形、远端 1/2 呈柱形的骨隧道。

5 移植肌腱的导入与固定 难点

移植肌腱是通过缝合在胫骨结节侧骨块上的缝线，经胫骨隧道 – 关节内 – 股骨隧道的方式导入关节内的。

手术技巧及注意事项

这一步骤的要点是在用缝线将移植肌腱骨块拉入关节内时，要使用套管内芯等调整牵拉方向，使其与骨隧道方向相一致（**图11**）。

难点解析

出现骨块破碎情况！

暴力将骨块向股骨隧道拉拽可能导致骨块碎裂。此时可将移植肌腱拉出，改用髌骨侧骨块作为前方骨块使用。

图11　移植肌腱的导入

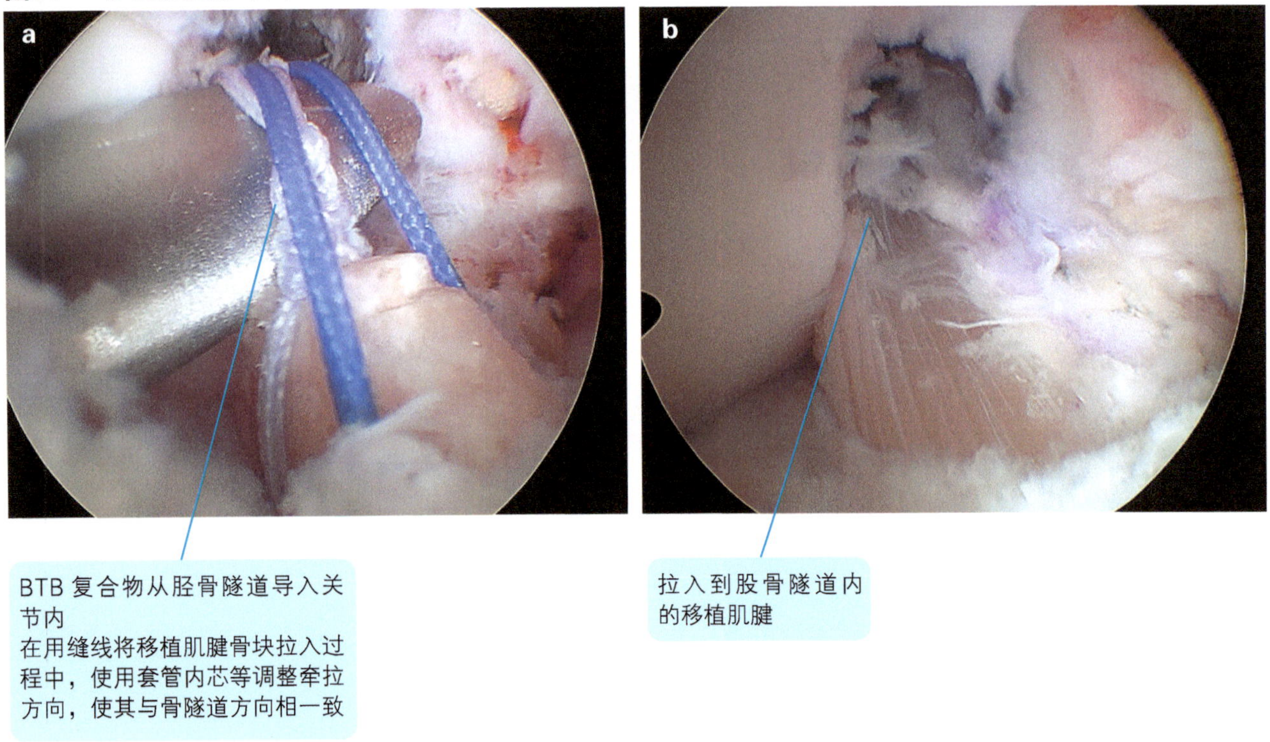

股骨端的固定采用经骨块上方直径 6 mm 的界面螺钉方式固定。一般通过贯通股骨的 5 mm 直径骨隧道行由外向内的固定，也可采用常规的由内向外的固定方式。使用后一方式在拧入螺钉过程中要注意不要将骨块挤退回关节内。

手术技巧及注意事项

采用由外向内固定方式时在移植骨块的头侧，由内向外固定时在股骨隧道开口的后上缘做数毫米的骨槽，以方便螺钉的拧入。

难点解析

股骨隧道后壁过薄！

如果股骨隧道后壁残留骨量不足，可在大腿外侧行数厘米的小切口，采用后面所述及的 DSP(double spike plate) 行拉出固定。

胫骨端固定采用改良的缝线螺钉拉出固定模式，即 DSP 与螺钉结合的固定方法（**图12**）[1]。膝关节屈曲 15° ~ 20°，将张力靴（tensioning boot）固定于小腿上，利用其附带的张力测量仪测量初始张力后，在监测下徒手强力反复牵拉移植肌腱 10 次左右，使肌腱充分去蠕变后，根据腱性部分的直径，维持 15 ~ 20 N 的初始张力进行固定（**图13**）。

图12　移植肌腱的固定

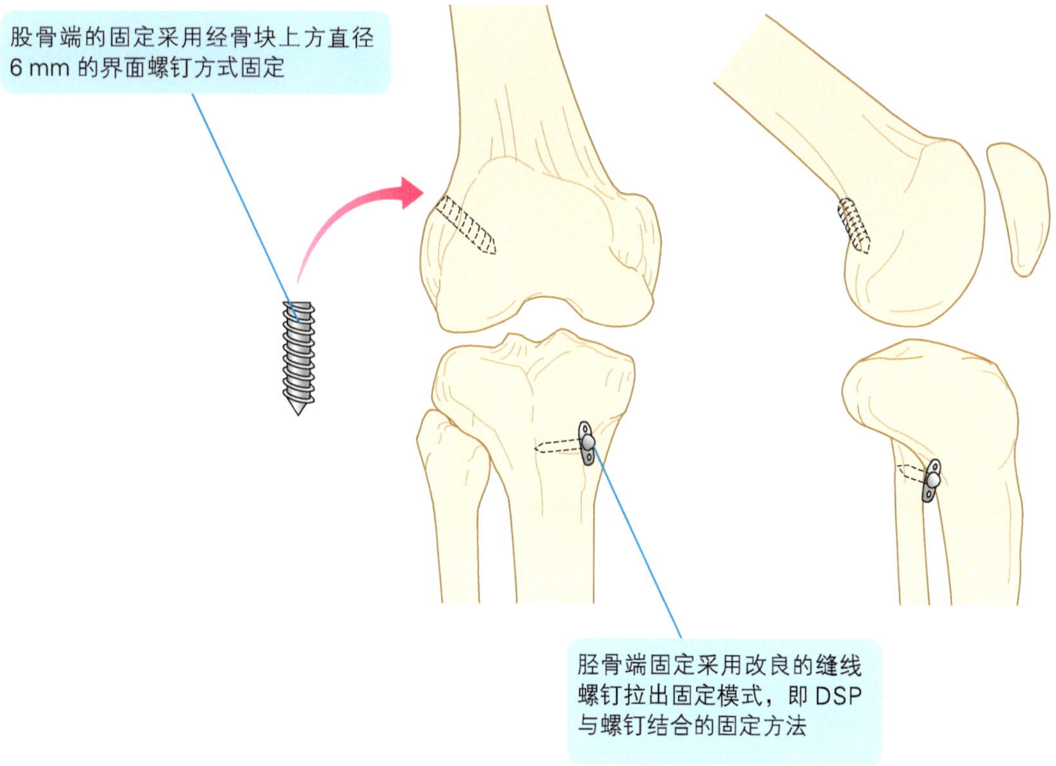

图13　胫骨端移植肌腱的张力下固定

膝关节屈曲 15° ~ 20°，将张力靴固定于小腿上，利用其附带的张力测量仪测量初始张力后，在监测下徒手强力反复牵拉移植肌腱 10 次左右，使肌腱充分去蠕变后，根据腱性部分的直径，维持 15 ~ 20 N 的初始张力进行固定。

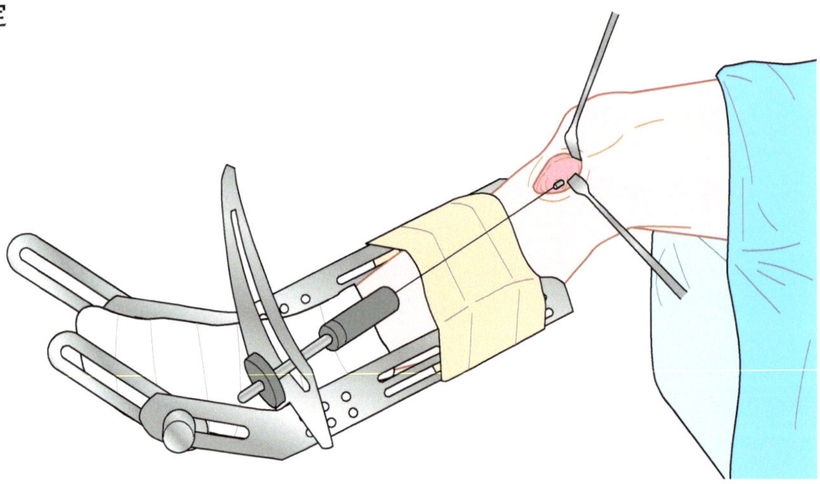

6 移植肌腱供区处的植骨

将制备胫骨隧道所切取备用的松质骨块移植于胫骨结节肌腱骨切取部位，缝线缝合固定。

7 关闭切口，放置引流（放置于关节内，必要时皮下同时放置）

切取 BTB 部位无须缝合封闭，直接缝合皮下组织关闭切口。原则上引流放置于关节内。

典型病例图像

【病例】适合手术（术后）

移植肌腱固定后的 X 线影像。
ⓐ正位片。ⓑ侧位片。

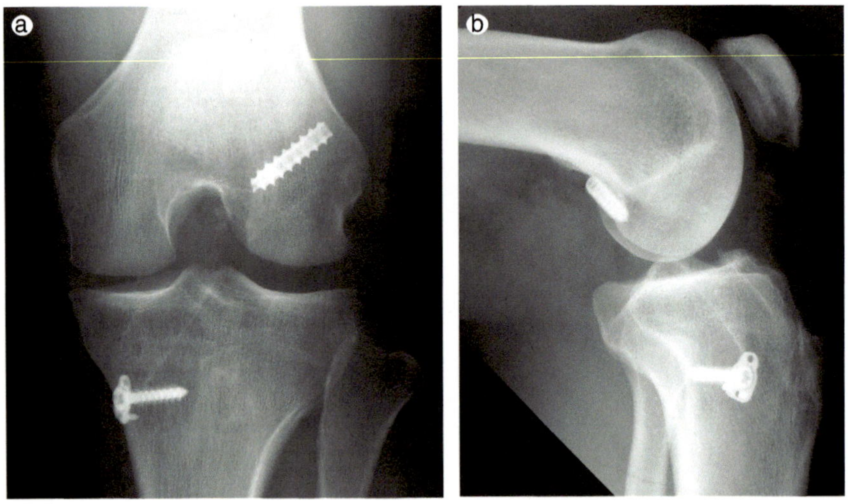

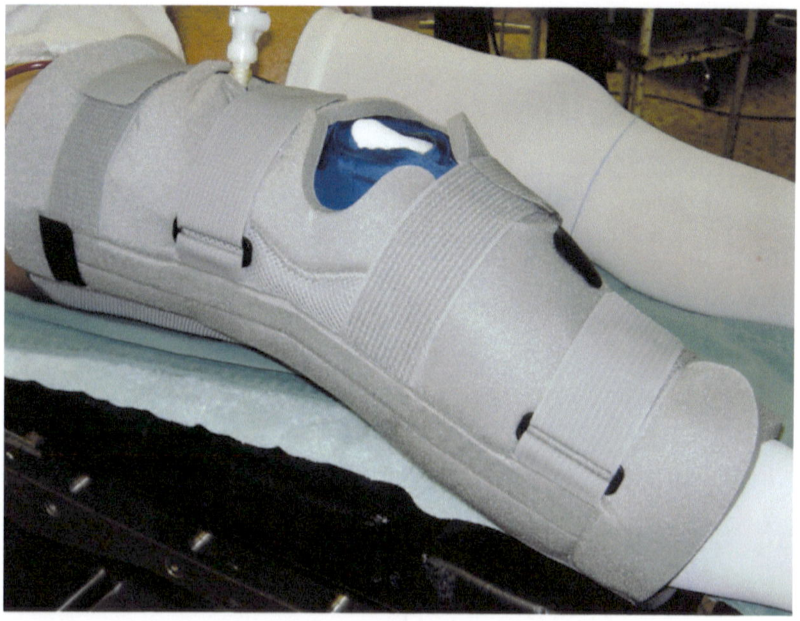

图14　膝关节固定支具
术后，膝关节固定支具固定关节于轻度屈曲位（约 10°）。

术后并发症及处理

并发症有关节内或皮下血肿，并非本术式的特异性并发症，可经过早期穿刺抽吸排出。

康复治疗

术后 1 周内使用膝关节固定支具固定关节于轻度屈曲位（约 10°）（**图14**），此后开始关节屈伸活动锻炼，锻炼时要循序渐进，始终牢记过伸或过屈运动将会增加移植肌腱的负荷。术后 5 周达到完全伸直 0° 的目标。术后 2 ~ 3 周开始部分负重，4 ~ 5 周允许完全负重。3 个月开始慢跑，6 ~ 7 个月恢复竞技运动。

●**文献**

[1] Shino K, Mae T, et al.Graft fixation with predetermined tension using a new device, the double spike plate. Arthroscopy,2002,18：908–911.
[2] Shino K, Horibe S, et al.Allograft anterior cruciate ligament reconstruction. Techniques in Knee Surgery, 2002，1：78–85.
[3] Shino K, Nakata K, et al.Anatomically–oriented anterior cruciate ligament reconstruction with a bone–patellar tendon graft via rectangular socket and tunnels：a snug–fit and impingement–free grafting technique. Arthroscopy, 2005,21：1402.

使用腘绳肌腱的前交叉韧带解剖双束重建术

大连医科大学附属第一医院 张卫国 译

北海道大学研究生院医学研究科运动功能再建医学 北村信人
北海道大学研究生院医学研究科运动功能再建医学教授 安田和则

ACL单束重建术的疗效在近20年来取得了很大的进步，但仍然存在许多不足之处，人们也一直在不断进行着改进探索，ACL双束重建术就是其改良研究内涵之一。早在1980年，Mott[1]和Zaricznyj[2]就报道了切开手术ACL双束重建术，但没有关于骨隧道位置与疗效的记载，也没有进行更深层次的研究。近年来，Rosenberg等[3]报道了胫骨单隧道、股骨双隧道的双束重建术，但其重建的双束纤维并不是本着解剖重建的目的，特别是没有解剖重建PLB。Muneta等[4]报道了在关节镜下应用Mott所报道的股骨双隧道、胫骨双隧道法的ACL双束重建术，但是股骨侧骨隧道的位置与Rosenberg等的报道类似，也没有解剖重建PLB。直到2000年为止，没有关于对构成ACL的双束纤维——AMB及PLB在完全解剖位置重建的明确思路及具体重建手术方法的相关报道。笔者通过关节镜下的解剖学研究，明确了AMB与PLB附着部的判定方法，同时经过局部解剖学的研究，发明了AMB与PLB解剖重建术式，并证明了经胫骨法的安全性与可重复性。而且前瞻性临床对比研究也取得了良好的临床效果并向全球范围内进行了手术技术的报道。在此概述其中最新部分的手术技术。

手术适应证

本术式的适应证与一般ACL重建术相同，包括：①期望继续从事相扑或以剪力步态和横移动作为主体的竞技类运动的ACL损伤患者；②需要行半月板修复手术的ACL损伤患者；③在日常生活中也经常出现打软腿等关节不稳定表现的ACL损伤患者。

术前准备

◆ 手术准备与体位

手术采用硬膜外阻滞或全身麻醉，患者取仰卧位，可以不使用关节镜下手术用的腿架。常规铺手术单后，再铺关节镜专用手术单。患肢捆扎充气性止血带。术者坐于手术台旁，患肢髋关节外展，小腿下垂于手术台旁。

手术概要

1 移植肌腱的切取及修整成形

2 制作胫骨隧道

3 制作股骨隧道 难点

4 移植肌腱的导入与固定

5 关闭切口

典型病例图像

【病例】适合手术（术前）

关节镜下所见，ACL 完全断裂（外侧入路视角）。

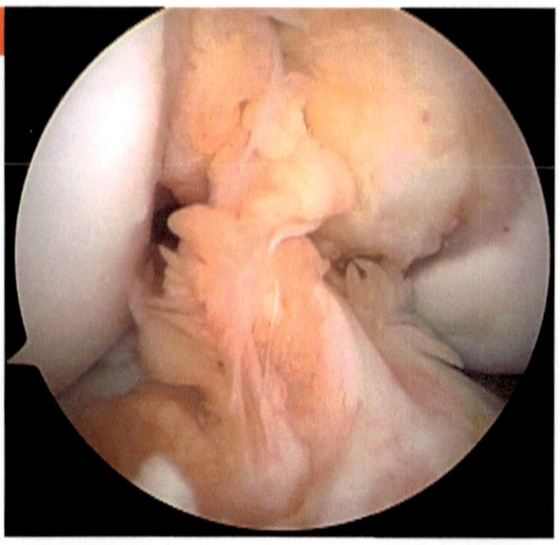

手术方法

1 移植肌腱的切取及修整成形

在鹅足上行 3 cm 的斜切口（**图1**），切开皮下脂肪显露缝匠肌腱膜，触摸股薄肌腱与半腱肌腱并沿其走行切开缝匠肌腱膜，找到半腱肌腱行周围组织剥离，半腱肌腱与小腿筋膜间至少存在两个以上的腱间联合，需要完全切开。使用取腱器切取半腱肌腱（**图2a**），半腱肌腱长度与粗细不足时则将股薄肌腱一并切取[11]。移植肌腱的修整成形方法如下：将半腱肌腱一分为二，取一半半腱肌腱，每段折叠成两股，使用 2-0 聚酯缝线数根，采用侧侧锁边缝合制成襻状结构的移植肌腱用来重建 AMB。双股的半腱肌腱如果直径较小，可追加使用一根同样长度的双股股薄肌腱。另一半的半腱肌腱采用同样步骤作为 PLB 的移植肌腱备用。调整这些自体肌腱的长度，重建 AMB 腱长 50 ~ 60 mm，重建 PLB 腱长 45 ~ 55 mm。胫骨端使用宽为 10 mm 的带网孔束带［Leeds-Keio（L-K）人工韧带］聚酯材料，将其折成两股，包绕着肌腱的侧侧缝合部位，再用 2-0 聚酯缝线间断缝合。股骨隧道长度确定后，选择适宜长度的带襻钢板，使得自体肌腱股骨隧道内长度为 15 ~ 20 mm（**图2b**）。为了肌腱的良好修整成型，通常需要使用笔者等发明的器械（Hybrid-master,

图1　皮肤切口

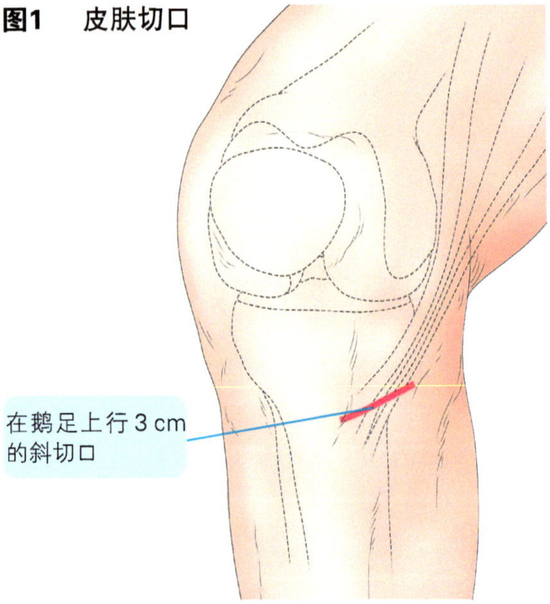

图2　为 AMB 及 PLB 解剖重建所制备的桥接代用材料

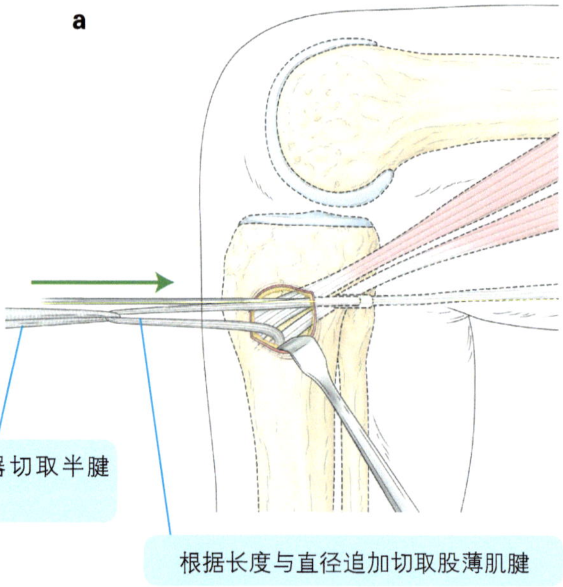

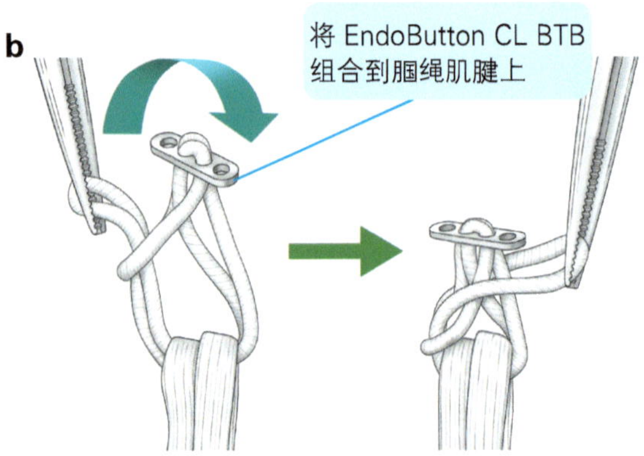

c. 重建 AMB 及 PLB 的移植材料

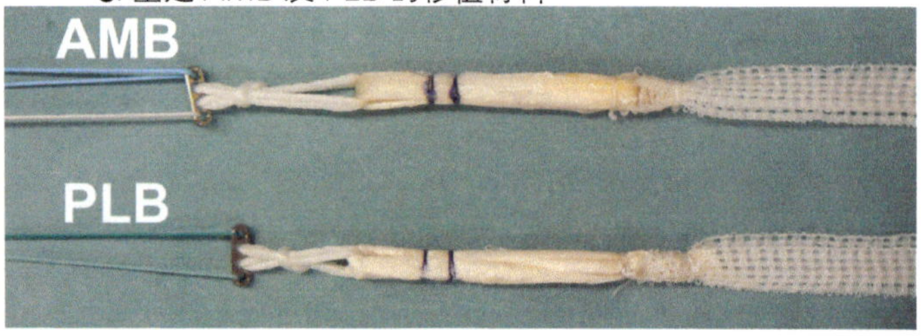

Smith & Nephew 公司生产）或类似器械。这样就得到了重建 AMB 的四股（两股）移植肌腱及重建 PLB 的两股移植肌腱，完成了腘绳肌腱桥接代用材料的修整成形（**图 2c**）。移植肌腱上下粗细大致相同，根据个人差异前者直径约 6 ~ 8 cm，后者约 5 ~ 6 cm。

手术技巧及注意事项

在切取肌腱时，使用开口式的取腱器可以保留鹅足部位的附着部。在需要使用股薄肌腱时可以不破坏两者在鹅足的连接部分，方便 AMB 移植肌腱的修整成形。

各移植肌腱偏细，直径约为 5 ~ 8 mm，组装完成后的 EndoButton CL BTB 的实际襻长根据肌腱的直径不同会比所标示的长度长 1 ~ 3 mm，在选择 EndoButton CL BTB 的襻长时要将此误差计算在内。

2　制作胫骨隧道

使用基于最新骨隧道制作理念开发的以克氏针为导向的[6~8]克氏针导向器（wire-navigator，Smith & Nephew 公司生产）制备胫骨隧道（**图3a**）。这种导向器可以调整经胫骨插入的克氏针通过关节内的任意两点，即通过纤维束两端附着部的方向插入克氏针（**图3b**）。

图3　克氏针导向器

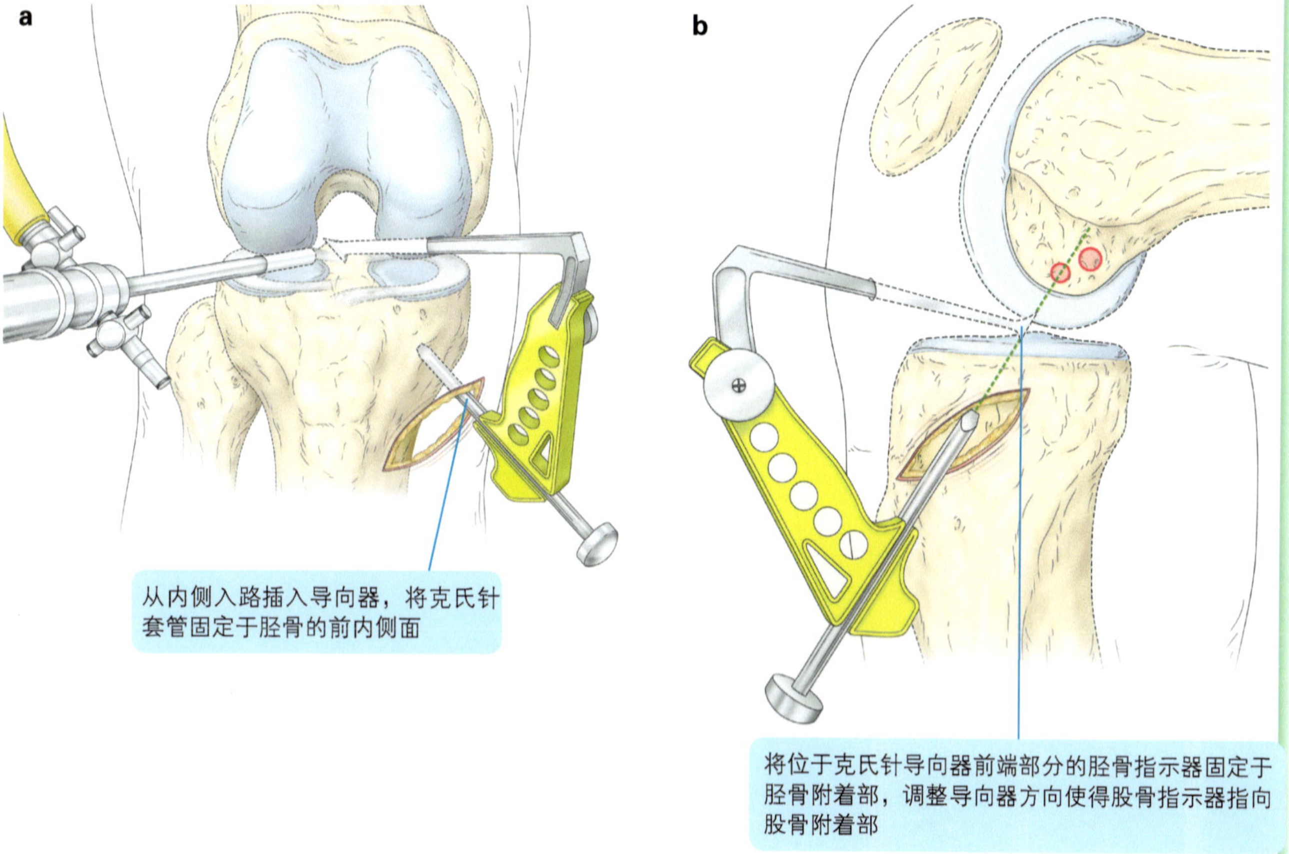

将膝关节屈曲 90°，关节镜视下将位于克氏针导向器前端部分的胫骨指示器（tibial-indicator）固定于 PLB 胫骨附着部（PCL 前方 5 mm，髁间棘的中央），调整克氏针导向器的方向使得股骨指示器（femoral-indicator）指向 PLB 的股骨附着部，固定克氏针套管于胫骨的前内侧（**图4a**）。由 MCL 前方从此套管插入的 2 mm 的克氏针，经由 PLB 两端附着部的方向钻出（**图4b**）。以此克氏针为导向制备 5 ~ 6 mm 直径的骨隧道（**图4c、d**）。

接下来将克氏针导向器的前端再次置入关节内，以正常 AMB 残端为标记，将胫骨指示器扎入并固定于 AMB 胫骨附着部中心（距离 PLB 胫骨附着部中心前方约 6 ~ 8 mm），膝关节屈曲 90°，调整克氏针导向器的方向使得股骨指示器指向 AMB 的股骨附着部（**图5a**)，固定克氏针套管于胫骨的前内侧。克氏针从胫骨结节的内侧经此套管插入，朝向 AMB 两端附着部的方向钻出（**图 5b**)。伸直膝关节，关节镜检证实克氏针尖端与髁间窝顶无撞击，则以此克氏针为导向制备 6 ~ 8 mm 直径的骨隧道（**图5c、d**）。

手术技巧及注意事项

（1）为了制作正确的骨隧道，克氏针导向器非常实用。在钻制胫骨隧道时，要兼顾考虑下一步股骨隧道的操作，综合决定下肢摆放的体位。
（2）在钻制骨隧道时，为预防克氏针尖端突入过深损伤关节内组织，需用刮匙扣压或用 Kocher 钳夹持住针尖。
（3）为预防 Cyclops Syndrome（Cyclops 综合征），需去除关节内口周围的骨折片。

图4　重建 PLB 胫骨隧道的制备

a
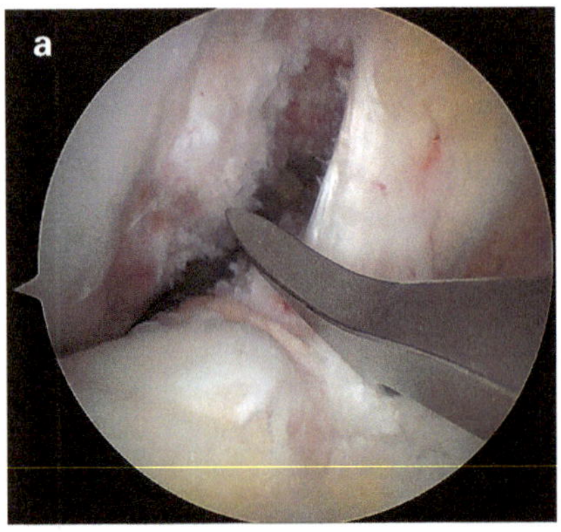
调整克氏针导向器指向 PLB 的股骨附着部，固定克氏针套管于胫骨的前内侧。

b
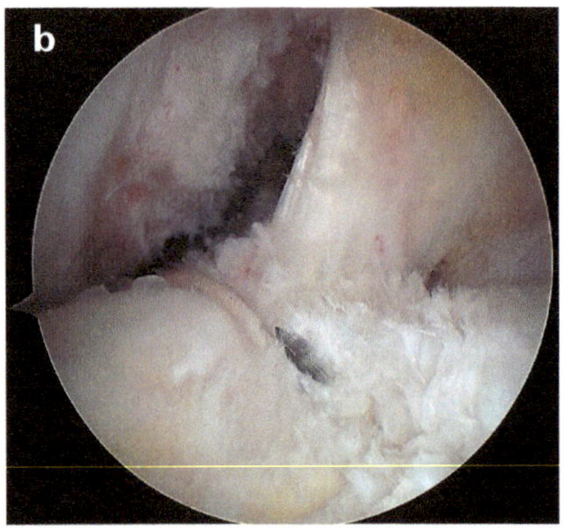
插入重建 PLB 的克氏针。

c–1
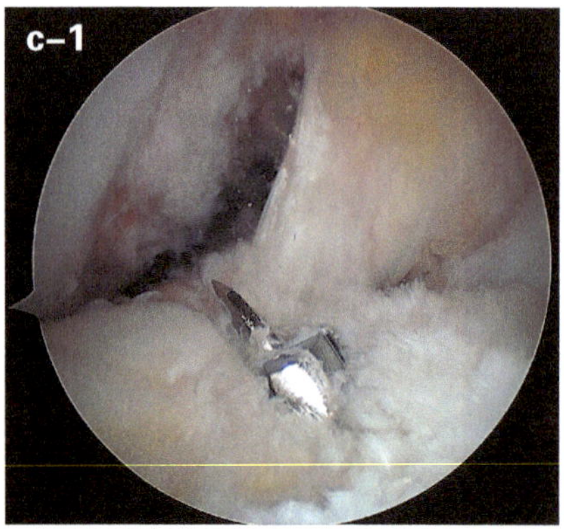

c–2
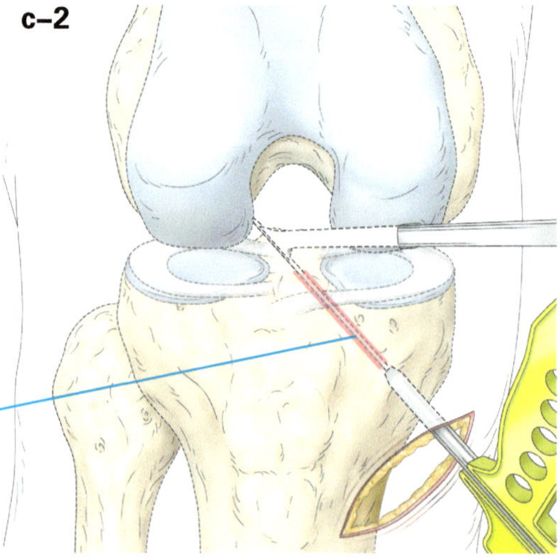

d
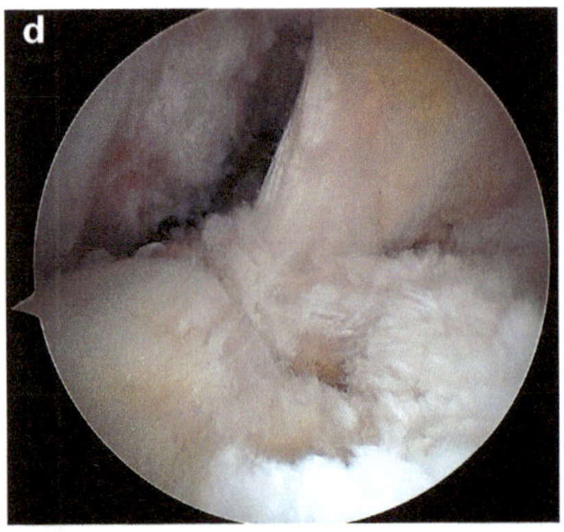
重建的 PLB 胫骨隧道。

图5　重建 AMB 胫骨隧道的制备

a
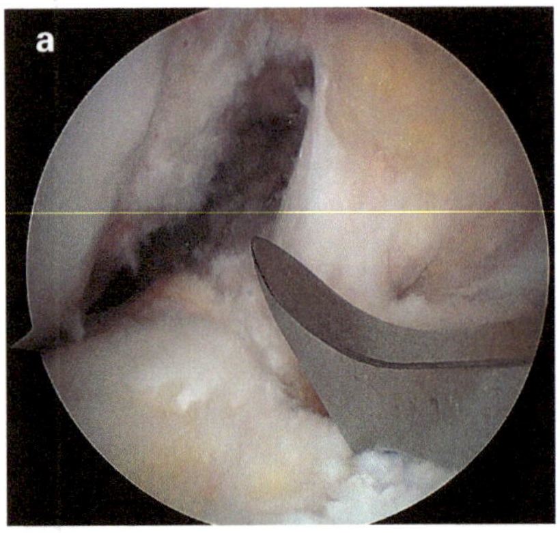
调整克氏针导向器使得股骨指示器指向 AMB 的股骨附着部，固定克氏针套管于胫骨的前内侧。

b
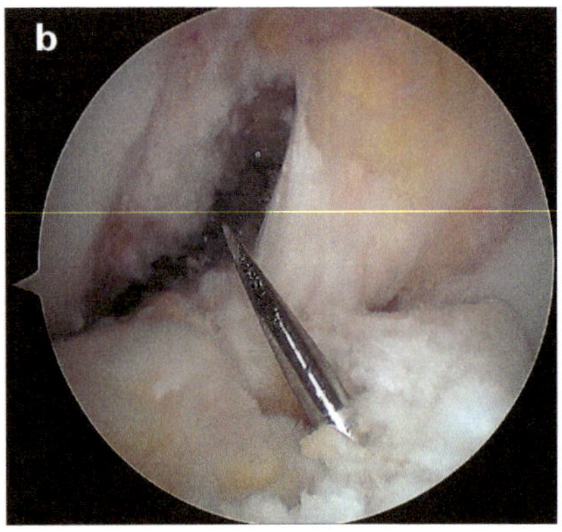
重建 AMB 的克氏针。

c
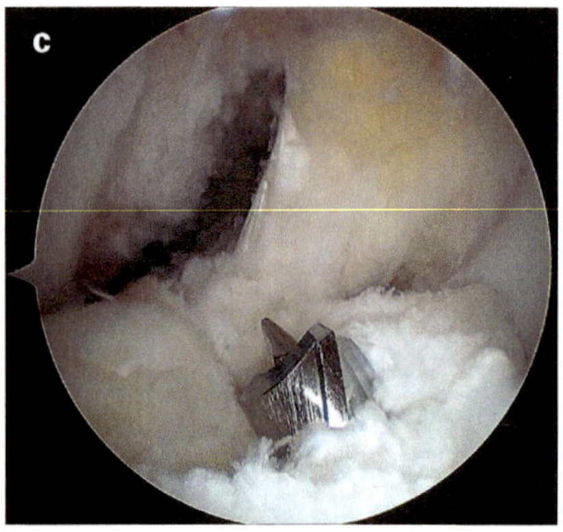
重建 AMB 骨隧道的制备。可以看到钻头的尖端贯穿 ACL 残端。

d–1
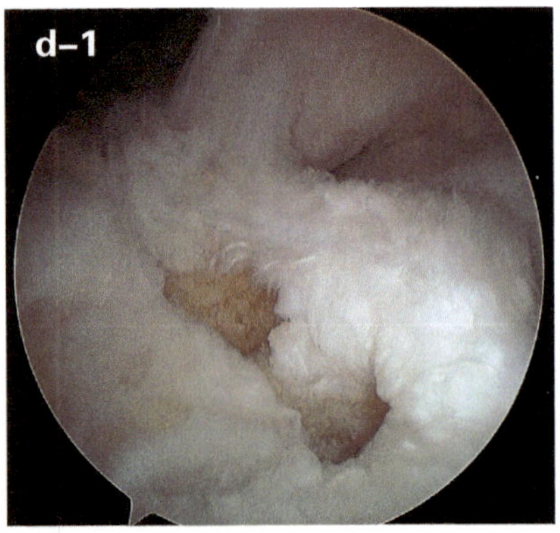

d–2
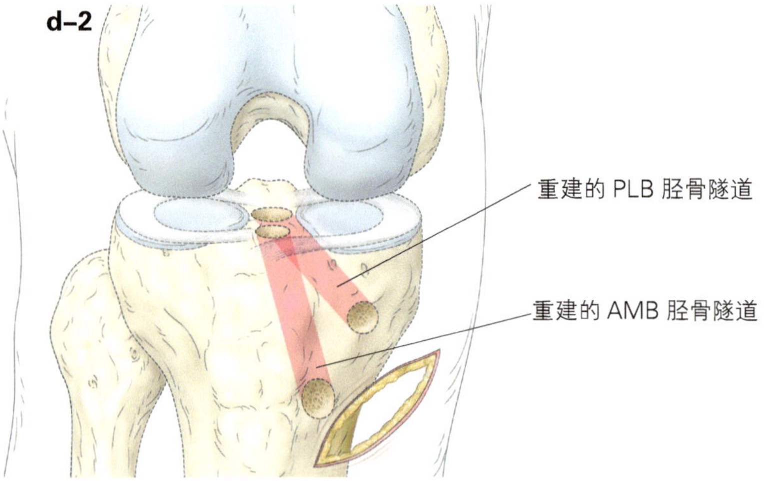

3 制作股骨隧道 难点

使用 EndoButton 器械（Smith & Nephew 公司生产），依据 Rosenberg 的方法制作股骨隧道。将膝关节屈曲 90° ~ 100°，从胫骨侧 AMB 骨隧道向关节内插入直径 2 mm 的克氏针，在髁间窝穹顶与外侧壁交界线的后缘 5 ~ 6 mm 处（时钟 2 点或 10 点位置）朝向大腿前外侧插入（**图6**），以此克氏针为导向，用直径 4.5 mm 的空心导钻做贯通股骨的骨隧道。然后将膝关节置于 90° 屈曲位，膝内侧入路入镜检视，从胫骨侧 PLB 骨隧道向关节内插入直径 2 mm 的克氏针，在股骨与胫骨关节面接触点的垂线和呈卵圆形的 ACL 附着部的长轴的交点（**图7**）[6, 7]处朝向大腿前外侧插入（**图8a**），以此克氏针为导向，用直径 4.5 mm 的空心导钻做贯通股骨的骨隧道（**图8b**）。镜视下使用测深尺测量这些骨隧道的长度（**图8c**），选定适宜规格的 EndoButton CL BTB。重新将克氏针插入两骨隧道，沿导针采用

图6　制作股骨隧道

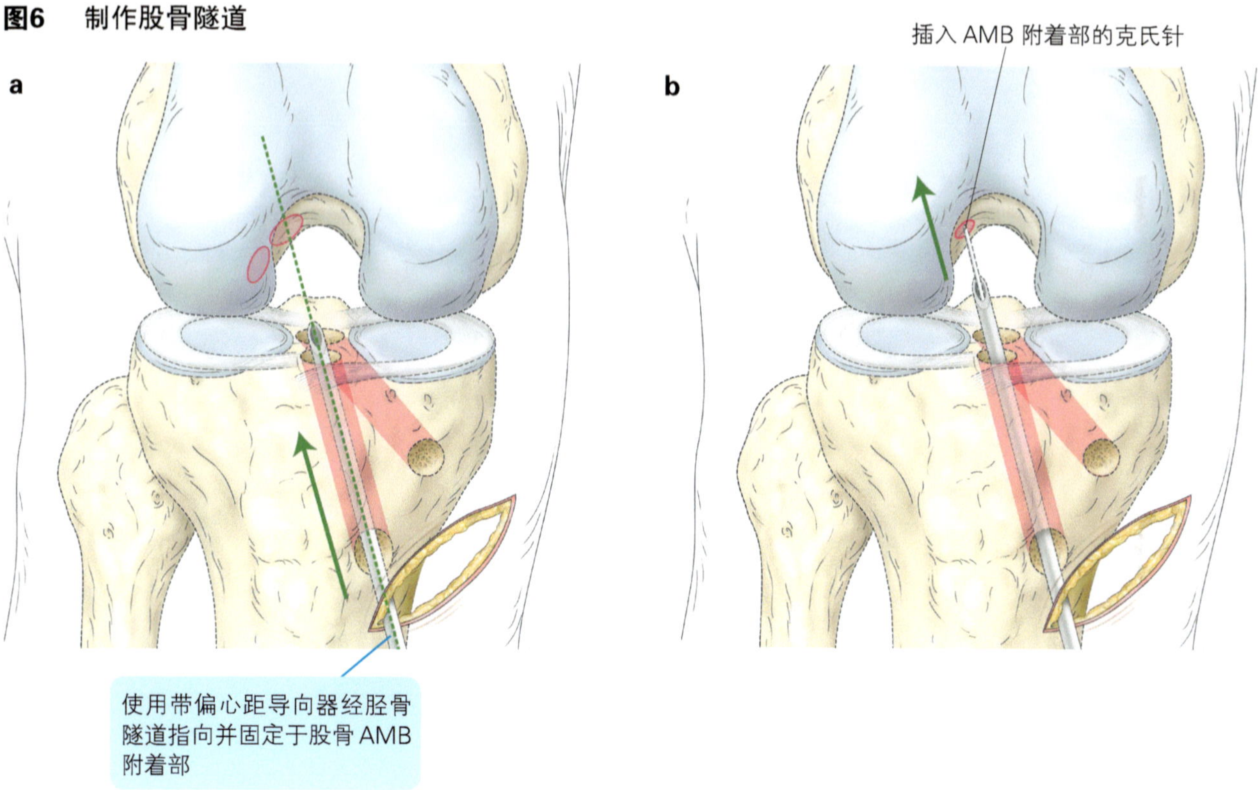

图7　解剖重建 AMB 与 PLB 的股骨隧道位置

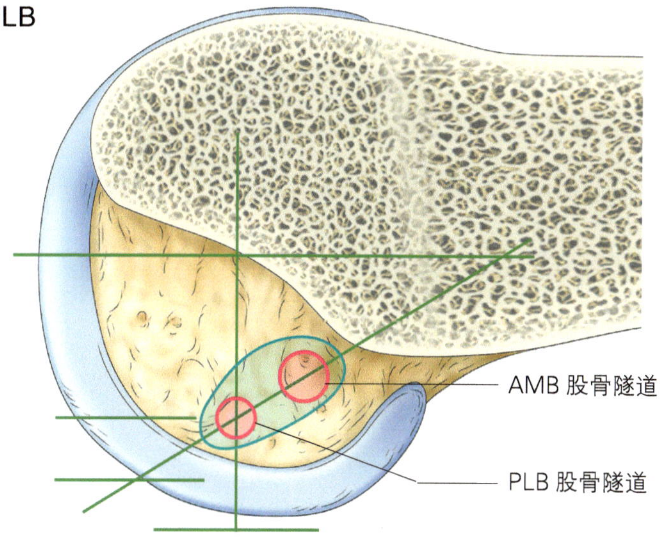

图8 内侧入路镜视下的重建 PLB 股骨隧道的制作技术

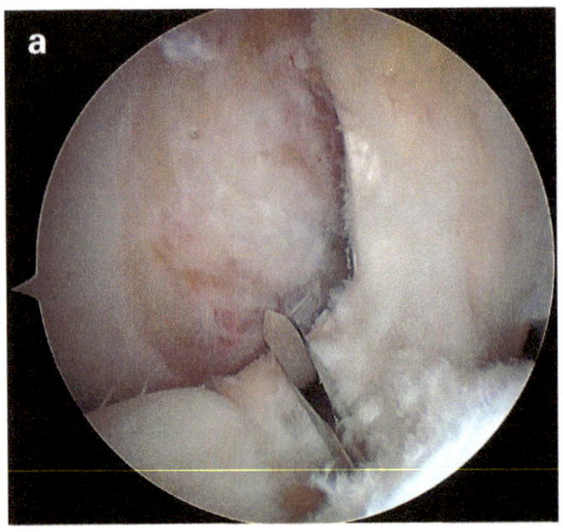

插入克氏针。

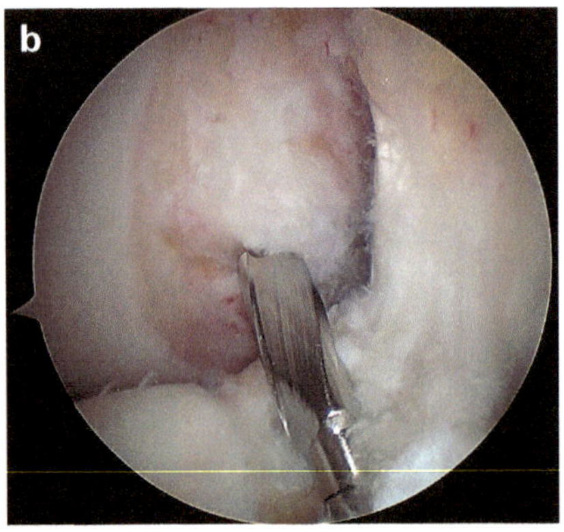

钻入 4.5 mm 的空心导钻。

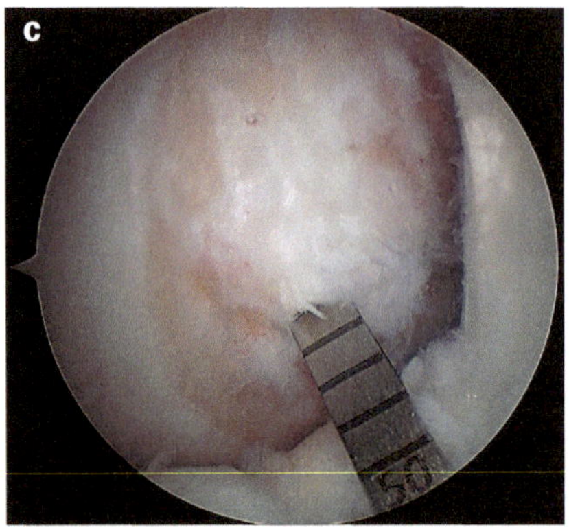

测量骨隧道长度。

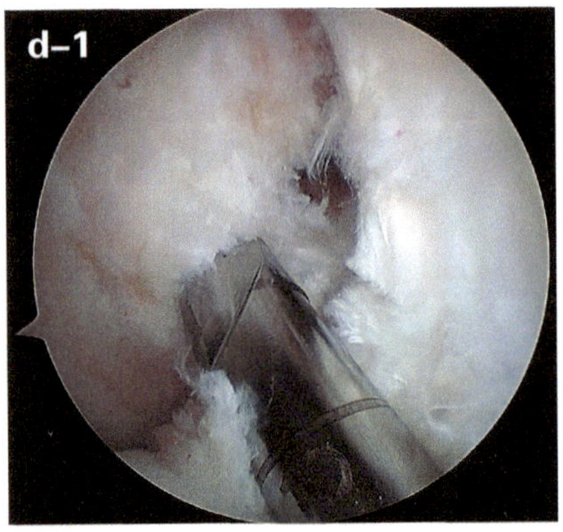

测量 AMB、PLB 股骨隧道长度后，制作容纳移植肌腱部分的隧道。

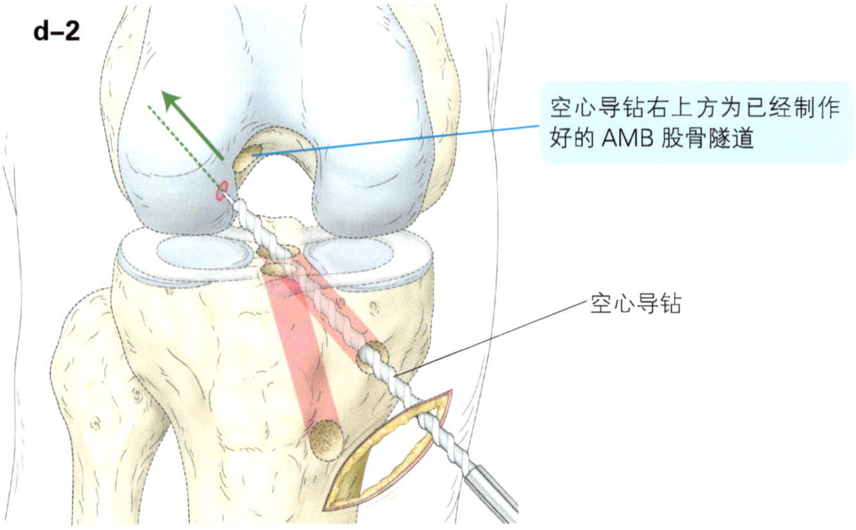

inside out 技术钻磨 25 ~ 30 mm 长的骨隧道（容纳移植肌腱部分的隧道）（**图 8d**），通过冲洗及吸引将关节内骨屑完全清除。

手术技巧及注意事项

（1）必须从内侧入路仔细观察股骨附着部及其周边界限。插入克氏针后把握好 AMB 与 PLB 的相对位置关系是十分重要的。

（2）一定要避免两股骨隧道间隔的贯通。如果担心发生这种情况，在制备 PLB 骨隧道时可将其中心沿 AMB-PLB 中心连线稍移向远侧。

难点解析

应用经胫骨技术制备股骨隧道困难时！

引发困难的原因是没有正确使用克氏针导向器导致胫骨隧道位置（角度）不良。这时就不要再拘泥于经胫骨技术，可改用经远前内入路法或 outside in 法。

4 移植肌腱的导入与固定

先 PLB 后 AMB 的顺序导入移植肌腱。将患肢放置回手术台面，大腿远端下方垫高，维持膝关节屈曲 10° 位，将胫骨侧各束带连接于张力仪上，给予每根移植肌腱 30 N 的拉力负荷 2 min 后，将两根束带归于一处用双门型钉固定（**图9**）。这样就在解剖位置上重建了 AMB 与 PLB（**图10**），手术仅有一处 3 cm 切口及两个关节镜入路切口。

手术技巧及注意事项

在 EndoButton 外侧两端的孔内分别穿入 5 号及 2 号不吸收牵引线各一根，通过导引针将成对的牵引线穿透近端大腿皮肤拉出。此时要注意理清各牵引线，不要让它们缠在一起。

图9 两根移植肌腱的网状人工材料的固定（turn-buckle stapling 法）

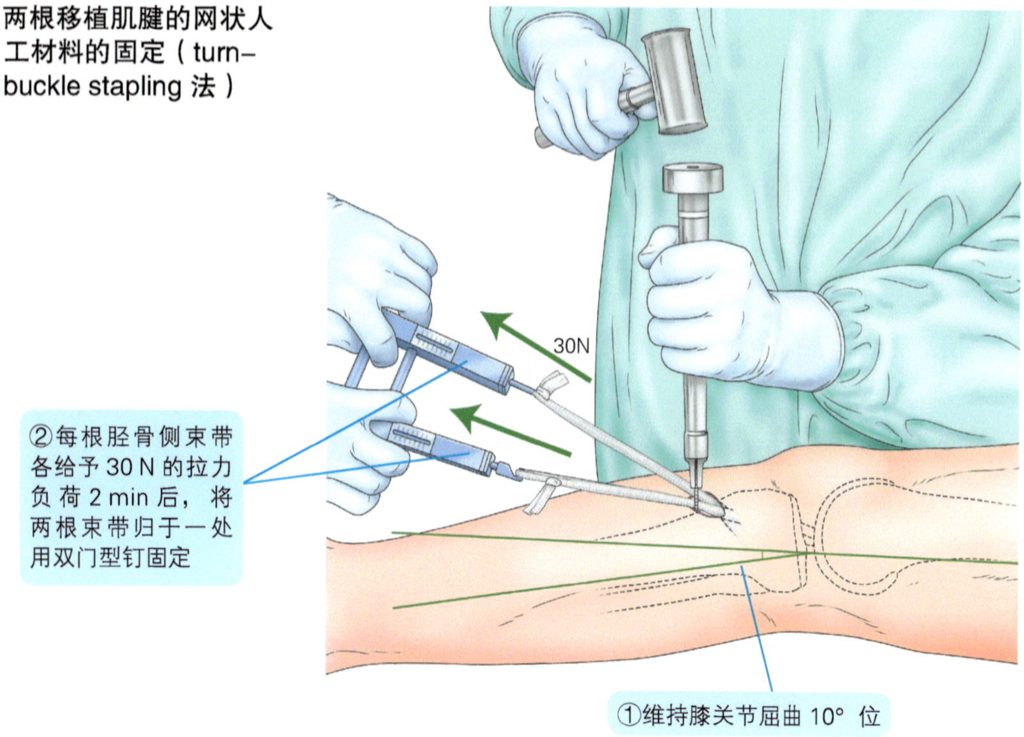

图10 解剖重建的 AMB 与 PLB

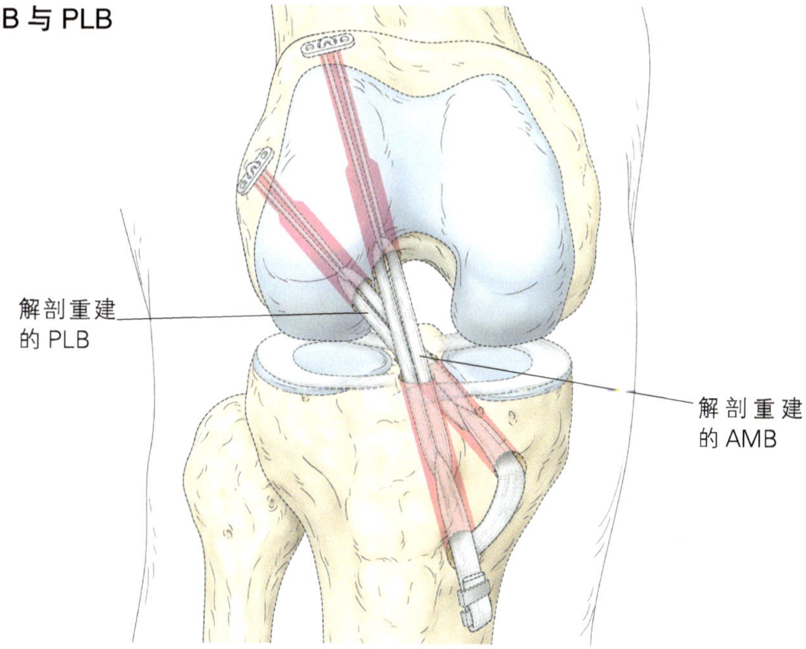

难点解析

EndoButton 固定失败！

EndoButton 固定失败其一表现为拉出过度，其二表现为固定在骨隧道内未能拉出。两种情况的发生多数是翻盘动作不规范所致。此时需要用 X 线摄片或透视方法确认。EndoButton 拉出过度时，可将肌腱导入时使用的 5 号及 2 号不可吸收线留置原位，在其稍远侧切开皮肤，长度能容纳一根示指伸入（约 1.5 cm）即可，用示指沿牵引线剥离即可解决此问题。如果 EndoButton 固定在骨隧道内未能拉出，可令助手沿着骨隧道平行方向轻轻牵拉肌腱导入时使用的 5 号不可吸收线，术者慢慢从胫骨侧向远端牵拉，移植肌腱即可从胫骨侧拉出。这种情况多起因于移植肌腱直径大于骨隧道直径，需要使用直径测量套管重新确认移植肌腱的直径，根据移植肌腱的直径钻制相应骨隧道。通常胫骨端肌腱与人工韧带接合处会略增粗，一般钻磨胫骨端关节出口远端隧道即可解决。

5 关闭切口

在关节内、肌腱切取处及胫骨隧道口处放置引流，于关节镜入路切口处缝合固定引流管后，3 cm 长的切口处使用可吸收线缝合皮下组织，贴敷皮肤黏合胶带，手术结束。

典型病例图像

【病例】适合手术（ACL 重建后）

解剖双束重建术，AMB 与 PLB 固定后的关节镜下图像。

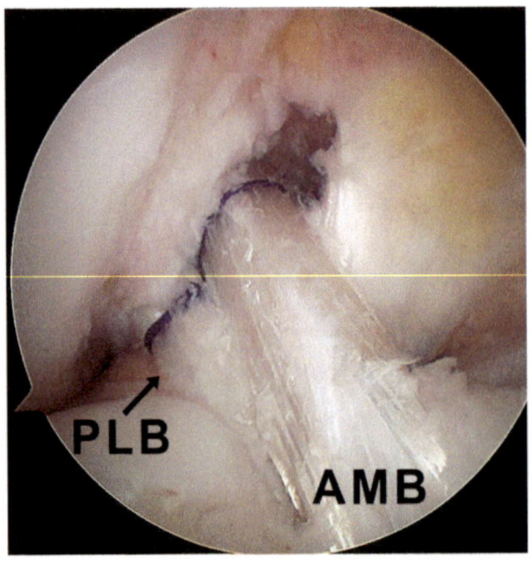

康复治疗

使用腘绳肌腱重建 ACL 术后极少发生关节屈曲挛缩，因此关节活动范围锻炼不必急于进行（**表1**）。过度积极的康复锻炼反而存在弊端[13]。术后康复治疗需要注意的是，要清楚掌握**表1** 循序渐进的锻炼步骤，并从中积累经验以便及时发现偏离锻炼计划的患者。

表1 ACL 重建术后的康复计划

时间	锻炼的内容
第 2 日	膝关节屈曲 20° 支具固定，允许部分负重，膝 ROM 锻炼（30° ~ 0°）、下肢等长收缩锻炼，下肢抬高锻炼，髋关节外展抬高锻炼
第 14 日	膝 ROM 锻炼（0° ~ 90°）、完全负重行走（佩戴支具）、静蹲起立平衡锻炼、屈膝锻炼
第 5 周	膝 ROM 锻炼（0° ~ 120°）、半蹲锻炼（70° ~ 90°）
第 7 周	骑自行车、提踵锻炼、上下台阶
第 9 周	膝 ROM 锻炼（全范围）、上下台阶、快步走、完全负重行走（无支具）
第 13 周	半蹲锻炼（30° ~ 90°）、游泳
第 17 周	慢跑、半蹲锻炼（全范围）
第 7 个月	快跑、跳绳、跳跃、敏捷性锻炼、等速性收缩锻炼
第 10 个月	恢复竞技运动

临床疗效与生物力学探讨

根据笔者随机对照设计的临床研究结果，采用本术式重建 ACL 术后的膝关节前方稳定性（病例数，n=24）优于传统的单束重建法及 Rosenberg 报告的双束重建法（各组病例数，n=24）（**图11**）[5]。另外，此后的 300 例临床比较研究证实，本术式在临床疗效（IKDC, Lysholm 评分）、关节活动范围、肌力及并发症的发生率方面与单束重建无统计学差异，但在膝关节前方稳定性上明显优于单束重建（**表2**）[10]。

笔者等为了更进一步研究临床上所存在的诸多问题，设计开发了术中可连续监测的张力测试系统，在实际手术病例所钻制的骨隧道内植入人工韧带，任意调整韧带的初始张力进行测试研究，并进行了两根重建纤维束的张力模式的术中测量研究[14]，同时应用该测试系统探讨了在 ACL 解剖双束重建中最重要的课题——胫骨在内旋应力负荷作用下重建的 AMB 与 PLB 的张力变化。设定膝关节在屈曲 30° 位分别给予 AMB 27 N、PLB 13 N 的初始张力（相当于膝关节在屈曲 10° 位各纤维束施加相同 20 N 的张力），在此情况下，在膝关节屈曲 15° 位给予胫骨最大内旋应力，AMB 的张力从平均 22 N 增加至 54 N，PLB 的张力从平均 18 N 增加至 35 N(**图12**)，调整膝关节屈曲角度至 30° 位时 AMB 的张力从平均 21 N 增加至 47 N，PLB 的张力从平均 11 N 增加至 20 N。

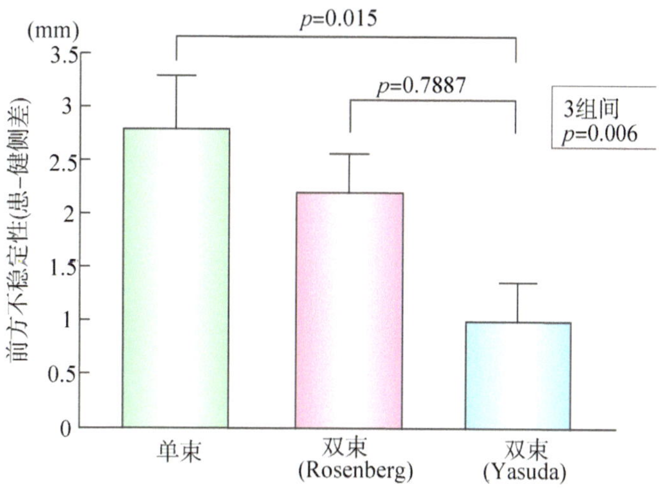

图11 PLB 与 AMB 解剖重建术在治疗膝关节前方不稳定方面的临床疗效

与传统的单束重建法及 Rosenberg 法的双束重建相比，效果优良，有统计学差异。

表2　笔者等采用的解剖双束 ACL 重建与单束 ACL 重建的比较[10]

	单束重建（157 例 157 膝）	解剖双束重建（171 例 171 膝）	*p* 值
膝关节前方不稳定（患 – 健侧差值）（mm）	2.5 ± 2.5	1.2 ± 1.9	$p<0.0001$
轴移试验			
－	80 例	139 例	$p<0.0001$
＋	58 例	27 例	
＋＋	19 例	5 例	
膝关节活动范围受限			N.S.
伸直受限 >5°	3 例	7 例	
屈曲受限 >5°	9 例	2 例	
Lysholm 评分	96.5 ± 5.8	97.3 ± 3.3	N.S.
IKDC 评分			N.S.
A	90 例	110 例	
B	48 例	53 例	
C	16 例	8 例	
D	3 例	0 例	

图12　在 30° 屈膝位 AMB 与 PLB 上施加 2:1 的初始张力，小腿施加最大内旋应力时的 AMB 与 PLB 的张力变化

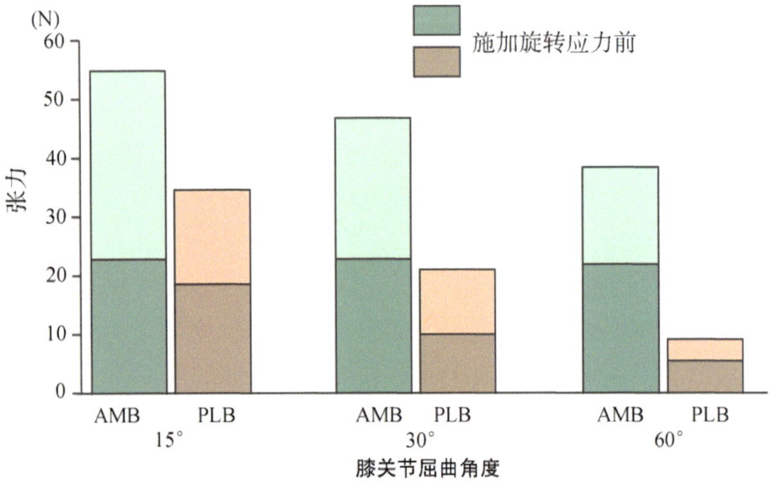

ACL 解剖双束重建与传统的方法相比，在膝前方稳定性的优良率上有显著差异，究其原因有以下几种可能。

（1）两根纤维束共同负担应力负荷，避免了负荷过度集中于一根纤维束，使得各纤维束均可获得良好的重塑机会。以 AMB 为例，双束手术技术重建的 AMB 与单束手术技术重建的 AMB 相比较，恢复良好功能的概率更大。

（2）通过此项技术重建的 PLB 功能良好，增强了膝关节接近伸直位时的稳定性。

（3）与单束重建技术相比，双束重建技术的移植肌腱较细，骨隧道内的愈合、隧道外的再血管化及重塑较快，骨隧道扩大的发生率小。但这都属于理论上的推测，还需要今后更进一步的研究。

这项技术的特点就在于在完全解剖位置上重建了 AMB 与 PLB。近年来本术式及有关解剖重建 PLB 的话题已经成为国际上讨论的热点，对这一类术式的最大质疑就是其临床效果是否优于单束重建。在最近报道的临床研究中，除一例报道两者临床效果相同外，其他研究均证实与单束重建相比，解剖双束重建在膝关节稳定性方面有更加良好的结果[9、10、15~19]。但本术式并没有被所有人接受，一般临床医生仍然推崇标准的单束重建技术。但至少在笔者等的临床实践中，自从开展本术式后，ACL 重建术的临床效果明显改善却是不争的事实。笔者等也确信本术式的有效性，这也是在此介绍本术式的原因。良好的临床效果依赖于正确实施的手术、良好的移植材料与术后康复，希望今后志愿开展本术式者严格按照上述要点执行。

●文献

[1] Mott H W.Semitendinosus anatomic reconstruction for cruciate ligament insufficiency. Clin Orthop Relat Res,1983,172：90–92.

[2] Zaricznyj B.Reconstruction of the anterior cruciate ligament of the knee using a doubled tendon graft. Clin Orthop Relat Res, 1982,220：162–175.

[3] Rosenberg T D, Graf B.Techniques for ACL reconstruction with Multi-Trac drill guide. Mansfield, MA：Acufex Microsurgical Inc, 1994.

[4] Muneta T, Sekiya I, et al.Two-bundle reconstruction of the anterior cruciate ligament using semitendinosus tendon with endobuttons：Operative technique and preliminary results. Arthroscopy, 1999,15：618–624.

[5] Yasuda K.Anatomical reconstruction of the anteromedial and posterolateral bundles of the anterior cruciate ligament：Proceedings of Biennial Congress of International Society of Arthroscopy, Knee Surgery and Orthopaedic Sports Medicine, March 10–14, 2003, Auckland, New Zealand, 36–38.

[6] Yasuda K, Kondo E, et al.Anatomical reconstruction procedure for the anteromedial and posterolateral bundles of the anterior cruciate ligament. J Jpn Arthrosc Assoc, 2003,28：17–23.

[7] Yasuda K, Kondo E, et al.Anatomical reconstruction of the anteromedial and posterolateral bundles in the anterior cruciate ligament：Anatomy, technique, and preliminary results. Arthroscopy,2004, 20：1015–1025.

[8] Yasuda K, Kondo E, et al.Surgical and biomechanical concepts of anatomic anterior cruciate ligament reconstruction. Operative Tech Orthop, 2005,15：96–102.

[9] Yasuda K, Kondo E, et al.Clinical evaluation of anatomic double–bundle anterior cruciate ligament reconstruction procedure using hamstring tendon grafts：Comparisons among 3 different procedures. Arthroscopy, 2006,22：240–251.

[10] Kondo E, Yasuda K, et al.Prospective clinical comparisons of anatomic double–bundle versus single–bundle anterior cruciate ligament reconstruction procedures in 328 consecutive patients. Am J Sports Med, 2008,36：1675–1687.

[11] 黒部恭啓，ほか．鵞足の解剖と膝靱帯再建術への臨床応用．臨整外，31：1219–1223,1996.

[12] 安田和則，大越康充，ほか．自家腱および人工材料からなる膝前十字靱帯再建用ハイブリッド代用材料の開発．膝，1991,17：128–134.

[13] Majima T, Yasuda K, et al.Rehabilitation after hamstring anterior cruciate ligament reconstruction. Clin Orthop Relat Res, 2002, 397：370–380.

[14] Yasuda K, Ichiyama H, et al.An in vivo biomechanical study on the tension–versus–knee flexion angle curves of 2 grafts in anatomic double-bundle anterior cruciate ligament reconstruction：Effects of initial tension and internal tibial rotation. Arthroscopy, 2008,24：276–284.

[15] Aglietti P, Giron F, et al.Single-and double-incision double-bundle ACL reconstruction. Clin Orthop Relat Res, 2007, 454：108–113.

[16] Yagi M, Kuroda R, et al.Double-bundle ACL reconstruction can improve rotational stability. Clin Orthop Relat Res, 2007,454：100–107.

[17] Jarvela T.Double–bundle versus single–bundle anterior cruciate ligament reconstruction：a prospective, randomize clinical study. Knee Surg Sports Traumatol Arthrosc,2007, 15：500–507.

[18] Muneta T, Koga H, et al.A prospective randomized study of 4-strand semitendinosus tendon anterior cruciate ligament reconstruction comparing single-bundle and double-bundle techniques. Arthroscopy, 2007,23：618–628.

[19] Siebold R, Dehler C, et al.Prospective randomized comparison of double-bundle versus single-bundle anterior cruciate ligament reconstruction. Arthroscopy, 2008,24：137–145.

骺板未闭合儿童的前交叉韧带重建术

大连医科大学附属第一医院 张卫国 译

善众会医院院长 木村雅史
善众会医院群马运动医学研究所 荻原敬一
善众会医院群马运动医学研究所所长 小林保一

儿童 ACL 损伤，因为存在未闭合的骺板，一般不实施重建手术，而且到目前为止所实施的儿童 ACL 重建手术多为非解剖重建，临床疗效也不确定。笔者一直采用的是不损伤骺板的 ACL 重建术式，在此予以介绍。

手术适应证

单纯 X 线片显示骺板未闭合的病例为手术适应人群（**图1**），在 MRI T2 加权像上骺板表现为高亮线状影像（**图2**）。与股骨侧相比较，胫骨侧骺板闭合的时间要早一些，若骺板未闭合仅涉及股骨侧（**图3**），胫骨侧可采用与成人同样的方式建立骨隧道，仅在股骨端采用不通过骺板的手术方式。

本术式的优点

本术式采用双束重建技术，钻制的骨隧道直径较小，可以保证骨隧道局限于骨端内。另外，AMB 的股骨端采用过顶位通路，近似于解剖双束重建，其优点在于能获得较可靠的前方稳定性。

术前准备

准备常规 ACL 重建使用的钻孔导向器。

体位与成人相同采用仰卧位。

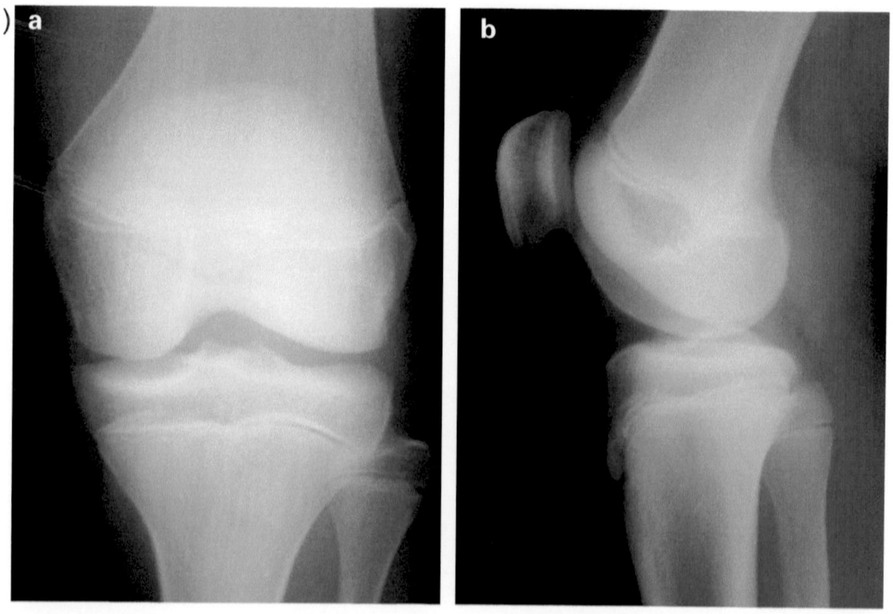

图1　适合手术 (X 线片)

a. 单纯 X 线正位片。
b. 单纯 X 线侧位片。

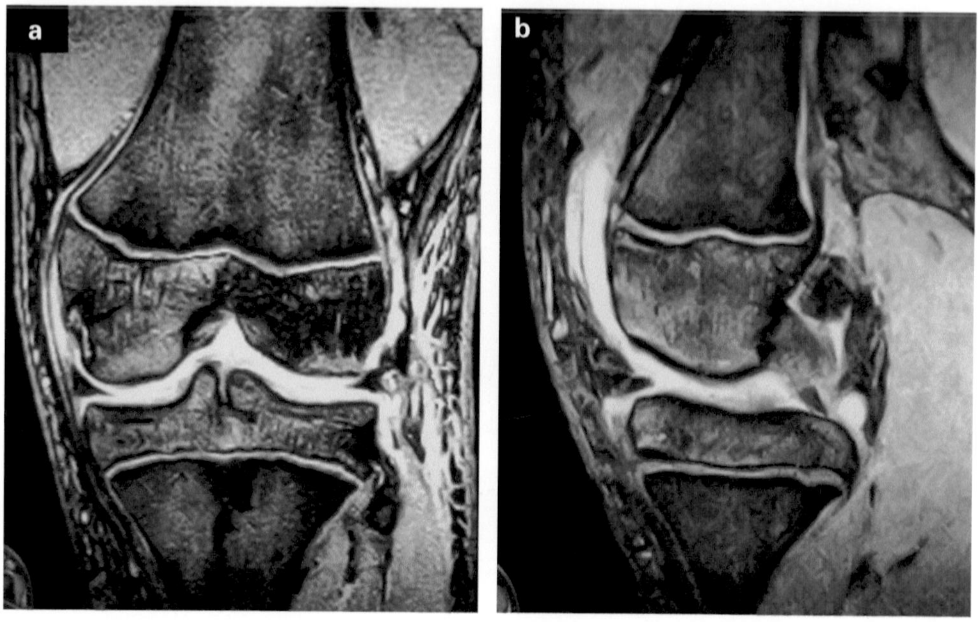

图2　适合手术（MRI T2 加权像）

骺板表现为高亮线状影像。
a.MRI T2 加权正位像。
b.MRI T2 加权侧位像。

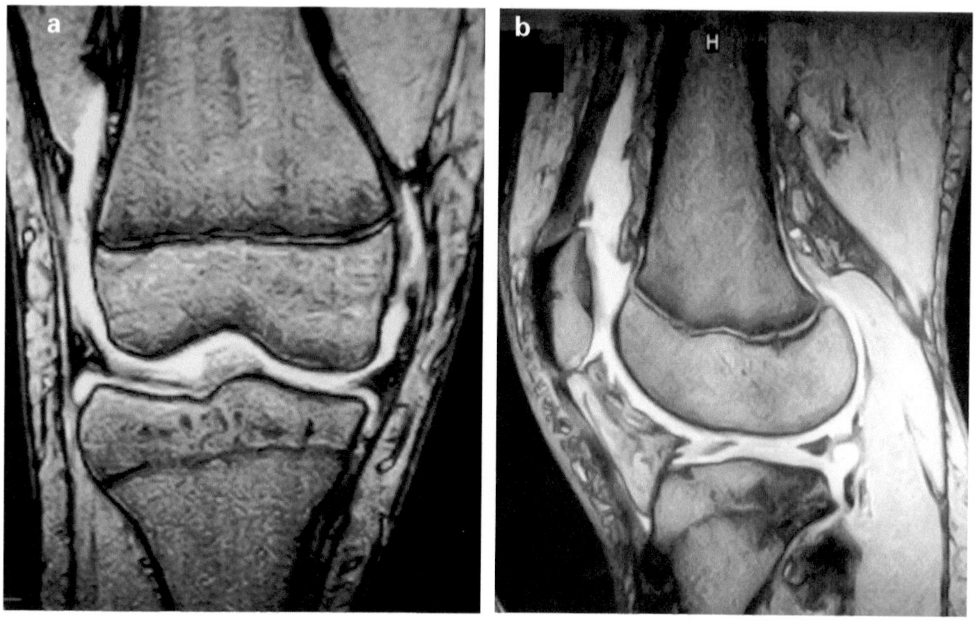

图3　骺板未闭合仅涉股骨侧

胫骨侧的骺板基本闭合。
a.MRI T2 加权正位像。
b.MRI T2 加权侧位像。

手术方法

1 皮肤切口

皮肤切口的位置如**图4** 所示（以后均以右膝为例）。

2 移植肌腱的制备

切取半腱肌腱（长度 22 cm 以上为佳），切分成两半，且每一半折成两股，制成两根长度 5.5 cm 以上的移植肌腱。

用于重建 PLB 的移植肌腱，一端连接于 EndoButton CL 上（根据测量后股骨隧道的长度选取适宜长度的 EndoButton CL），另一端与人工韧带（Trevia 人工韧带）相连。用于重建 AMB 的另一根移植肌腱两端均与人工韧带相连。在半腱肌腱的中央处做标记（**图5**）。

图4　皮肤切口位置

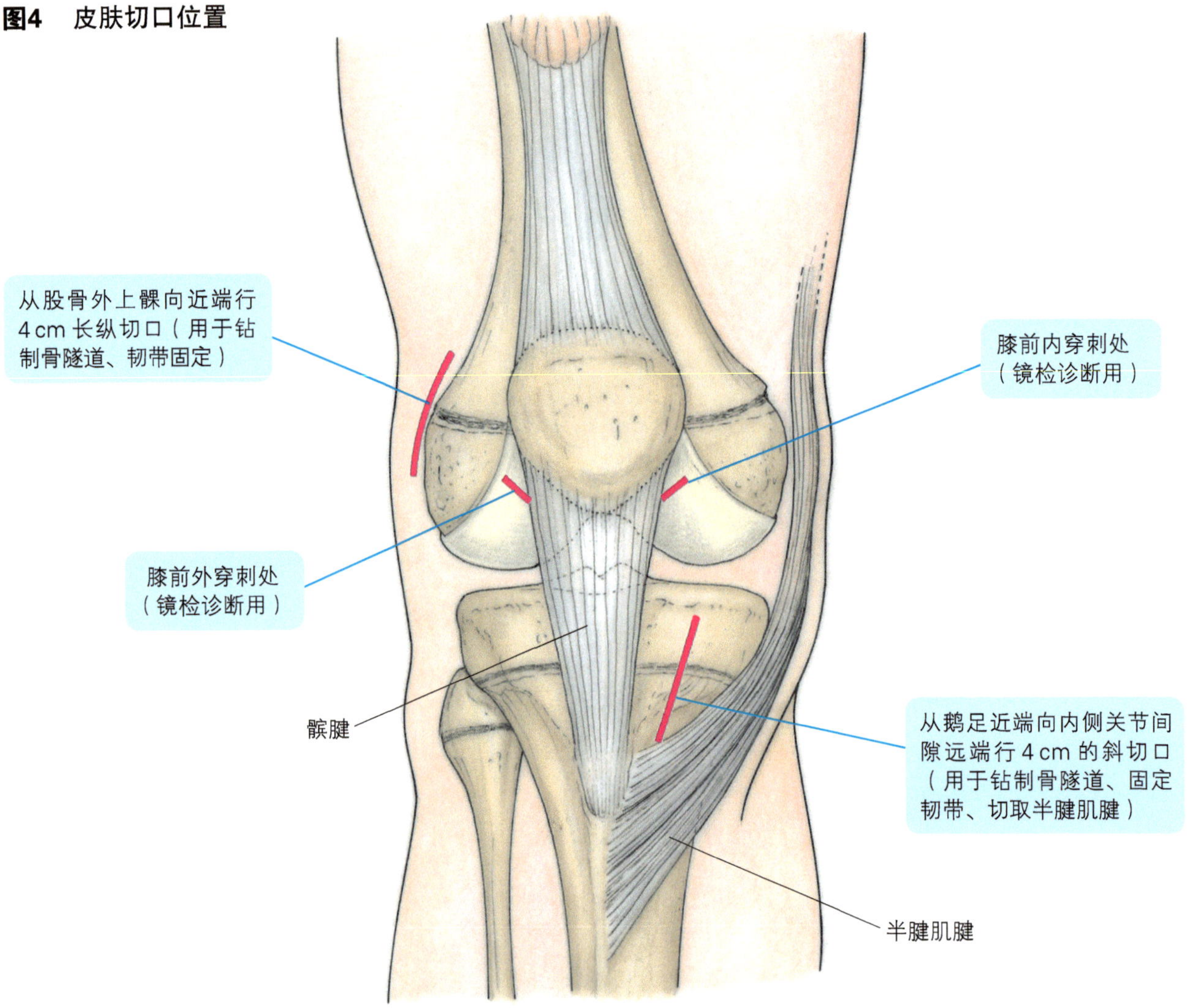

图5　制作移植肌腱

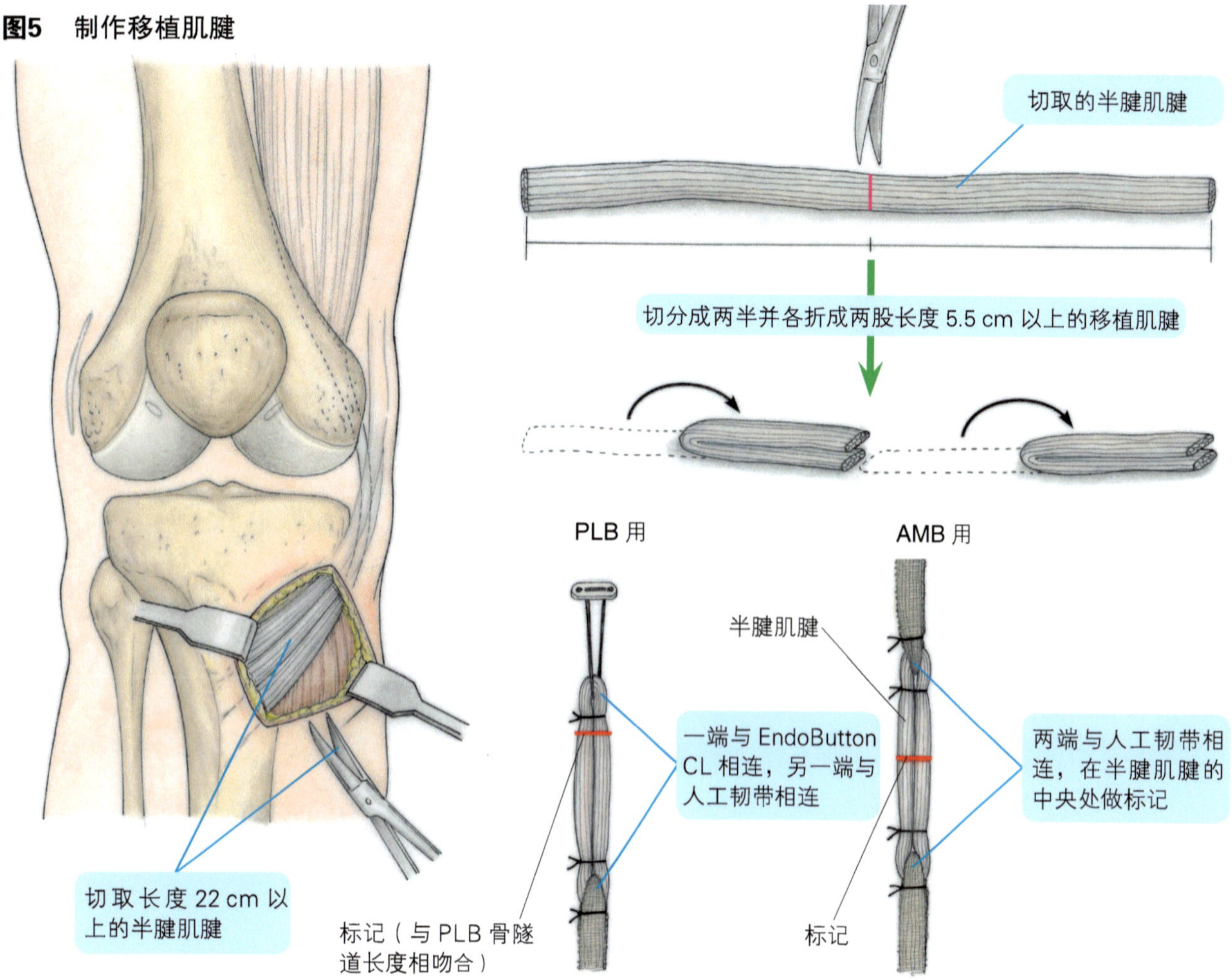

3 骨隧道的制备 难点

◆制作胫骨侧骨隧道

剥离胫骨侧骨膜，确定骨骺线位置。在胫骨结节的内侧钻制 AMB 骨隧道，再向内侧约 1 cm 处钻制 PLB 骨隧道。隧道入口位于骨端紧邻骺板处，朝向 ACL 止点处钻制 6 mm 直径骨隧道（**图6、7**）。

难点解析

钻孔导向器要设定在小于 30° 的角度，否则很难在骨端内将克氏针插入预定位置，但角度过小又存在损伤胫骨内侧平台关节面的风险（**图6**）。术中使用 X 线透视确认克氏针位置是非常必要的。

◆制作股骨侧骨隧道

●制作 PLB 骨隧道

在骨端内不过于接近关节面的位置，采用 outside in 技术朝向 PLB 足印区插入 2.4 mm 的克氏针，透视确认克氏针未伤及骺板后，钻制 6 mm 的骨隧道（**图8、10**）。

图6　制作胫骨侧骨隧道

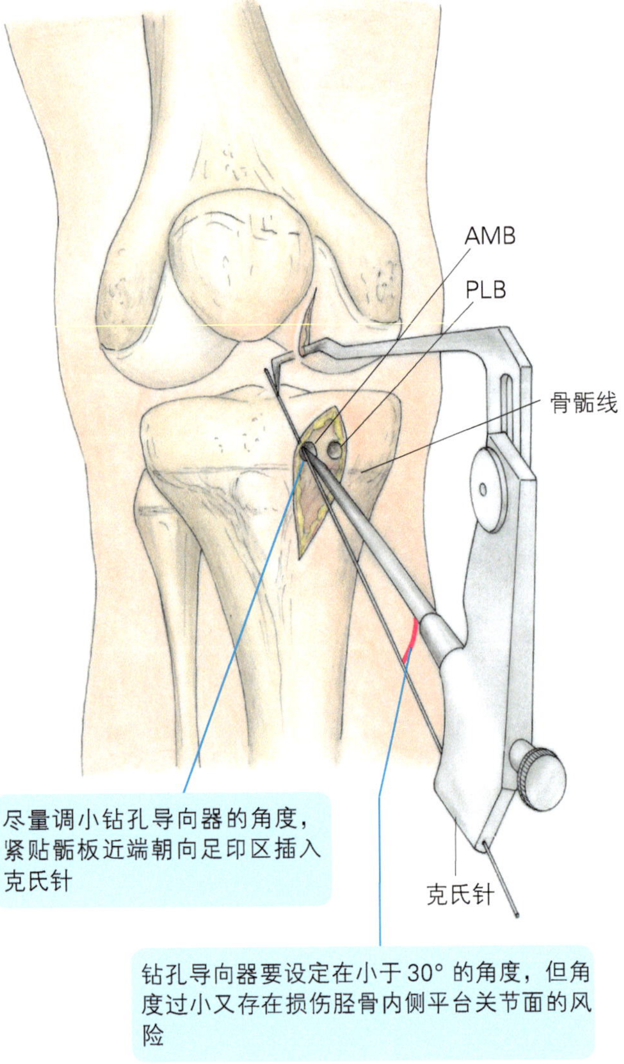

图7　骨隧道的位置

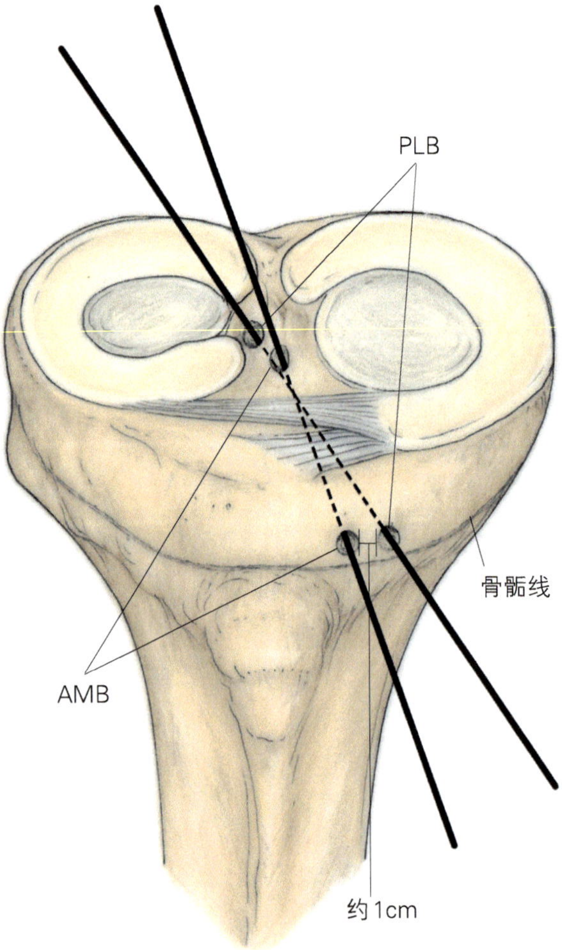

图8　制作股骨侧 PLB 骨隧道

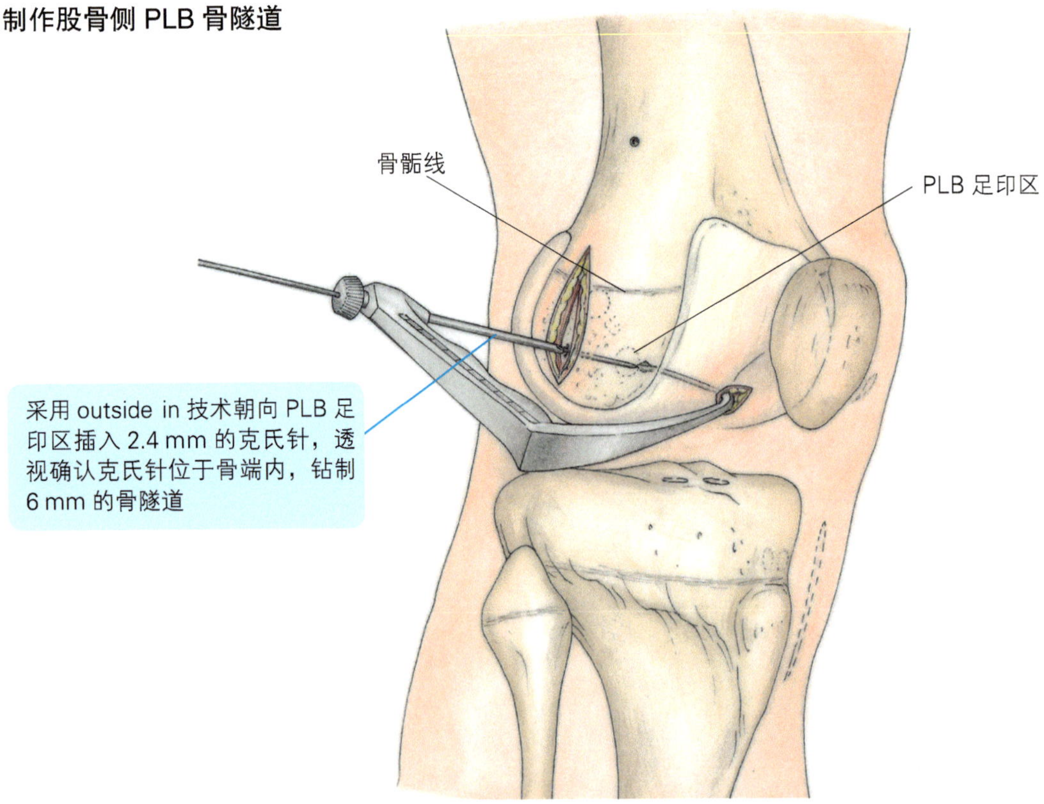

图9　制作 AMB 过顶通路

a. 制作股骨侧 AMB 过顶通路

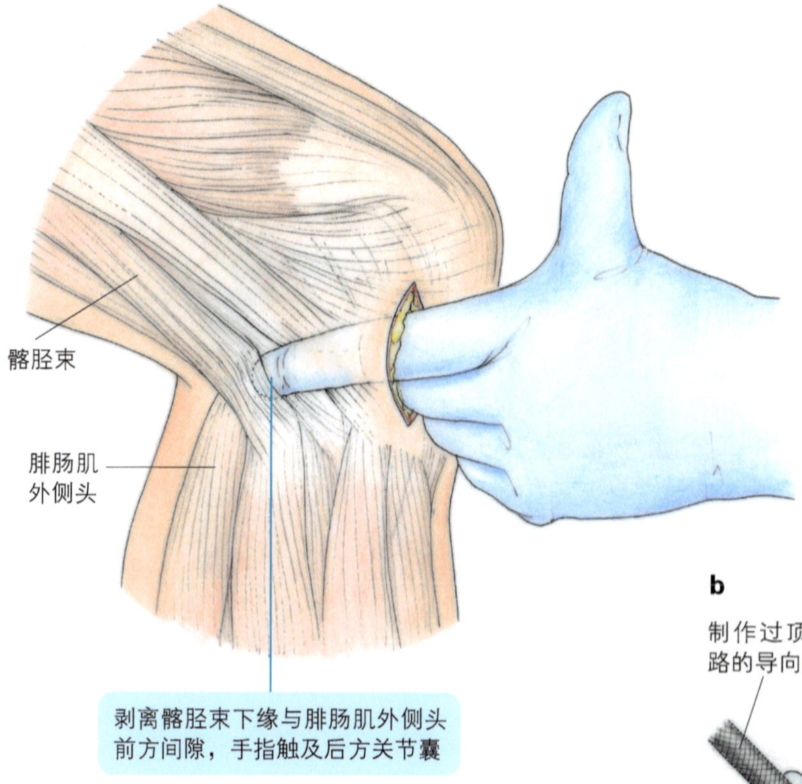

b

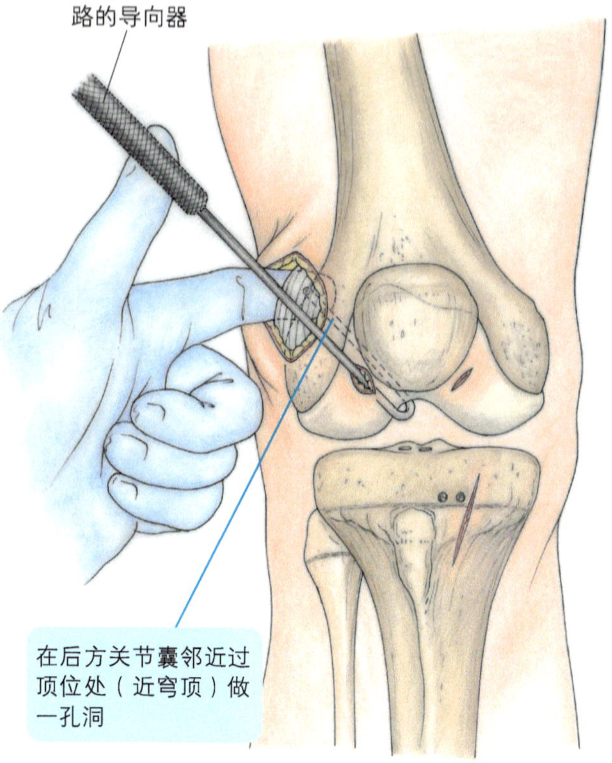

图10　股骨侧 PLB、AMB 在关节内的开口位置

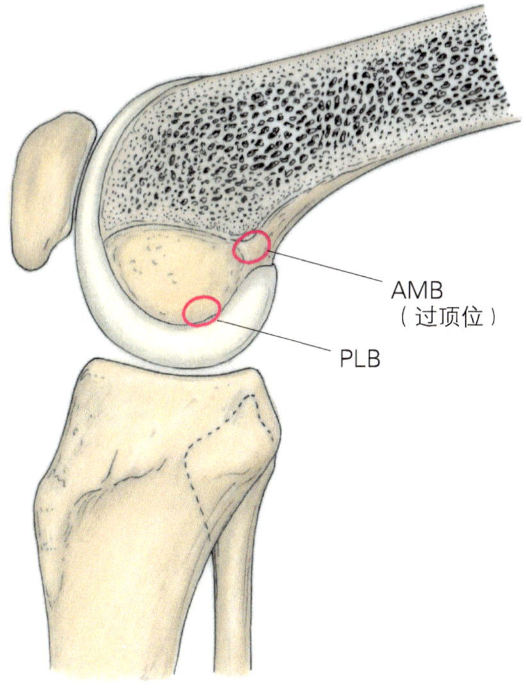

手术技巧及注意事项

儿童股骨侧骨松质较成人松软，钻孔时手法一定要轻柔。

◉ AMB 过顶通路（over the top route）的制备

于股骨后外侧钝性剥离髂胫束下缘与腓肠肌外侧头前方间隙，手指触及后方关节囊（**图9a**）。从膝前内入路插入钝穿刺锥，或从膝前外入路插入过顶通路特制的导向器刺破后关节囊。操作时，要尽量使后关节囊的开口处靠近过顶位，也就是所谓的近穹顶处（**图9b、10**）。

4 导入移植肌腱

首先在 PLB 通路穿入 5 号的 Ticron 缝线，然后在过顶通路也同样引入牵引线，先将 PLB 移植肌腱通过牵引线引入关节，并确认其在股骨外侧髁处的 EndoButton CL 固定可靠后，再将两端均连接有人工韧带的 AMB 移植肌腱经过顶通路的牵引线导入关节内（**图11**）。

5 固定移植肌腱

将经过顶通路拉出的移植肌腱使用双门型钉固定于骺板近侧的股骨干外侧中央部。然后拉紧 AMB、PLB 远端的人工韧带进行等长性测试（**图12**）。确认等长状况满意后，于 10° 屈膝位各韧带施加 30 N 初始张力下进行固定。图12-1 为术后镜下所见，图12-2 为 X 线片。

图11　导入移植肌腱

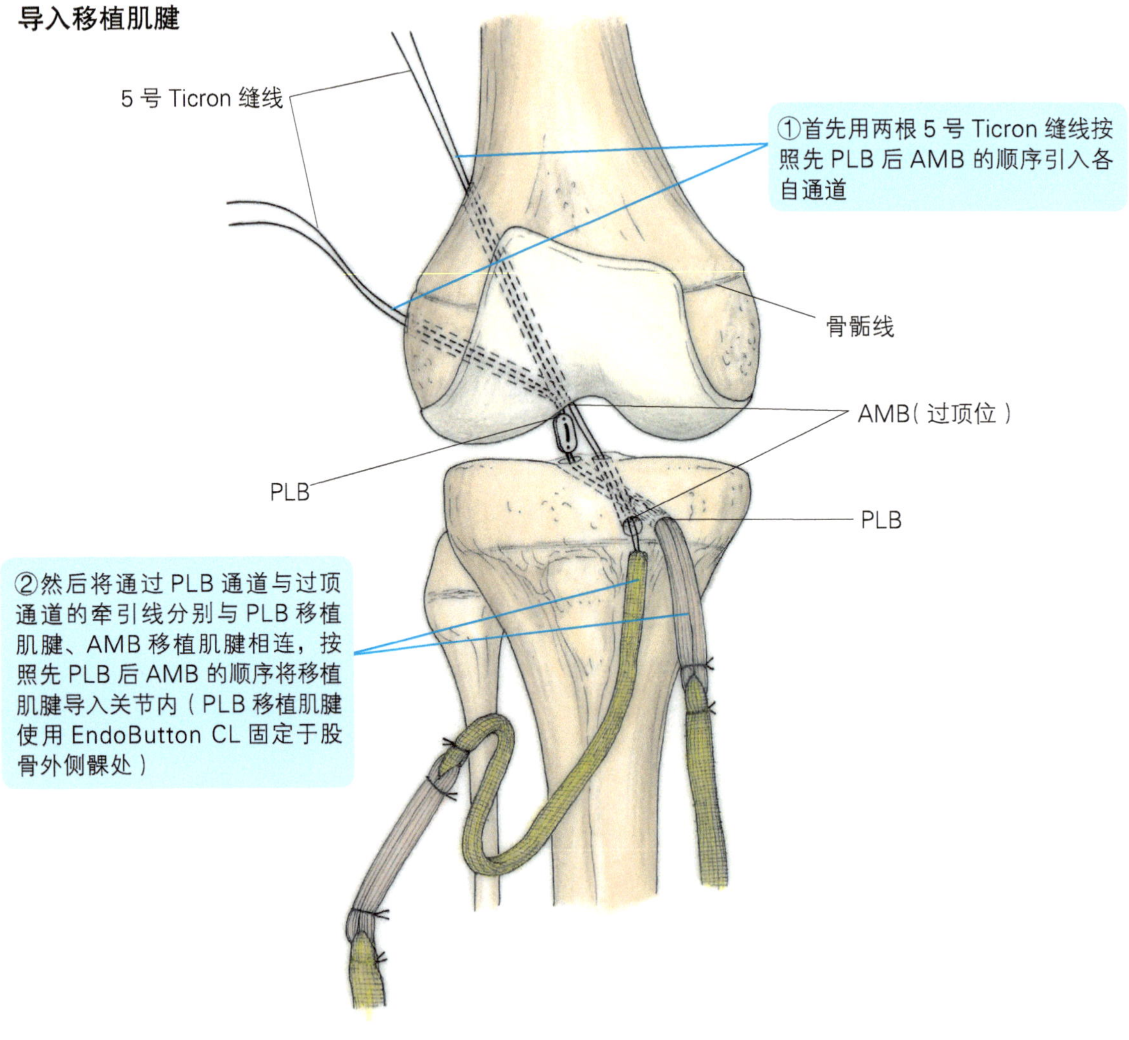

图12　移植肌腱的固定

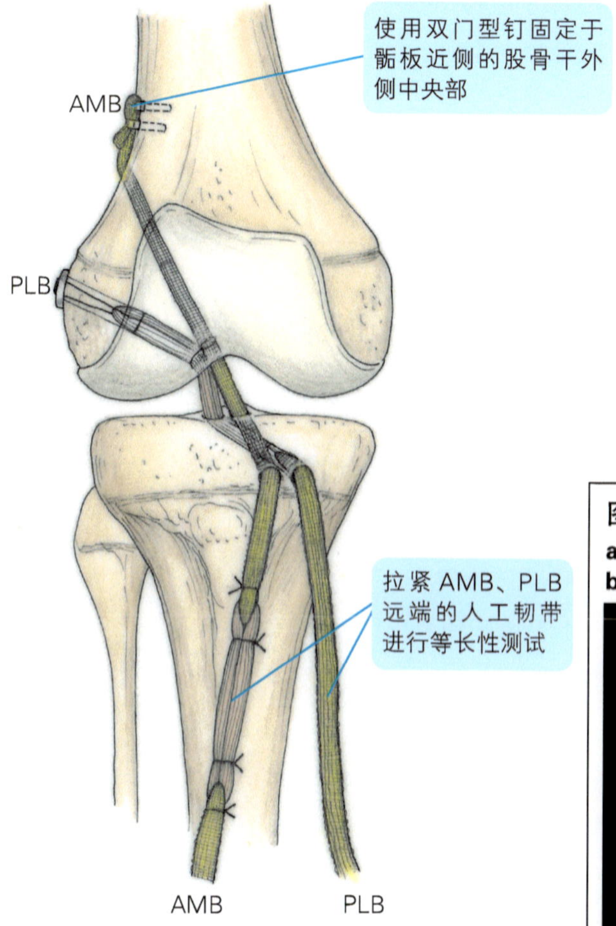

图12-1　术后镜下所见

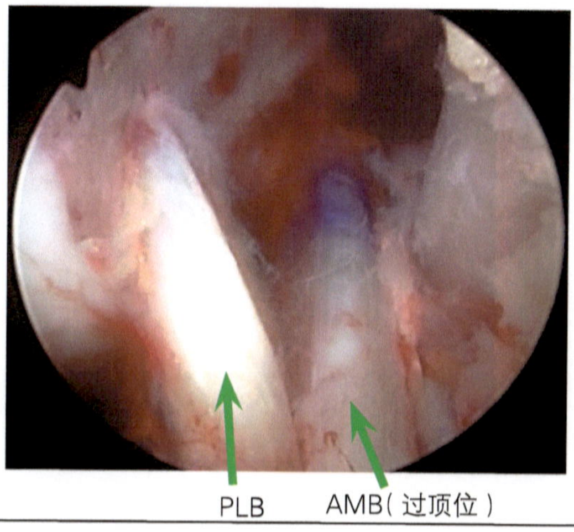

图12-2　术后影像

a. 单纯X线正位片

b. 单纯X线侧位片

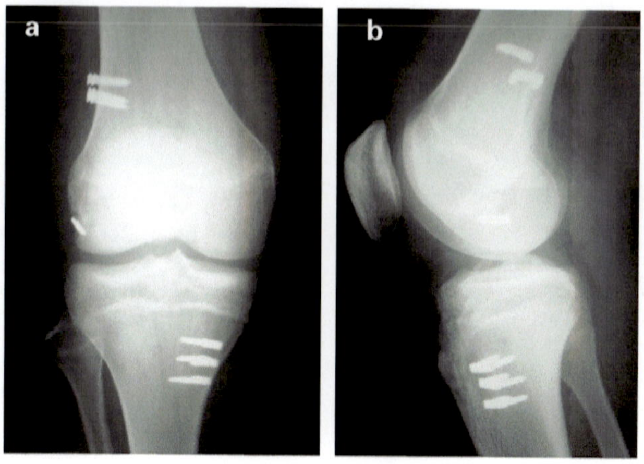

术后并发症

术后并发症包括PLB股骨侧骨隧道前壁溃裂及胫骨侧骨隧道处发生的关节面上翘，在笔者病例中各有一例发生。

康复治疗

与成人ACL重建的康复治疗相同。

临床疗效

未见有早期骺板闭锁的病例，与成人ACL重建一样，效果优良。

前交叉韧带翻修重建术

大连医科大学附属第一医院 张卫国 译

神户大学研究生院医学系研究科骨科学讲师 黑田良祐

手术适应证

当重建的 ACL 因各种原因导致功能不良时，需要行 ACL 翻修重建术。导致 ACL 功能不良的病因有多种。

关节活动受限

◉制作 PLB 骨隧道

手术后出现膝关节伸直、屈曲受限也是 ACL 功能不良的一种，尤其是当膝关节残留 5° 以上的伸直障碍时，伸膝锁定机制不能完全发挥作用，患者难以恢复竞技运动。引发原因包括骨隧道定位错误及被称为 cyclops lesion 的髁间纤维组织增生等（**图1**）。

复发的膝关节不稳定

◉手术操作技术问题

术中操作技术失误是导致前向不稳定复发的最常见原因，下面三种为最具代表性的技术错误。

●骨隧道定位错误

胫骨隧道过于偏前是导致髁间撞击的原因，偏后则使得限制胫骨前移机制丧失。股骨隧道若没定位在解剖位置上也会导致与胫骨同样的问题，过于偏前导致伸膝时的髁间撞击，偏后则导致屈膝时韧带松弛。骨隧道过度偏内或偏外可造成

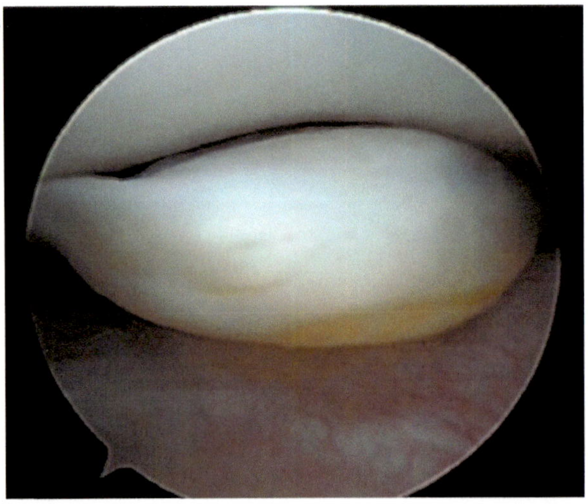

图1 关节镜视下的 cyclops lesion

与髁间窝侧壁或PCL的撞击。近年来ACL解剖双束重建术渐被人们所接受，手术操作的重中之重就是骨隧道位置的正确定位。

●**不适宜的移植肌腱初始张力**

有关移植肌腱的初始张力方面的研究很多，各种基础研究结果与临床数据等结论繁多，无法用一个数值来定论适宜的初始张力大小，但张力过大会导致关节活动度不良，张力过低可能导致关节不稳定的复发。

●**不适宜的移植肌腱固定方法**

为了确保移植肌腱发挥正常的功能并能早期进行康复锻炼，必须采取切实可靠的固定方法。

◉**术后再损伤**

●**移植肌腱重塑完成前过早恢复运动**

因肌力恢复不完善及移植肌腱尚未完成重塑过程，术后6个月内开始竞技运动时肌腱有很高的再断裂发生率。

●**移植肌腱重塑完成后的再损伤**

遭受与初次损伤同样的受伤机制时也可以发生再次断裂。与初次损伤同样可自我感觉到肌腱断裂声并出现关节积血表现。

◉**关节次要稳定结构的损伤**

内侧半月板、MCL又被称为胫骨前向稳定要素中的次级稳定结构（secondary restraint），如果这些结构仍处于损伤状态，将会导致重建的ACL承受过度负荷，并最终引发关节不稳定的复发。

典型病例图像

【病例1】 适合手术（翻修前）

骨隧道位置不佳案例。
侧位片示胫骨隧道位置稍偏后。

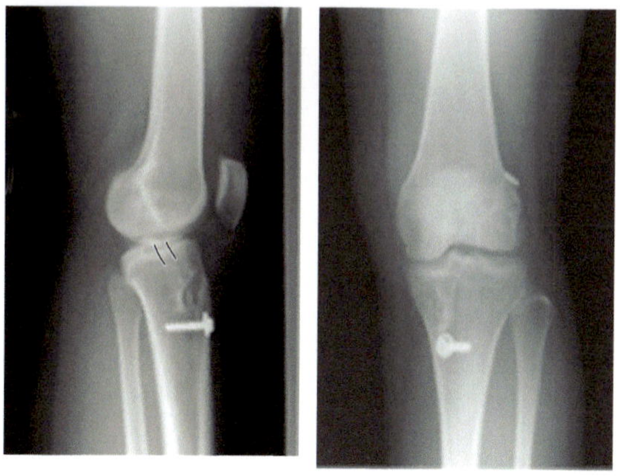

【病例2】 适合手术（初次手术后）

次级稳定结构的损伤导致关节不稳定的复发病例。
ACL与MCL复合损伤仅进行了ACL的重建。

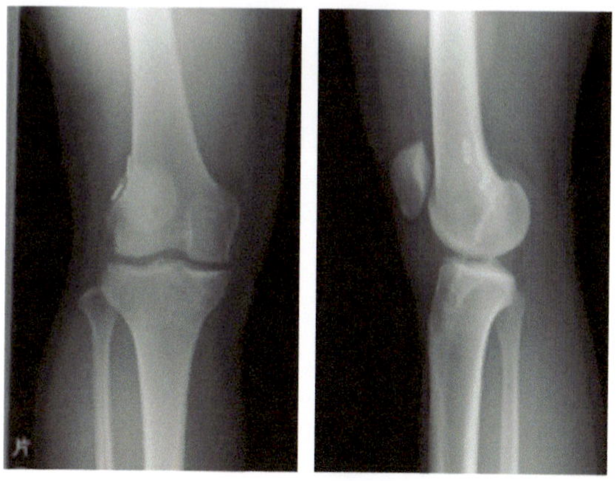

适合手术（翻修前）

术后1年出现关节不稳定的复发，关节镜下见ACL连续性存在，但明显松弛，功能不良。

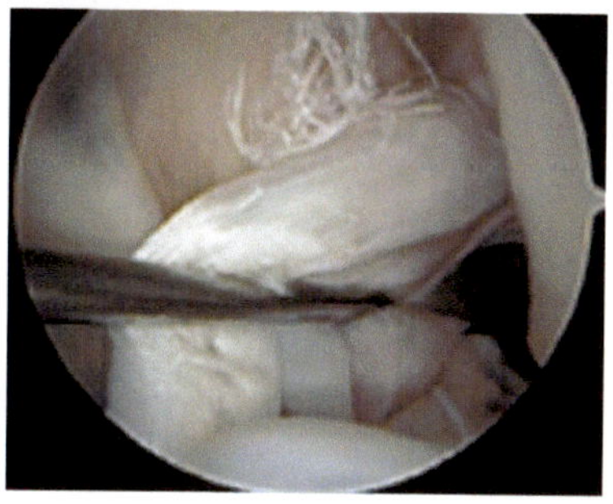

手术方法

翻修术通常一次完成，但针对骨隧道扩大的病例，最好是分两期进行。在翻修术前先行骨移植术，移植术后 4 ~ 6 个月再进行韧带翻修重建术。

1 体位

为了取出初次手术的内固定物，需要保证大腿的侧中部位显露良好。若采用经关节镜入路钻制股骨隧道技术时，术中须保证膝关节能置于过屈位（**图 2**）。另外，在手术前需要评估麻醉下膝关节的稳定性及活动范围。

2 移植肌腱的选择

可供选取的移植肌腱各有利弊，其选择可根据术者的经验、初次手术所使用的移植肌腱情况及固定材料等来综合决定。使用原骨隧道时根据骨隧道的直径及骨隧道扩大等情况多采用骨腱骨移植物，无法从手术侧肢体切取移植肌腱时可以从健侧切取（**图3**）。

图2　体位

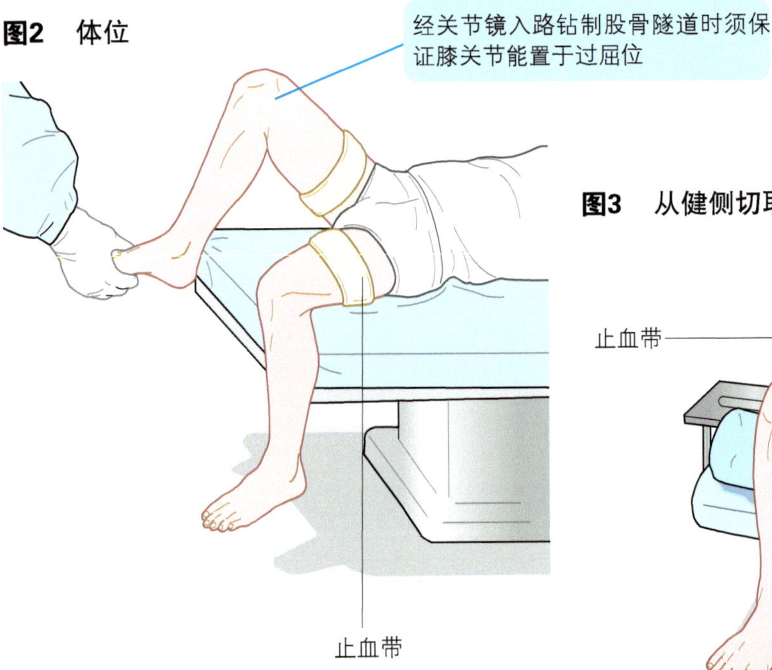

图3　从健侧切取移植肌腱

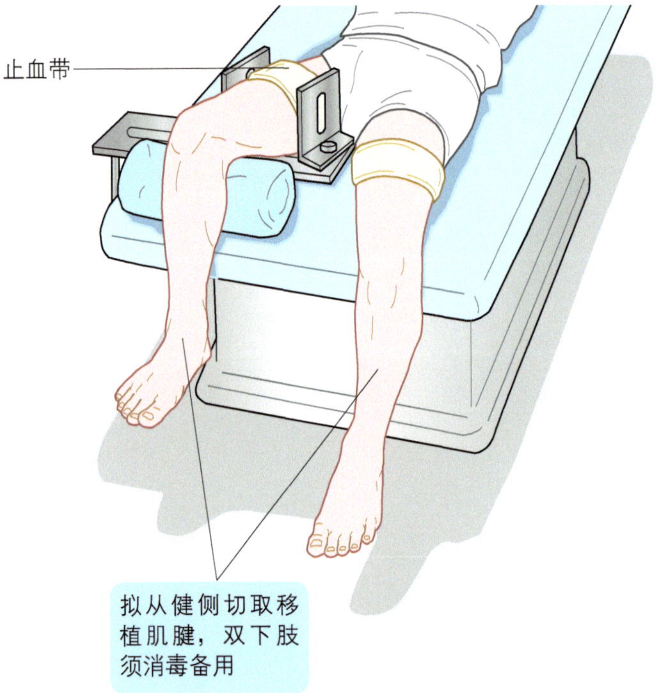

3 关节镜下诊断

首先经膝前内及前外入路行关节镜检查（**图4**），评估关节内半月板、软骨及 ACL 的状况（**图5**）。同时检测在内、外翻应力作用下关节间隙的张开情况（arthroscopic ‘drive-through’ sign），以确定有无侧副韧带的损伤。

4 内固定物的取出

初次手术植入的固定材料若影响翻修术则予以取出，若不影响可以留置。

5 骨隧道位置的决定及钻孔 难点

将膝关节屈曲 90°，仔细观察确认髁间窝的后缘，慎重决定解剖附着部的位置。若前次手术骨隧道的位置正确则翻修手术时依然选用原骨隧道。若行双束重建，钻孔时需要将膝关节极度屈曲以避免骨隧道间骨壁的破损。尤其是通过关节镜入路钻制 PLB 骨隧道时，需要将膝关节屈曲至 120° 左右（**图6**）。

图4　关节镜入路

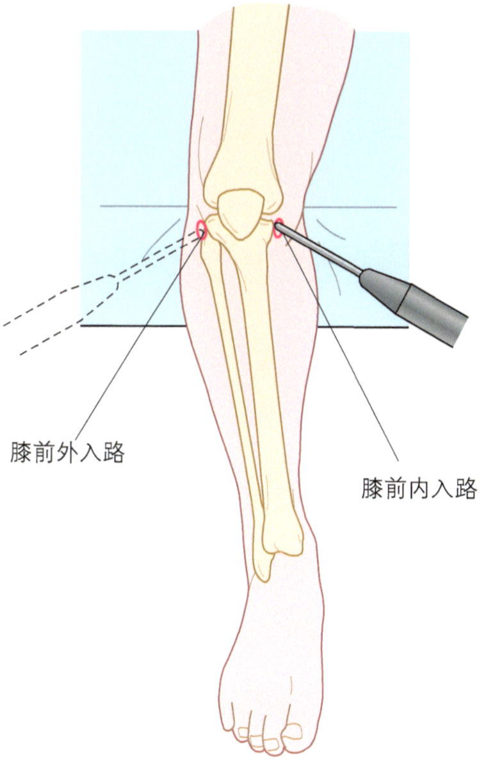

图5　关节镜下影像

重建的 ACL 部分断裂。

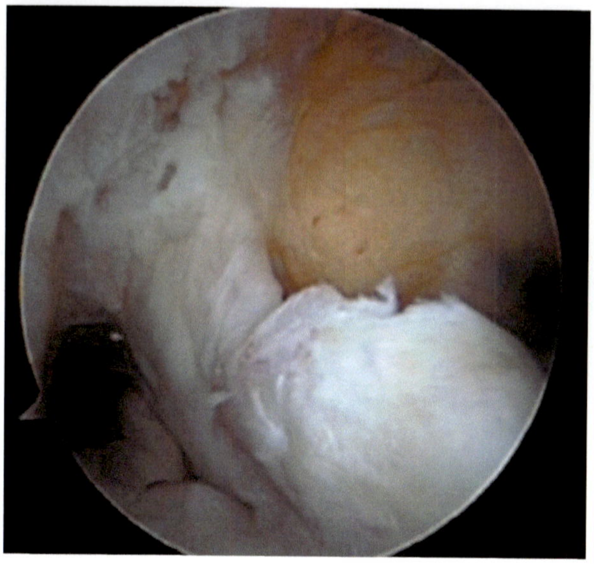

图6 钻制骨隧道

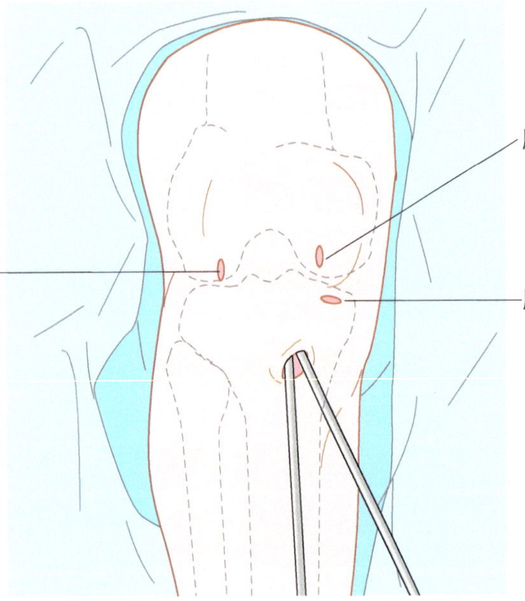

图7 肌腱移植
在钻制骨隧道时髁间关节镜沿着骨隧道的方向从入口（**a**）插入到隧道内部（**b**），验证隧道周围均为坚实的骨壁。

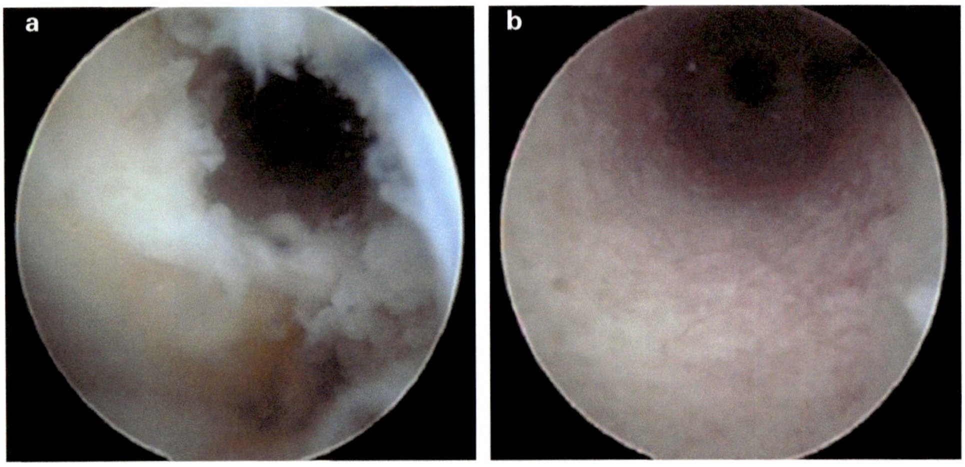

6 导入与固定移植肌腱

利用初次手术的骨隧道时，使用的移植肌腱直径需要略增大，若计划采用骨隧道内界面螺钉固定方法，则术前必须行 CT 等检查了解骨隧道的扩大情况。骨隧道扩大明显，界面螺钉固定困难时，也可选用 EndoButton 或螺钉桩（post screw）固定。如果初次手术的骨隧道位置不佳，拟重新钻制骨隧道时，为了防止骨隧道的交叠情况出现，在行三维 CT 设计骨隧道方向的基础上，术中需要在 X 线透视下慎重操作。新骨隧道与原骨隧道位置较近时，考虑使用界面螺钉固定有穿破隧道骨间隔的风险，可选用 EndoButton 或螺钉桩固定。即使采用 BTB 进行翻修重建，也可使用 EndoButton BTB 方法固定以预防骨隧道的溃破。以上各要点可同样应用于原单束重建行双束翻修的手术或原双束重建行双束翻修的手术。如果伴有 MCL 等次级稳定结构的损伤也需要同时进行重建（**图7**）。

典型病例图像

【病例1】 适合手术（翻修后）

切取对侧的腘绳肌腱，略偏前钻制胫骨隧道，股骨侧采用EndoButton固定。

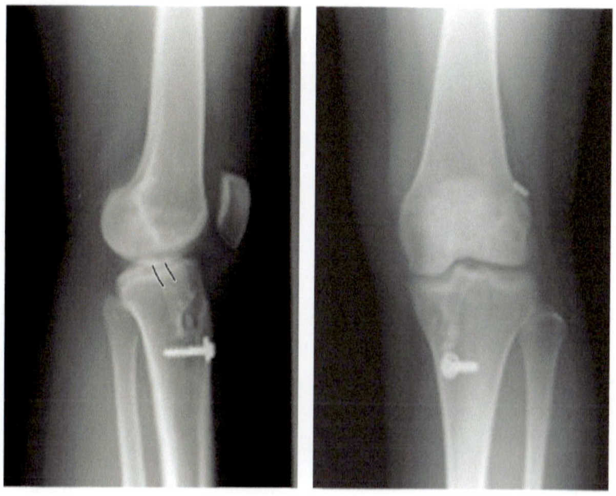

【病例2】 适合手术（翻修后）

使用同侧的髌腱与对侧的腘绳肌腱重建。

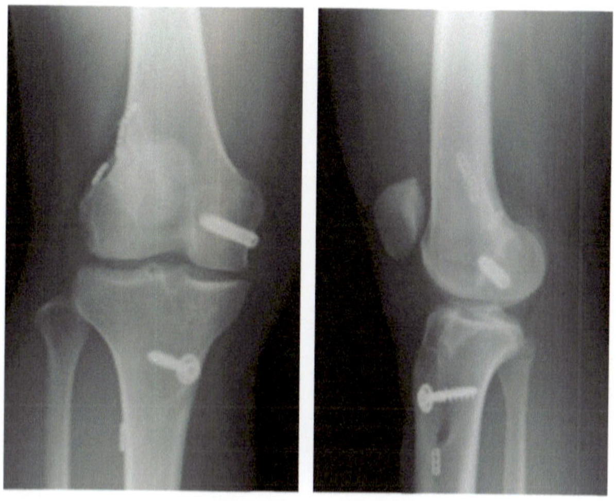

康复治疗

基本上与初次ACL重建手术的康复治疗一样。但翻修手术属于挽救类手术，实施康复时更应慎重。在可能的情况下尽量早期负重，术后2个月佩戴带侧柱的膝关节支具，竞技运动的恢复一般比初次手术延迟，通常为术后9～12个月。

后交叉韧带单束重建术

大连医科大学附属第一医院 葛全胜 吕德成 译

三菱名古屋医院院长 高桥成夫

手术方法

1 移植肌腱的制备

使用腘绳肌腱，制备的移植肌腱长度至少 65 mm 以上。半腱肌腱全长在 28 cm 以上时可折成四股，不足 28 cm 时可将股薄肌腱与半腱肌腱缝合制成六股备用（**图 1**）。移植肌腱直径最好在 8 mm 以上。移植肌腱的股骨侧连接 BTB 适用的 EndoButton CL（Smith & Nephew 公司），胫骨侧则缝接 10 mm 宽的 L-K 人工韧带。

2 制作股骨隧道的预处理 难点

仔细观察 PCL 的股骨附着部，并注意保护好股骨半月板韧带。预期在前外侧纤维束附着部制作骨隧道行解剖重建术。局部清理控制在最低限，在残留的 PCL 前外侧纤维束附着部中央稍偏后方做好标记（**图2**）。

手术技巧及注意事项

在进行骨隧道定位时，原 PCL 附着部的位置是重要参考指标，尤其要细心清理 PCL 附着部的后缘，明确附着部的整体轮廓。在设定骨隧道中心点时，应使骨隧道的后缘与 PCL 附着部的后缘相一致。

图1　移植肌腱的制备

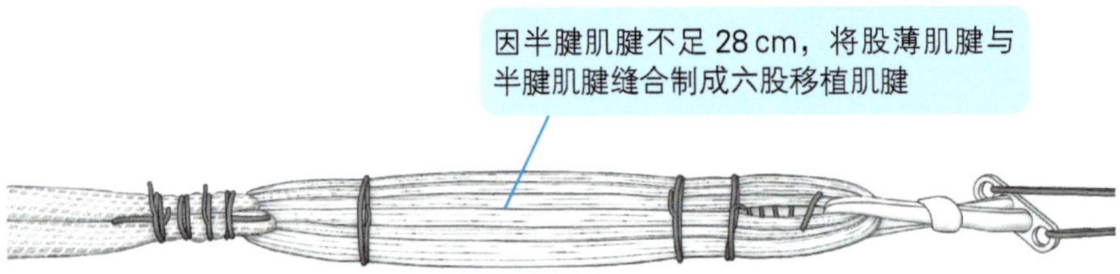

图2　关节镜下股骨隧道中心
确认依据隧道中心所设计的隧道开口整体应不超出 PCL 附着部范围。
实线：设计的骨隧道口。
虚线：PCL 附着部后缘。

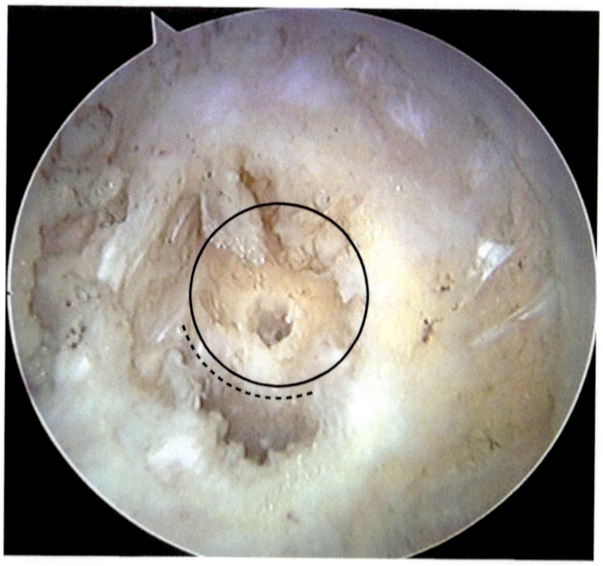

3 制作胫骨隧道的预处理

使用克氏针遮挡器（wire catcher）剥离胫骨后方 PCL 附着部后，从膝前外侧入路插入 70° 镜观察，做后内侧入路插入刨削器和射频，清理局部组织直到可看清 PCL 附着部（**图 3**）。膝前内侧入路插入 PCL 胫骨导向器，从后内侧入路入镜观察确认导向器尖端置于 PCL 骨隧道中心，从胫骨结节内侧插入 2.4 mm 的克氏针（**图4**）。

手术技巧及注意事项

为了保留胫骨附着部的 PCL 残端，按照常规关节镜下导向器设定位置制备的骨隧道位置容易偏低，因此术者在镜下定位导向器尖端时应稍偏上放置。

图3　PCL 附着部的清理

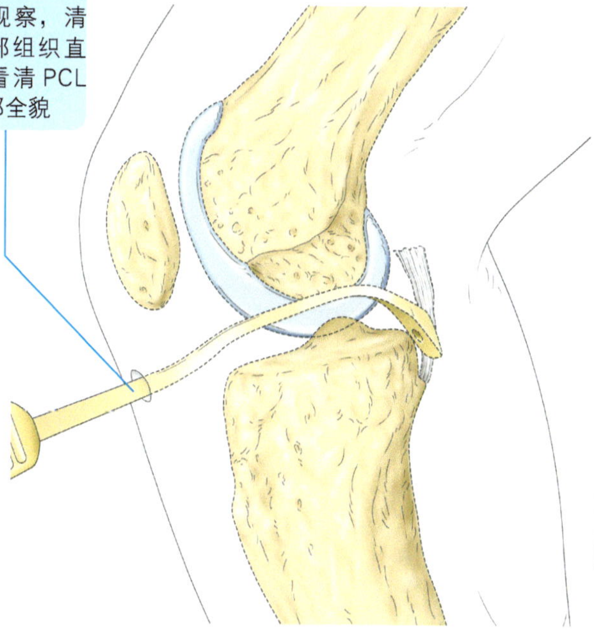

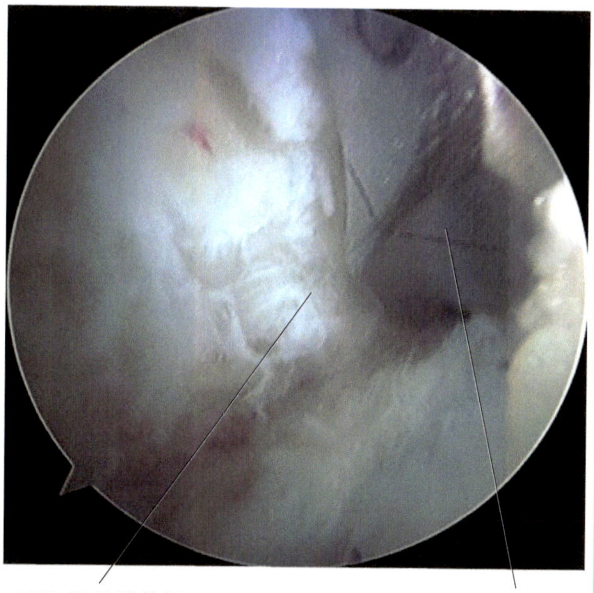

图4　镜视下的胫骨隧道中心

镜下参照内侧半月板后角位置[1]，同时在中央略偏外侧设定骨隧道中心。

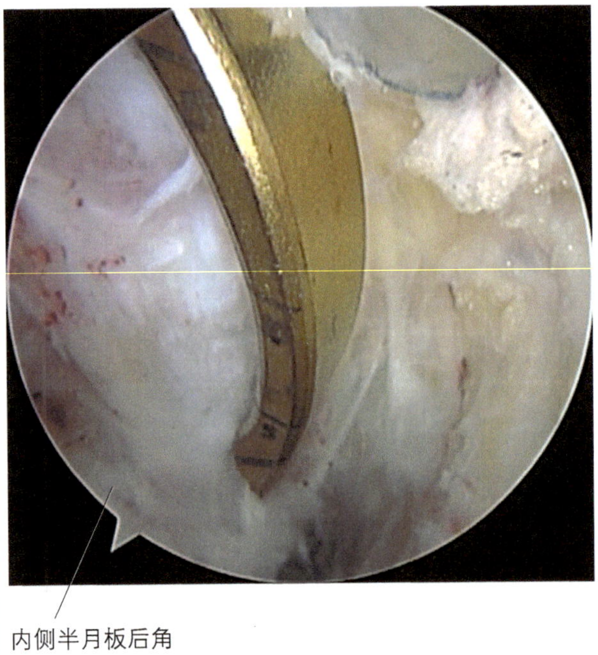

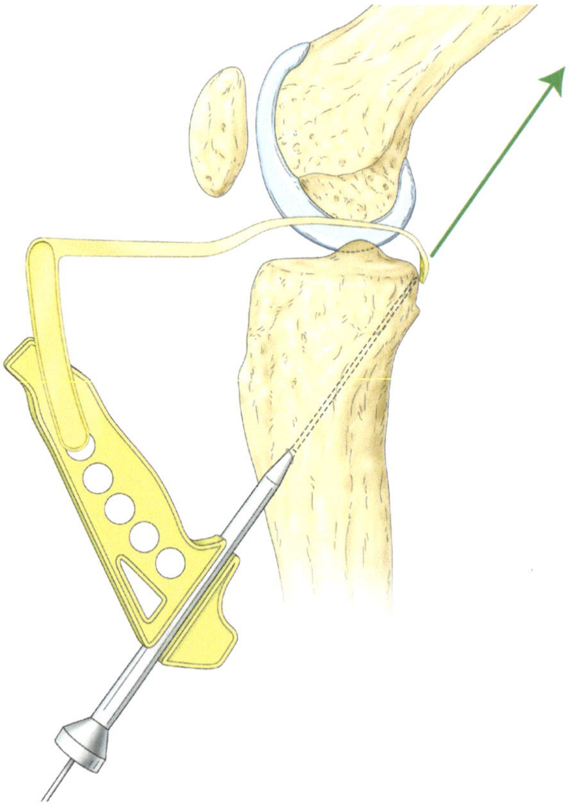

图5　术中透视验证定位位置

a. 股骨定位装置的位置。测量骨隧道中心至Blumensaat 线前缘的位置关系。

b. 克氏针的位置。沿下方克氏针钻孔会形成骨沟，所以选择上方克氏针作为导针。

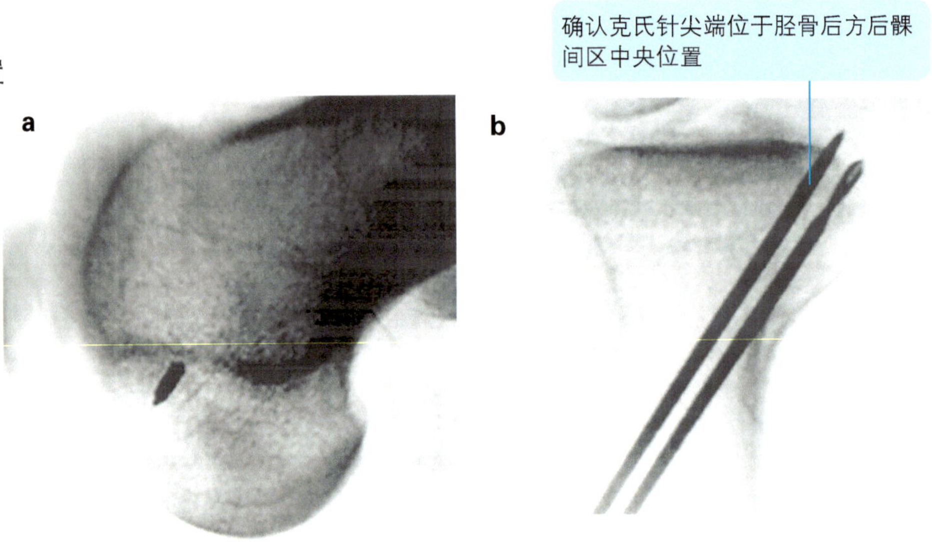

4 确认股骨隧道与胫骨隧道位置

术中透视是不可或缺的步骤。为了确定股骨隧道的定位位置，将股骨侧定位装置插入预定骨隧道位置，透视下验证定位装置在 Blumensaat 线上前 1/5 ～ 1/4 处[3]。同时确认胫骨侧克氏针尖端位于胫骨后方后髁间区中央位置[3]（**图5**）。

5 胫骨隧道的制备 难点

从后内侧入路入镜监视，选用比移植肌腱直径大 1 mm 的空心导钻钻制骨隧道。在插入空心导钻过程中，从胫骨结节内侧插入的克氏针尖端有可能被带入损伤后方走行的腘动脉，因此必须在镜下边观察克氏针与空心导钻尖端边小心操作（**图6**）。

图6　关节镜监视下制作胫骨隧道

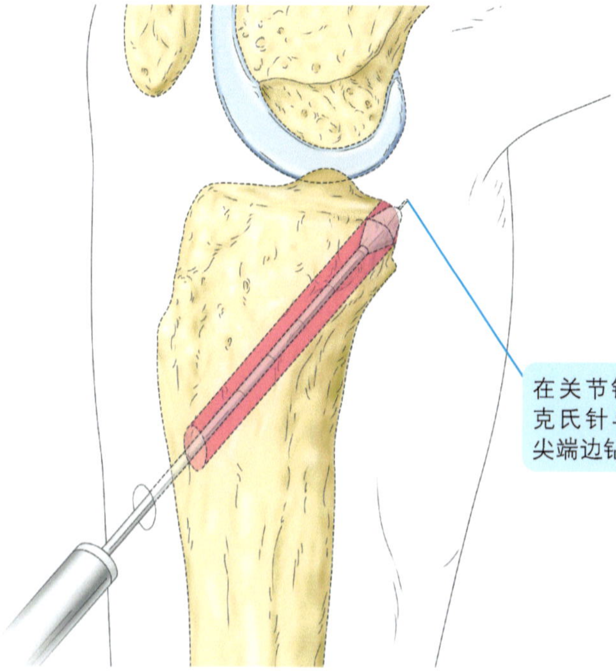

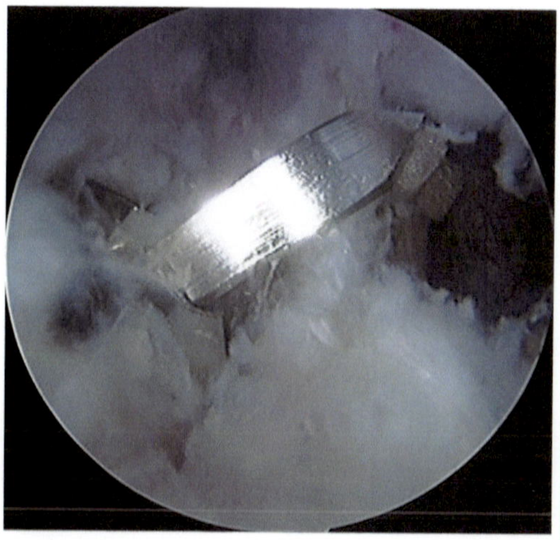

难点解析

从后内侧入路入镜检视及细心钻孔操作十分重要。使用克氏针遮挡器防止克氏针及空心导钻误入膝后方组织也是常规步骤。除此之外，要注意将金属物体之间摩擦所形成的金属粉屑控制在最低限度。

6 制作股骨隧道

维持膝关节屈曲 120° 以上位置，从膝前外侧入路插入克氏针并将其插入到股骨隧道预定位置，使用与移植肌腱直径相同的导钻自内向外钻入，制备股骨隧道（**图7**）。

7 移植肌腱的导入

使用导引针[4]将牵引线导入隧道通路内备用。利用移植物导入器（graft passer)（**图8**）或移植物推压器（graft pusher）将移植肌腱慢慢引入关节内，拉入股骨隧道后，通过 EndoButton 翻转固定于隧道外口。

手术技巧及注意事项

在将移植肌腱拉入关节的过程中，不能莽撞粗暴地牵拉牵引线，否则牵引线有可能切入胫骨后方拐角处的骨质中。要将移植肌腱使用移植物导入器边引入关节边牵拉牵引线，反复上述过程完成移植肌腱的导入，这一点十分重要。

图7　股骨隧道的制备

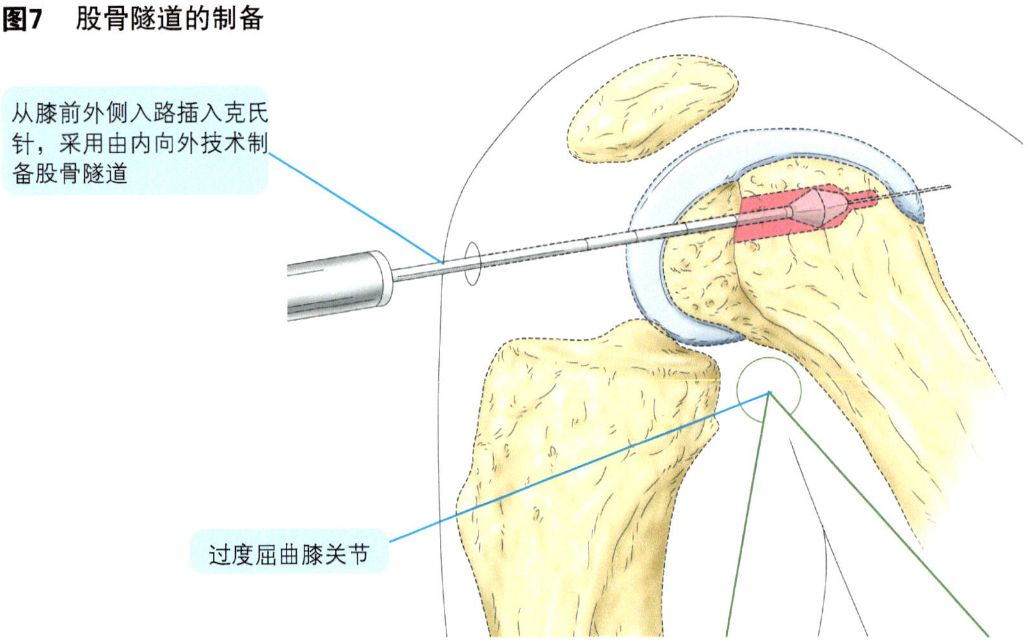

图8　利用移植物导入器将重建韧带导入关节内

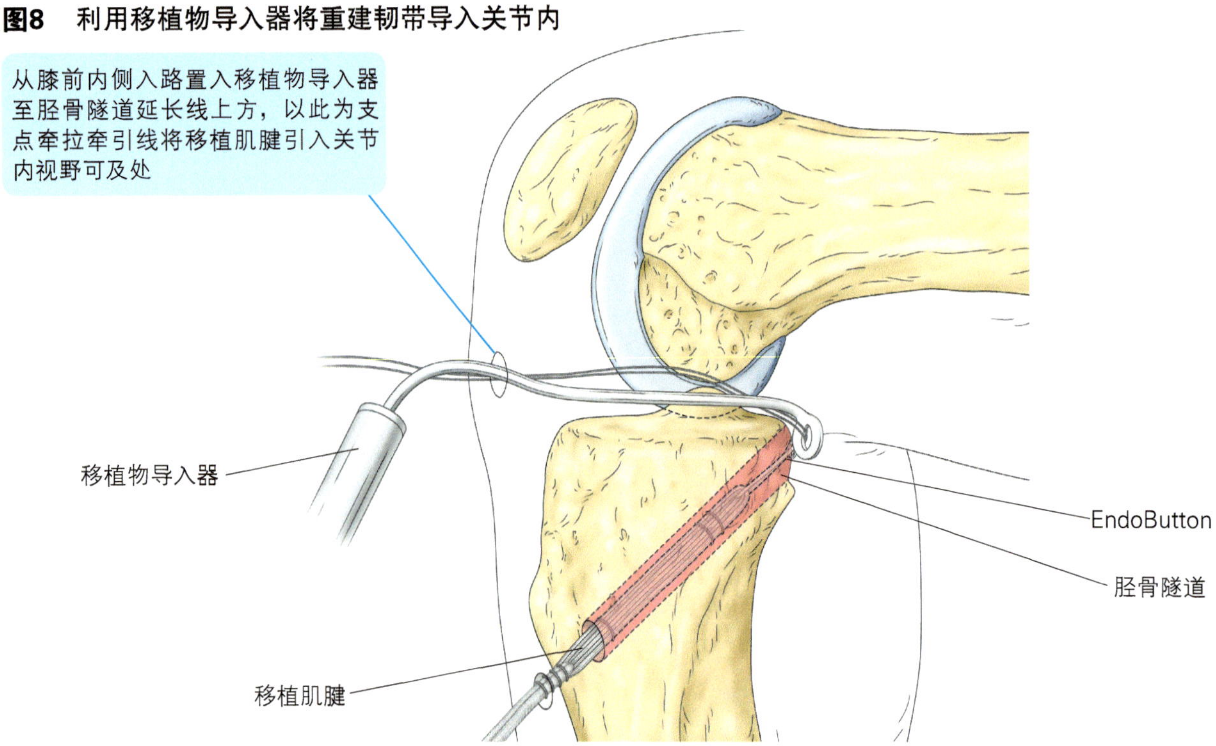

8 移植肌腱的固定

胫骨侧使用装配有带齿垫片的两枚螺钉固定。将膝关节屈曲 90°，在 50 N 张力下用螺钉固定 L-K 人工韧带（**图9**）。固定后关节镜检查应表现为屈膝位 PCL 紧张而 ACL 略松弛，伸膝位 ACL 紧张而 PCL 略松弛。再将关节镜转入后内侧入路，确认移植肌腱在胫骨后方隧道内口处已完全收紧（**图10**）。

图9　PCL 重建术的模式图

膝关节屈曲 90° ，在 50 N 张力下固定移植 L-K 人工韧带。

a. 正面

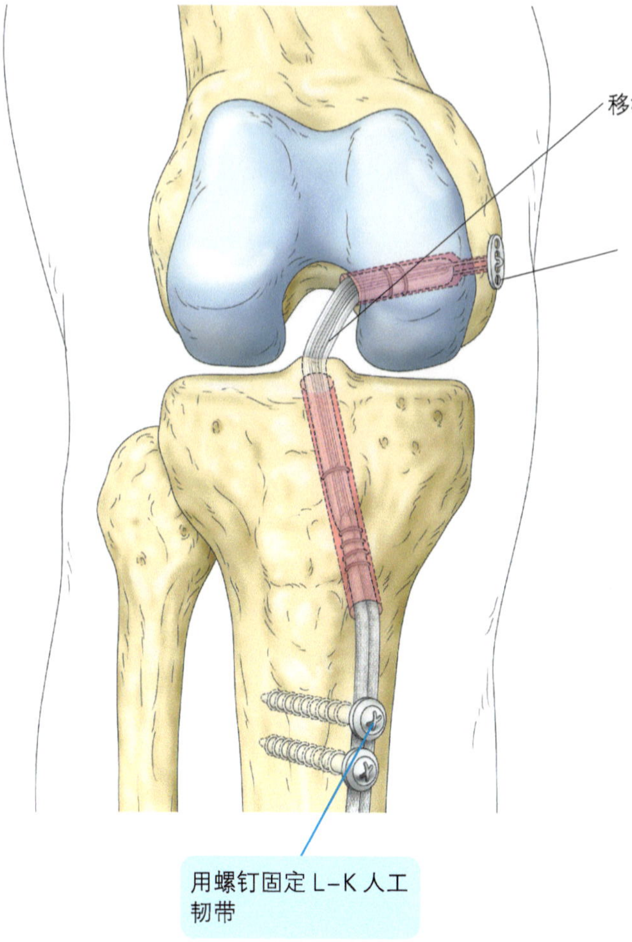

b. 侧面

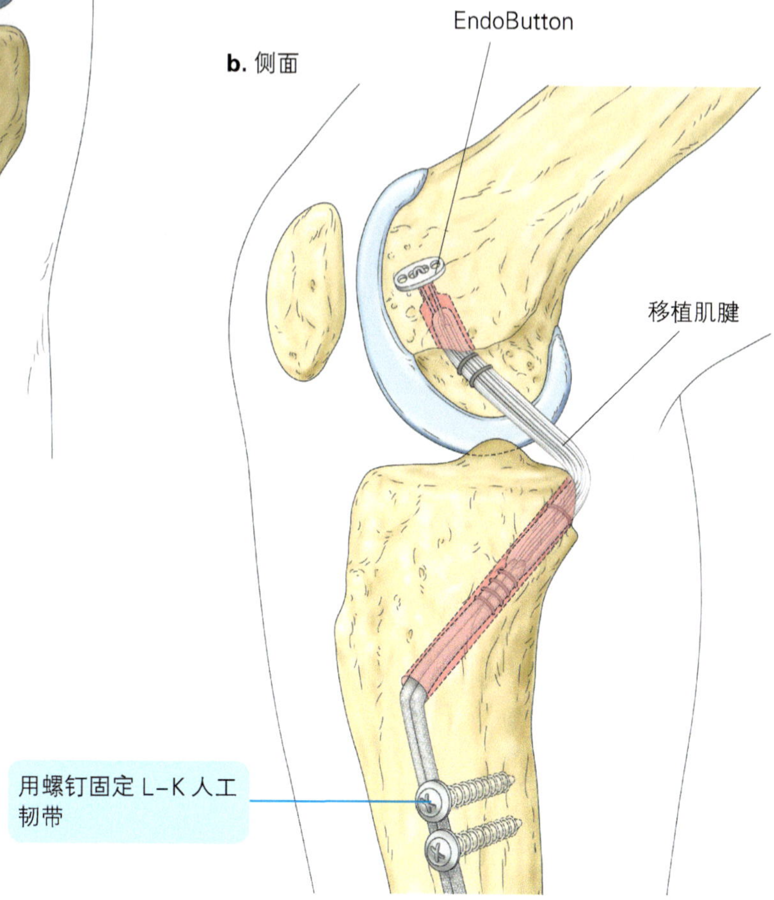

图10　术后关节镜所见

a. 股骨侧

可在残留的 PCL 组织内见到重建韧带。

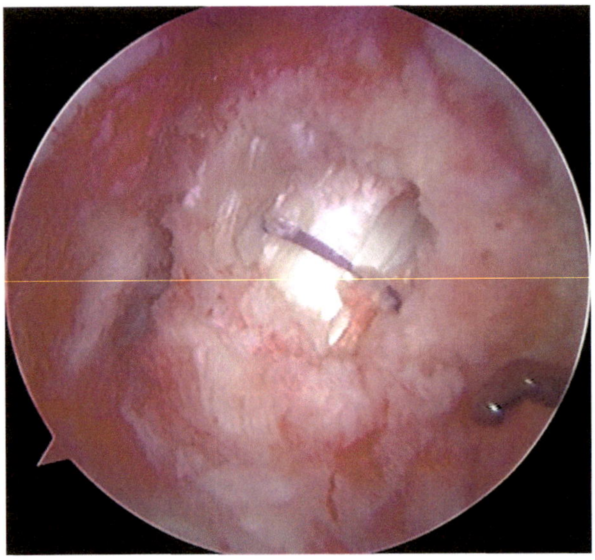

b. 胫骨侧

可见重建韧带在隧道内口处收紧。

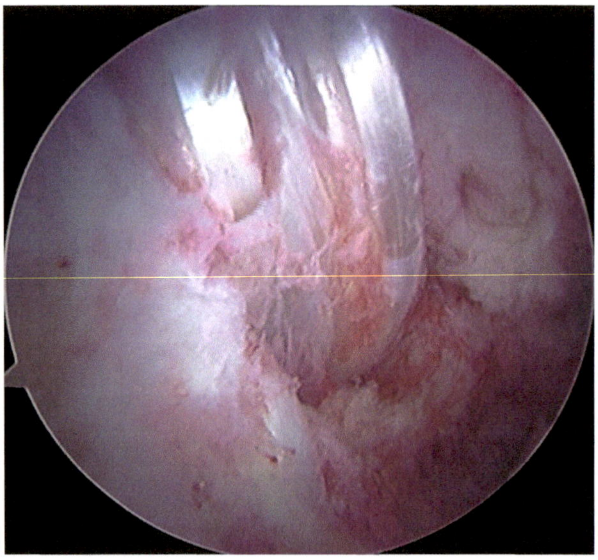

●文献

[1] Kantaras A T, Johnson D L.The medial meniscal root as a landmark for tibial tunnel position in posterior cruciate ligament reconstruction. Arthroscopy,2002,18：99-101.

[2] Edwards A, Bull A M J, et al.The attachments of the fiber bundles of the posterior cruciate ligament：an anatomic study. Arthroscopy,2007, 23：284-290

[3] Moorman C T 3rd, Murpy Zane M S, et al.Tibial insertion of the posterior cruciate ligament：A sagittal plane analysis using gross, histologic,and radiographic methods. Arthroscopy.2008, 24：269-275

[4] 福田博司，高橋成夫，ほか．後十字靱帯再建用ガイドワイヤー誘導器．関節鏡，1996, 21：139-141.

膝关节

后交叉韧带双束重建术

大连医科大学附属第一医院　葛全胜　吕德成　译

北海道大学医院康复部诊疗教授　远山晴一
北海道大学研究生院医学研究科运动功能再建医学教授　安田和则

术前准备

◆ 手术体位

患者取仰卧位，患肢捆扎止血带，铺关节镜专用无菌单，仅将重建侧下肢显露在外。术者坐于手术床旁，患肢髋关节外展，小腿下垂于手术床旁（**图1**）。如果因为多发韧带损伤同时行关节外韧带重建而需要从对侧下肢切取肌腱时，应先行双下肢消毒，常规无菌单覆盖，待取腱结束后，再铺覆关节镜专用无菌单。

图1　手术体位

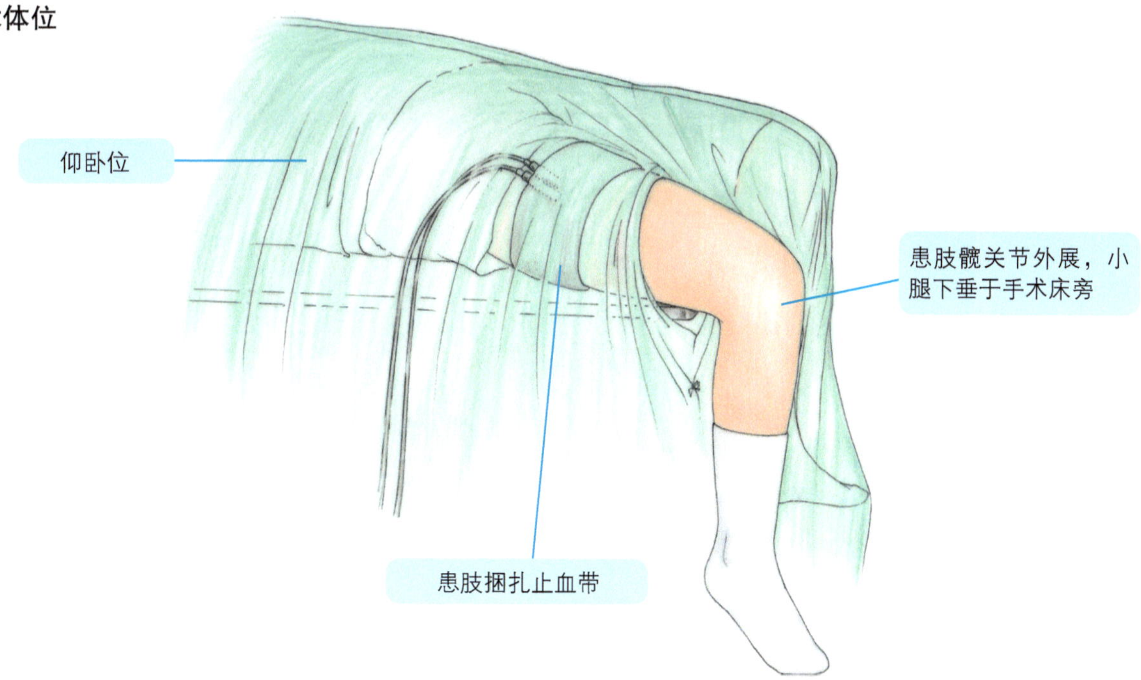

手术方法

1 制作移植肌腱

移植肌腱由半腱肌腱及股薄肌腱各自对折，分别用于重建ALB和PMB（**图2a**）。增强用网状人工材料通过腱环后对折，用2-0不可吸收线缝合包裹住肌腱的侧侧缝合部分。另外，作为标记，在肌腱中央部用3-0可吸收线缠绕两圈打结。自体移植肌腱的长度为6～7 cm。

手术技巧及注意事项

移植肌腱制作时，为使移植肌腱容易通过骨隧道，利用增强用网状人工材料所附带的乙烯树脂膜，从尾端覆盖肌腱的一部分（**图2b**）。

2 PCL残留组织的清理

关节镜下清理PCL的残端，清楚显露PCL足印区（**图3**）。另外，为了使胫骨导向器容易插入，用关节镜下专用锉及刮匙，将胫骨侧残端清理干净。

3 骨隧道的制备

胫骨隧道最佳定点位置：PMB为正常PCL附着部的下端部分，ALB为正常PCL附着部的上端部分（**图4a**）。使用胫骨导向器，通过取腱部位的切口，固定到胫骨面内侧的远端，插入克氏针，经X线照片确认后，钻制胫骨隧道。（**图4b**）

图2　移植肌腱的制备

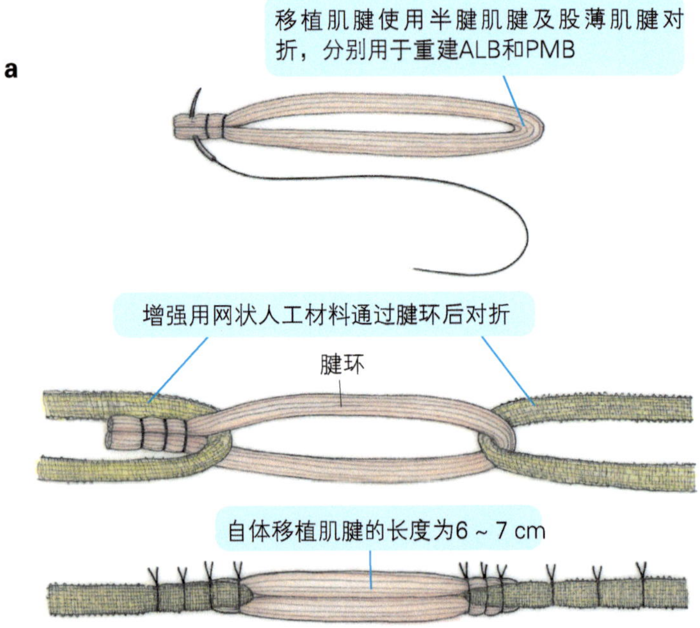

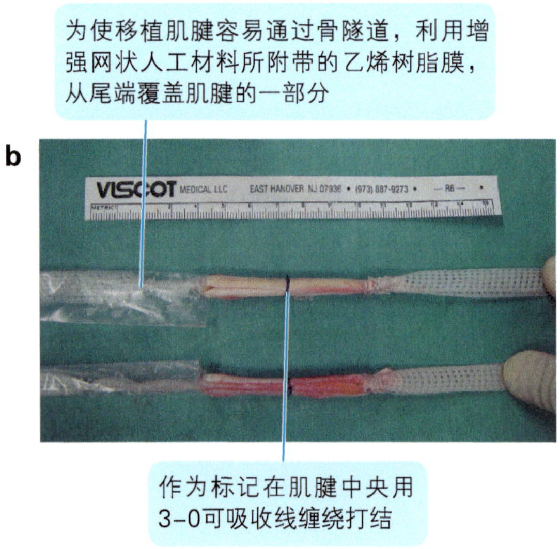

图3 清理PCL残留组织

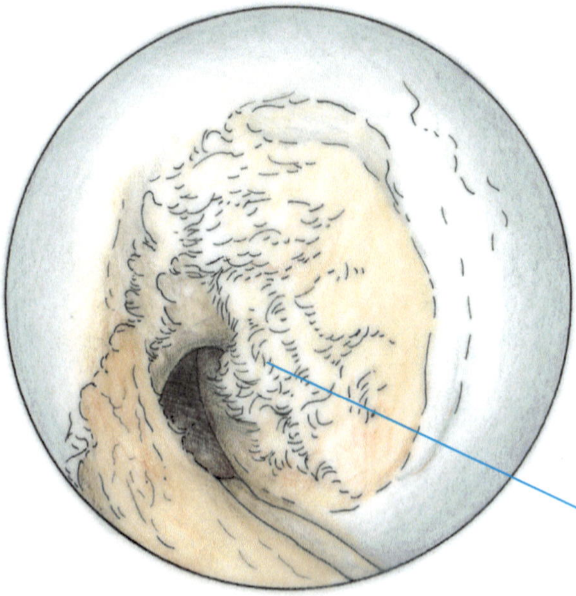

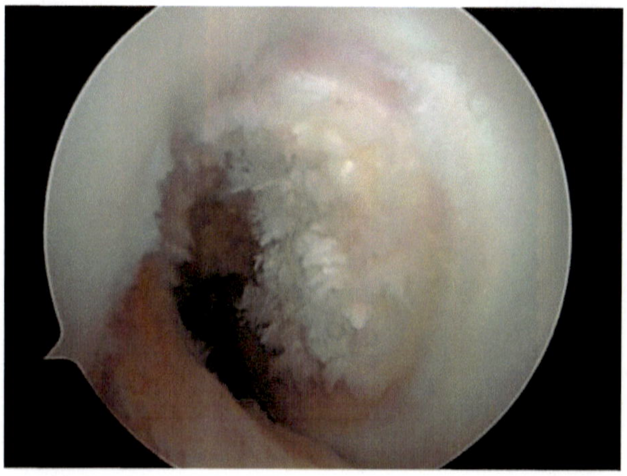

图4 制作胫骨隧道

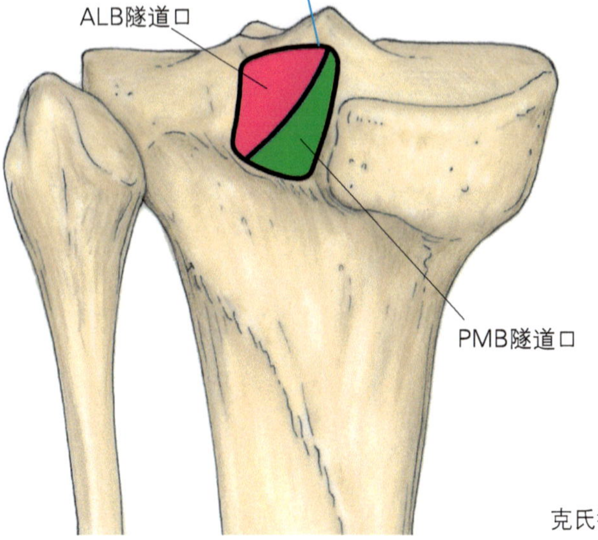

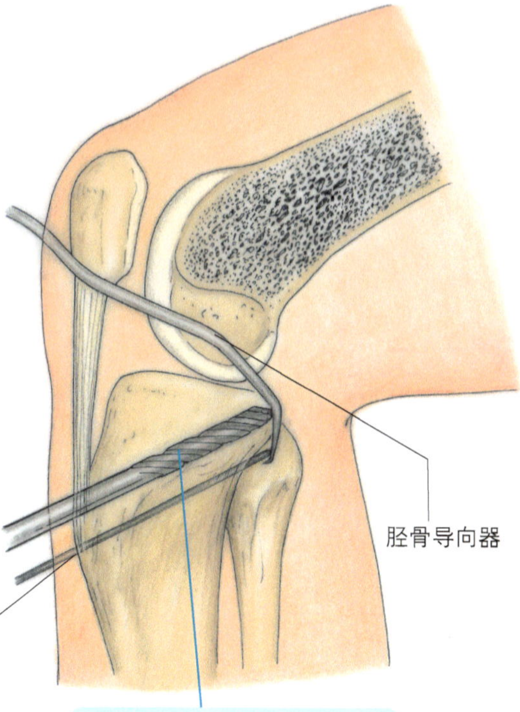

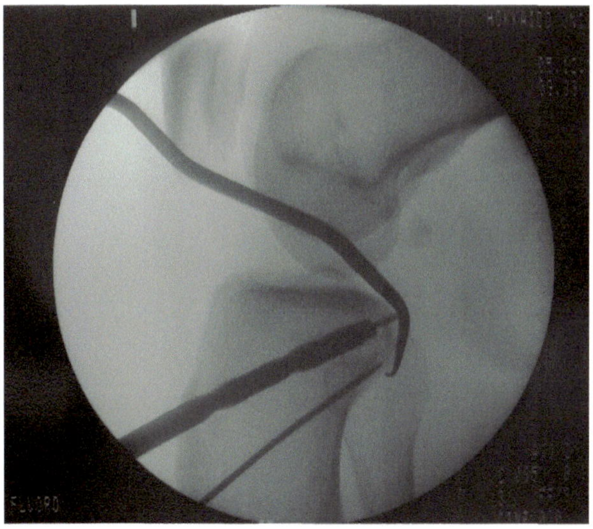

在制作股骨隧道时，在股骨内侧髁关节缘和股骨内侧髁顶部之间做一辅助小切口，将股内侧肌拉向前方，显露股骨内侧髁。使用股骨导向器，分别定位在PCL足印区内的ALB及PMB的中心点，钻制股骨髓道（**图5**）。

4 导入及固定移植肌腱 难点

将诱导牵引线在各骨隧道穿过后，按先PMB后ALB的顺序将移植肌腱向关节内导入，关节镜监视下调整人工材料的位置，使预先标记在移植肌腱中央的可吸收线位于关节腔的中央位置（**图6**）。

固定移植肌腱：首先在伸展位对PMB施加徒手最大张力，再于90°屈曲位对ALB施加张力，确认台阶现象消失，再采用双门型钉同时固定PMB移植肌腱和ALB移植肌腱（**图7**）。

图5　制作股骨隧道

a

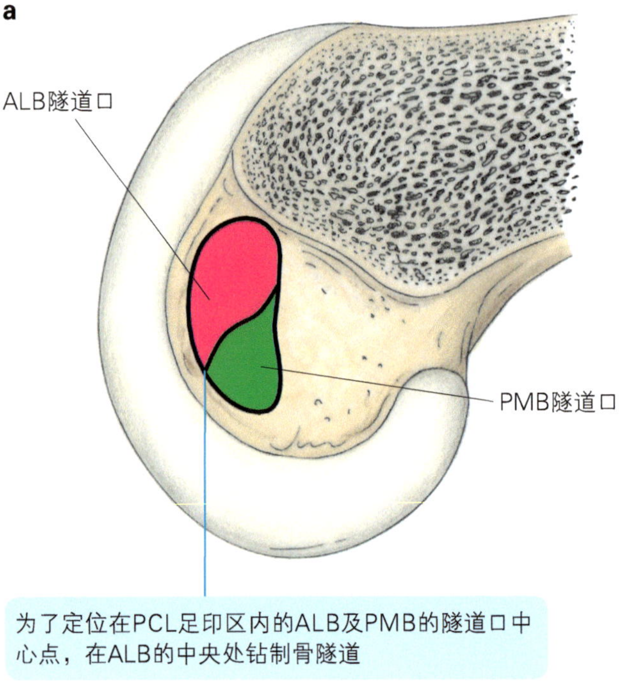

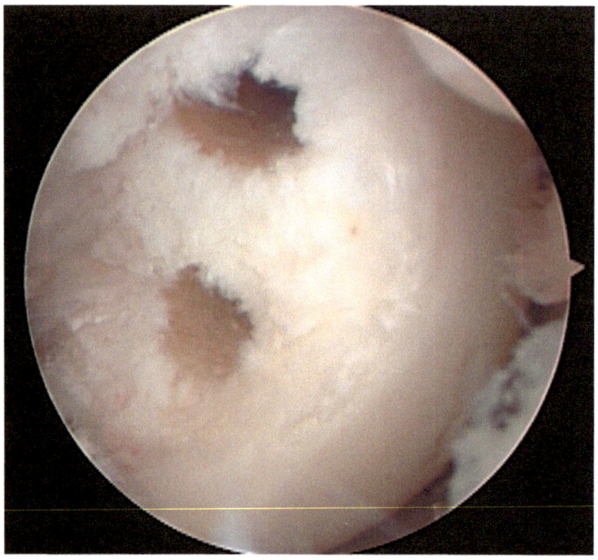

b

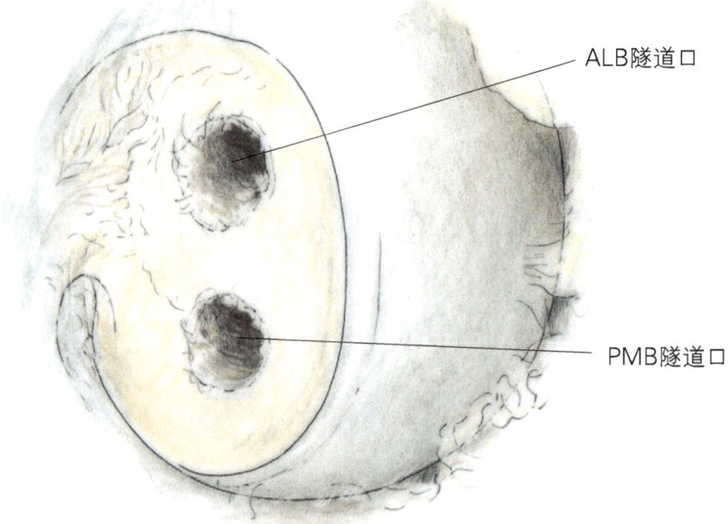

图6 移植肌腱的导入

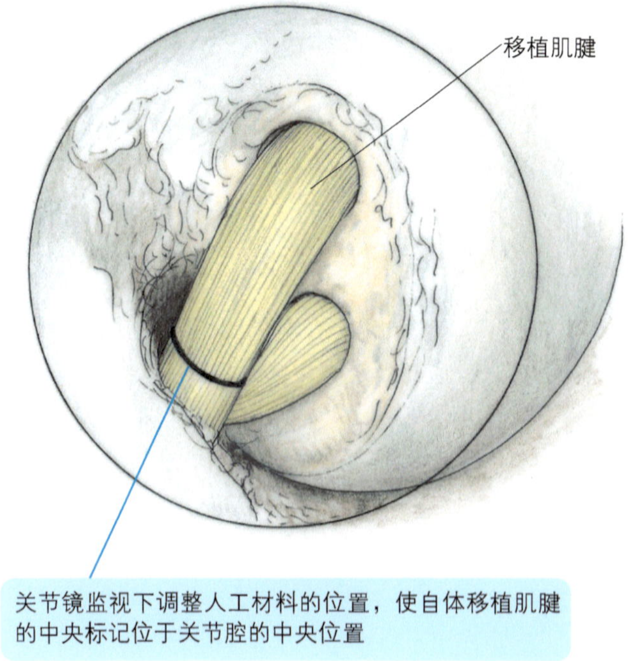

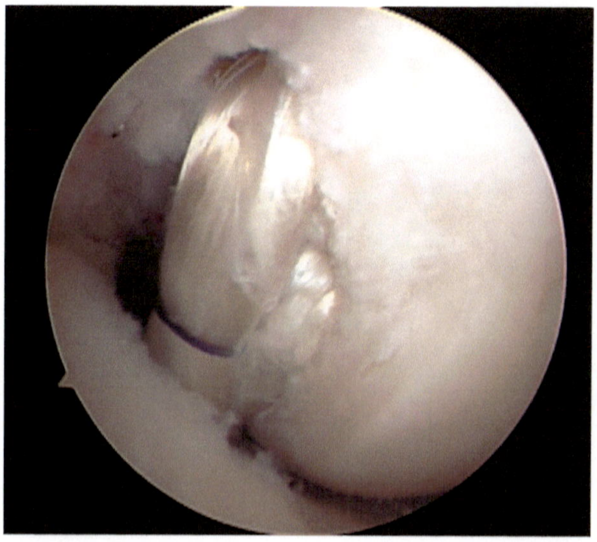

图7 移植肌腱的固定

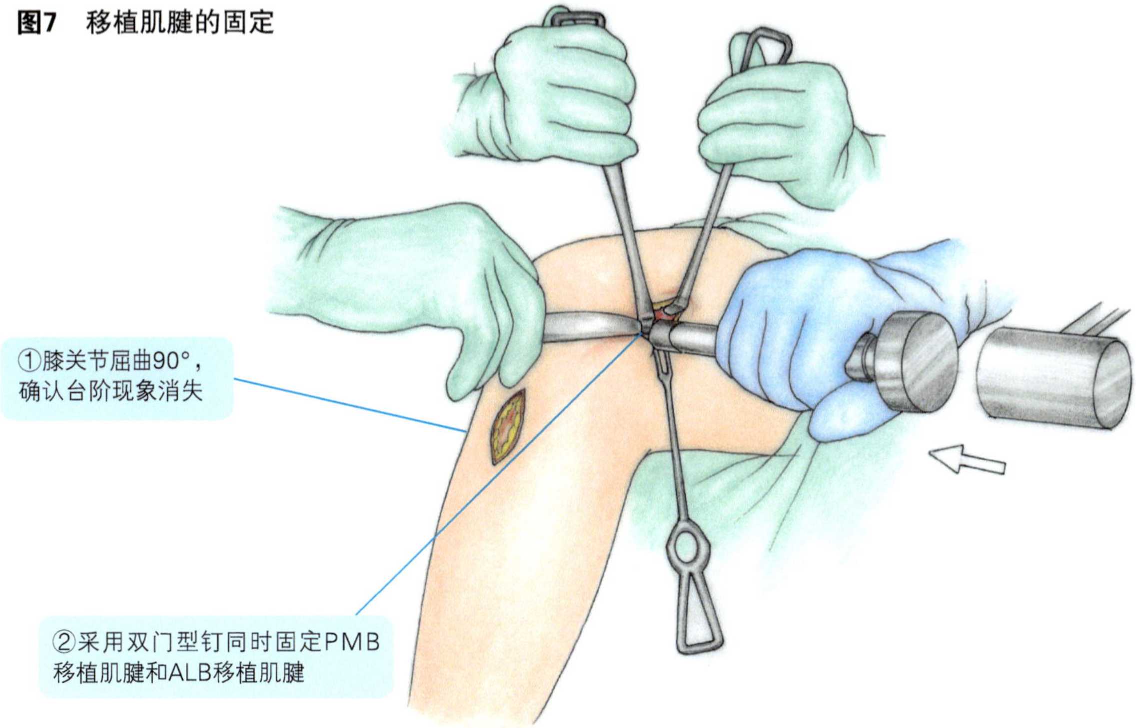

手术技巧及注意事项

在导入ALB移植肌腱时，要使事先导入的PMB移植肌腱处于充分松弛状态，以免影响胫骨侧ALB骨隧道口处的操作。

康复治疗

术后为防止胫骨下垂或膝关节过伸，采用膝关节5° 屈曲位固定，术后持续2周外固定。2周后，膝关节固定于10° 屈曲位允许完全负重行走，术后8周可去除固定步行，肌力锻炼遵照笔者之前所述的康复疗法程序积极进行，1年后开始竞技体育运动。

●文献

[1] 安田和則 . 後十字靱帯再建術 . OS NOW 「スポーツ整形外科」新装改訂版 四肢スポーツ外傷の手術的治療 , メジカルビュー社 , 1996, 186–195.

[2] 遠山晴一 , 安田和則 . 後十字靱帯再建術 –STG 腱を用いたときの工夫 . 新 OS NOW No.21 スポーツ整形外科の手術 , メジカルビュー社 , 2004, 185–190.

[3] 東　千夏 , ほか . 解剖学的膝前十字靱帯前内側および後外側線維束再建術における自家膝屈筋腱 Hybrid 移植材料の作製方法と移植の実態 . 関節鏡 , 2004, 29：149–153.

[4] Harner C D, Xerogeanes J W, et al.The human posterior cruciate ligament complex：An interdisciplinary study. Ligament morphology and biomechanical evaluation. Am J Sports Med, 1995, 23：735–745.

[5] 遠山晴一 , 安田和則 .PCL 再建術 – 方法と近隔成績：1 ルート多重束 hamstring 腱による後十字靱帯再建術の手術手技と臨床成績 . 臨スポーツ医 , 2003, 20：655–661.

[6] 遠山晴一 . ほか . 膝靱帯損傷のリハビリテーション . 整・災外 , 1996.39：411–419.

[7] 遠山晴一 , 安田和則 . ハムストリング腱を用いた膝十字靱帯再建術後の運動療法 . 関節外科 , 2006, 25：183–188.

膝关节

内侧副韧带重建术

大连医科大学附属第一医院　葛全胜　吕德成　译

大阪工伤医院骨科　米谷泰一
大阪工伤医院运动骨科部长　堀部秀二

MCL的单独损伤保守治疗后极少会出现膝关节不稳定，但是，临床也可见到残留有内侧不稳定需要进行手术重建的病例。

手术适应证

初次伤后3个月以上主述有内侧不稳定，麻醉状态下应力位片显示关节间隙内外侧差值在3 mm以上的病例适合本术式。

术前准备

患者取仰卧位，大腿较短的患者，为了不影响大腿阔筋膜的切取，应选用无菌止血带。

手术方法

关节内的检查与处置（如ACL重建、修复损伤半月板的手术）结束后，再进行MCL的重建术（因为如果灌流液外漏，会给关节镜下手术造成困难）。

1 切取移植材料

从股骨外上髁2 cm处向近端行与股骨干长轴平行的长约15 cm的纵切口（**图1**)。切取宽3 cm、长13 cm的大腿阔筋膜（**图2**）。为防止供区缺损部位术后肌疝的发生，使用网状L-K人工韧带修补（**图3**），3-0薇乔线缝合。

手术技巧及注意事项

（1）如果沿纤维方向切取会出现远端窄、近端宽的情况，须引起注意。
（2）切取后会出现肌肉肿胀，所以筋膜切取后需要立即修补。

图1　切取移植肌腱的皮肤切口

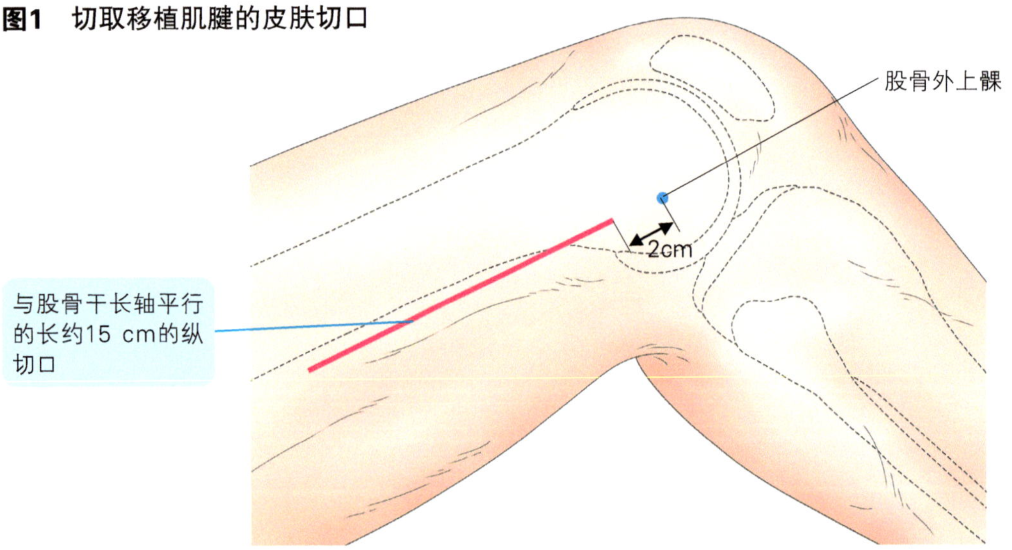

图2　移植肌腱的切取

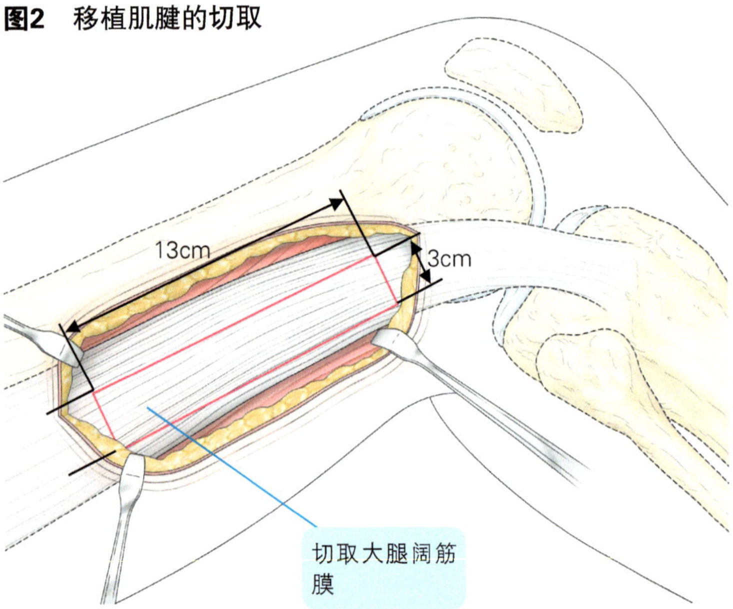

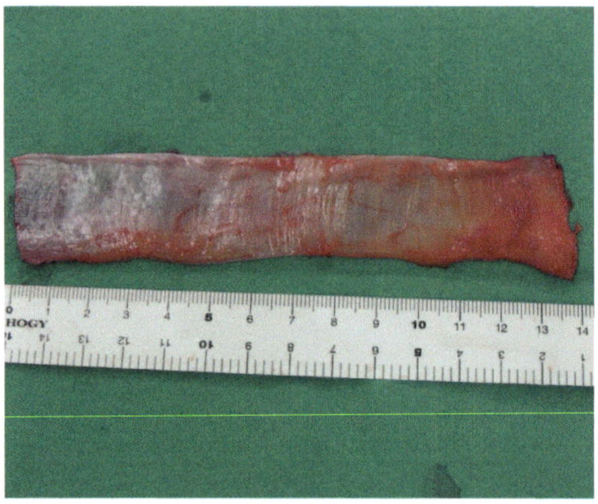

图3　筋膜缺损部位的修补

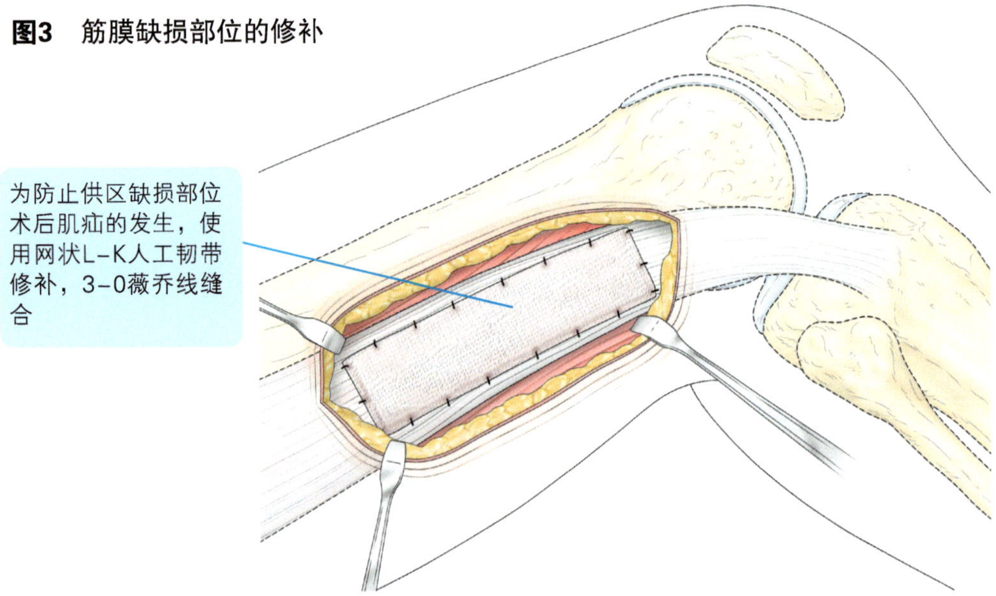

2 制作移植肌腱

将切取的大腿阔筋膜对折，用2号不可吸收线在两端进行Krackow缝合（**图4**）。

3 观察残留韧带

切取大腿阔筋膜后，捆扎无菌止血带。沿MCL走行，行股骨内上髁近端2 cm至胫骨结节下2 cm的纵切口（**图5**），观察MCL的残留情况。

剥离皮下组织及浅筋膜，显露MCL浅层结构（**图6**）。通常，位于胫骨侧的损伤较少，首先检查胫骨侧的附着部，再沿浅层MCL向近端分离（**图7**），韧带的质、量均不理想者需要实施重建术。

图4　制作移植肌腱

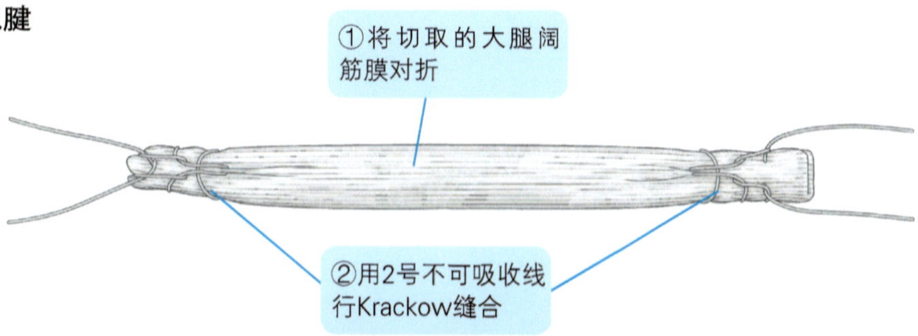

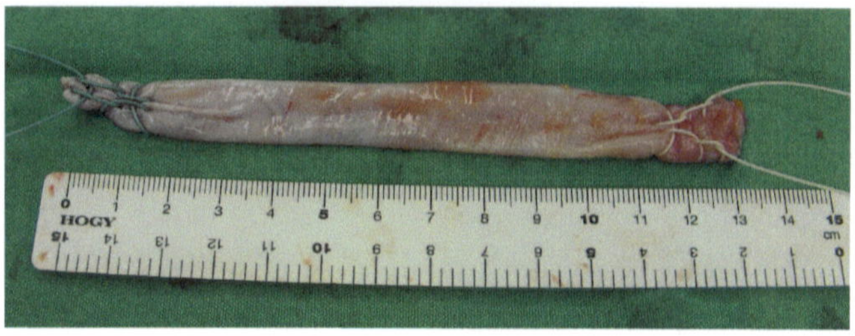

图5　皮肤切口

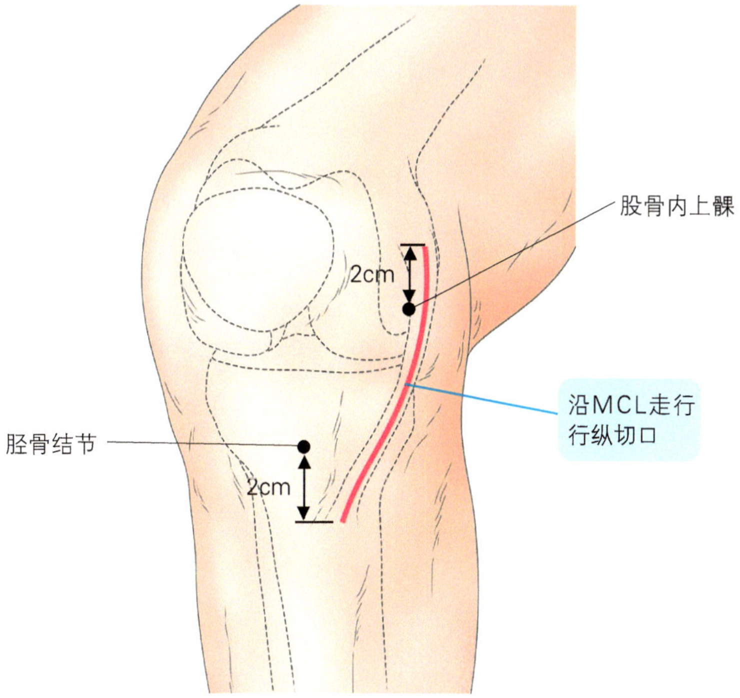

图6　显露MCL浅层结构

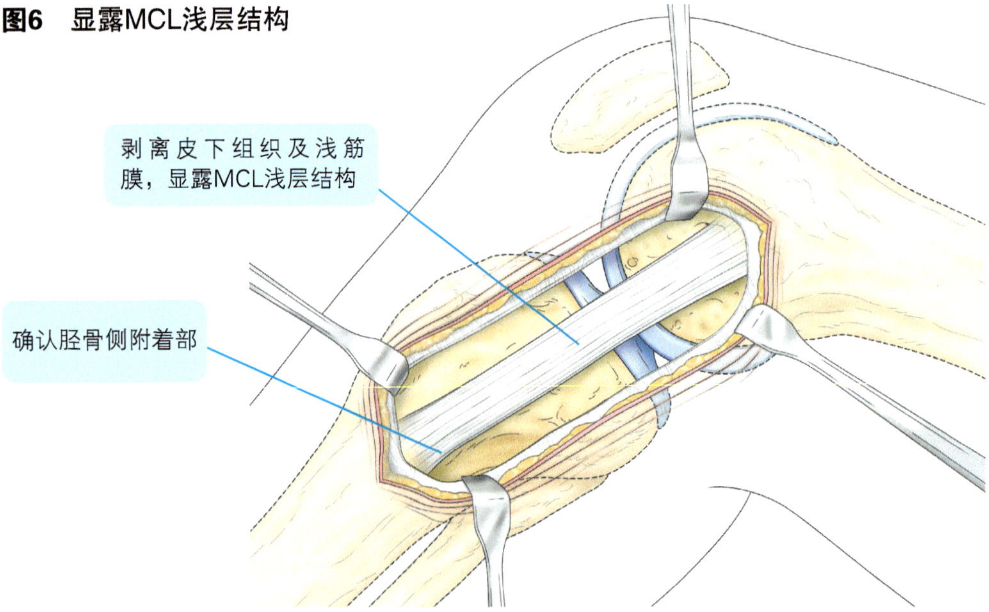

图7　浅层MCL的分离

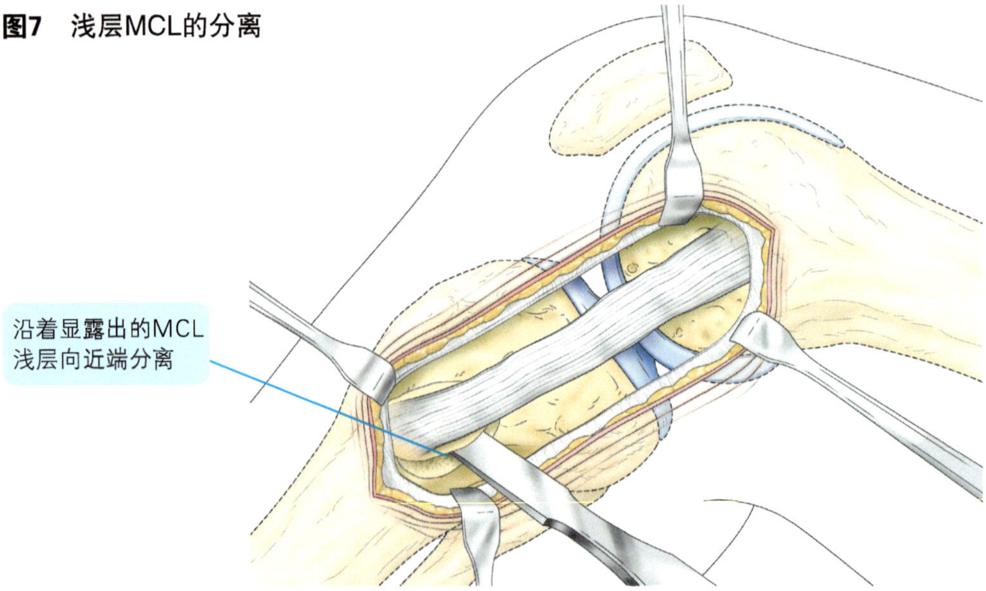

4 MCL股骨、胫骨侧附着部的确定与缝合　难点

◆ 胫骨侧附着部

胫骨侧附着部可在切除瘢痕化MCL的时候确定，使用骨锯、骨凿等，进行创面新鲜化处理。

手术技巧及注意事项

显露时注意不要伤及深层的MCL。

将尾端穿有两端带针的2号不可吸收线的组织缝合锚（Acufex公司制，wedge型）5～6枚植入胫骨侧附着部（**图8**）。设计重建的胫骨侧附着部有足够的接触面积，并且保证重建的MCL直线走行至股骨侧附着部。如**图9**所示组织缝合锚的植入位置应错落有致。

手术技巧及注意事项

组织缝合锚植入时有时会出现拔脱现象，须引起注意。

维持移植韧带足够张力的状态下，用组织缝合锚所附带的 2号不可吸收线自远端开始缝合（**图10**）。

图8　胫骨侧植入组织缝合锚

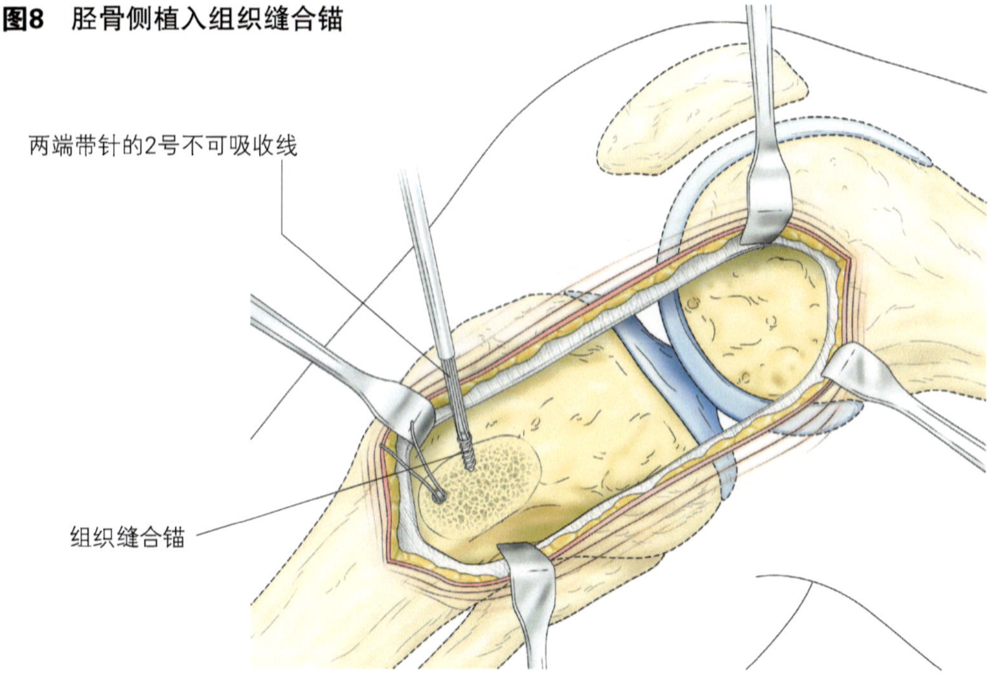

图9　组织缝合锚的位置

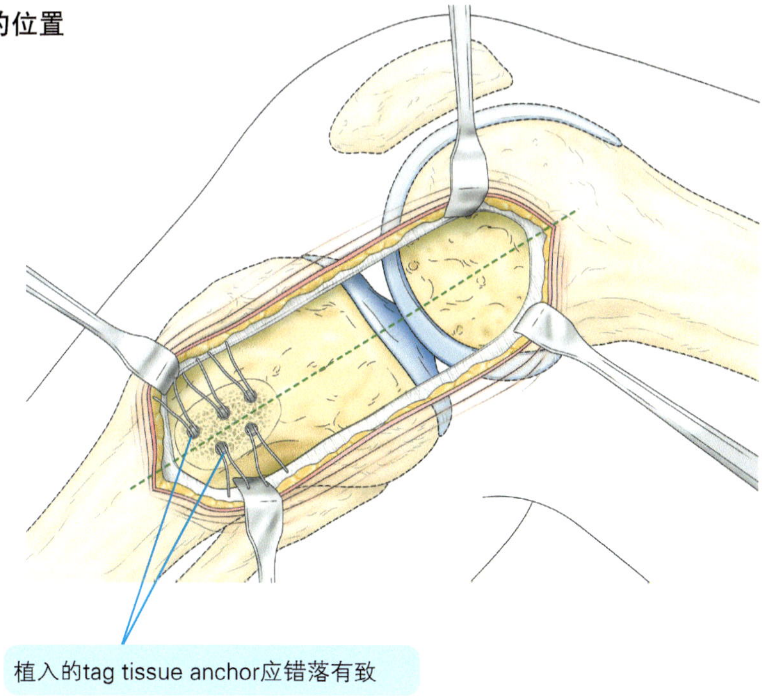

图10　胫骨侧的缝合

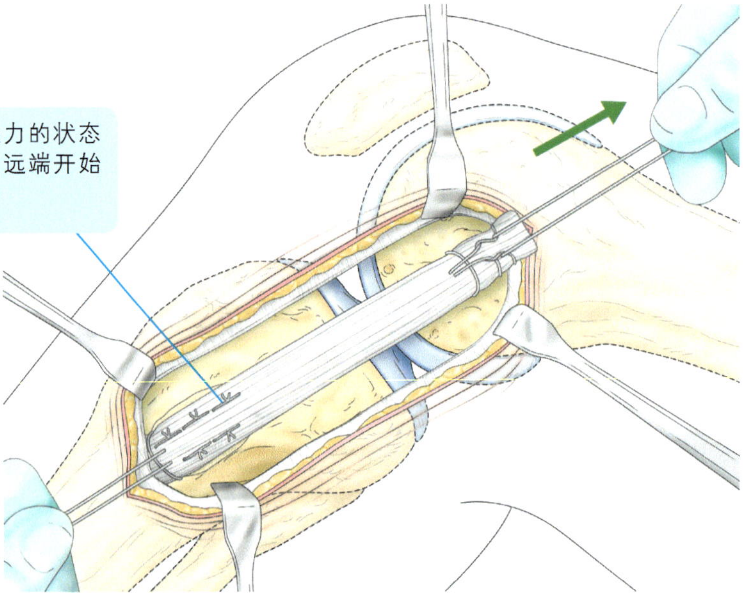

图11　切取股骨侧骨块

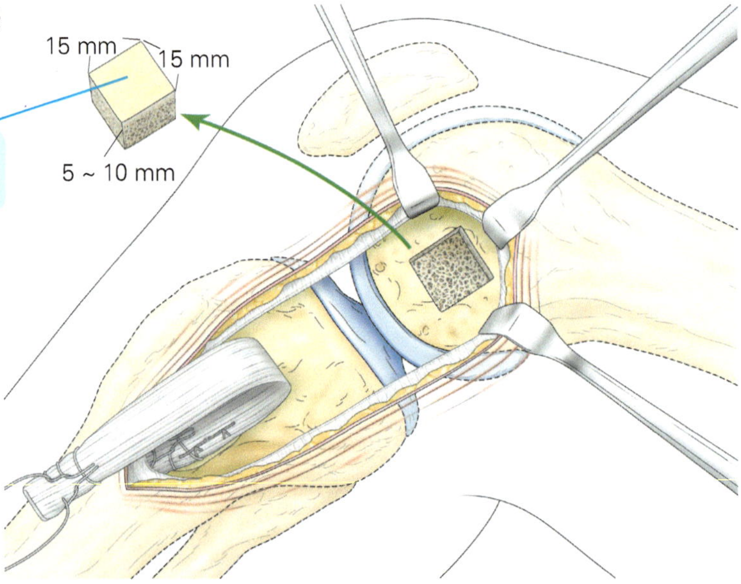

◆ 股骨侧附着部

牵拉胫骨侧缝合、固定好的移植物并施加一定的张力，通过被动屈伸活动寻找并确定股骨侧附着部的等长点。以确定的附着部位置为中心（通常在内上髁部）用骨锯、骨凿切取大小约15 mm×15 mm，厚5 ~ 10 mm的骨块（**图11**）。在切取的骨块上预先拧入AO松质骨螺钉（带垫片）备用。

手术技巧及注意事项

股骨内上髁通常凸出于周围骨质，但是也有不凸出的情况或者错将内收肌结节当作内上髁的情况发生，应予以重视。

采取膝关节屈曲约45° 的盘腿位（**图12**），拉紧移植物并将其嵌夹于切取的骨块与骨床之间进行压迫固定（**图13**）。

图12　固定时的肢体位置

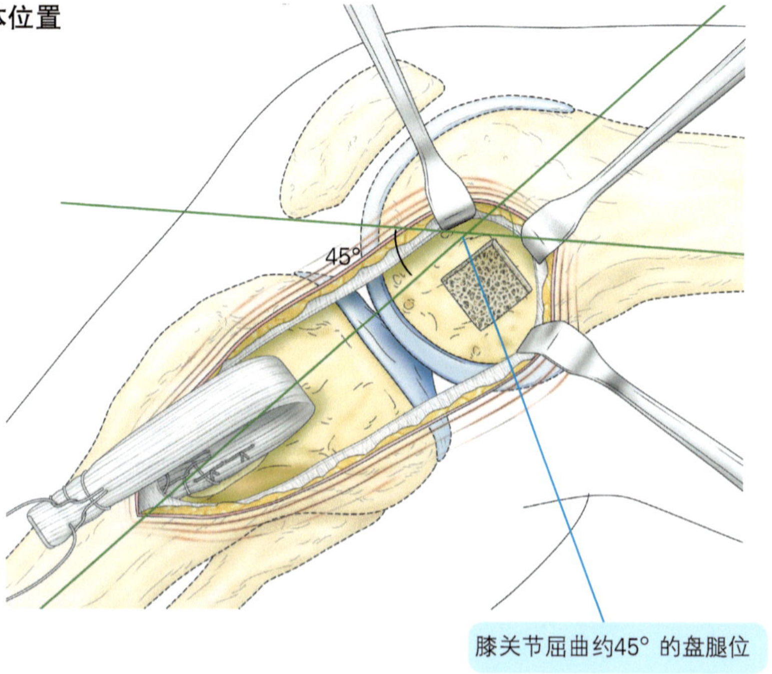

图13　股骨侧的缝合固定

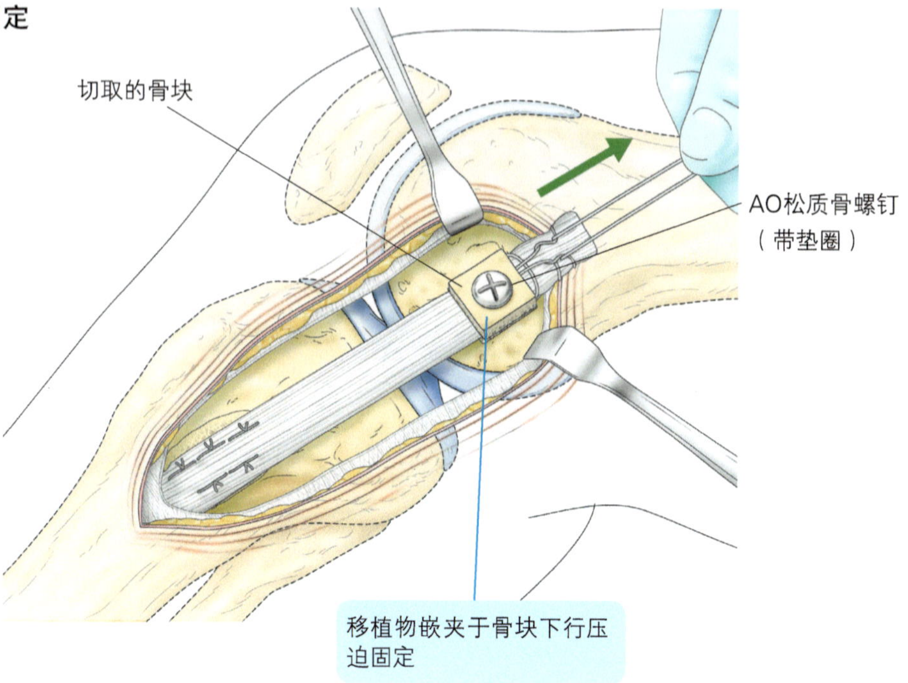

康复治疗

膝关节轻度屈曲位固定3周，术后4周开始部分负重，6周完全负重。术后6～8个月后可以进行竞技运动。

●**文献**

[1] 堀部秀二. 前十字靱帯と内側側副靱帯合併損傷の再建術. 新 OS NOW No.8 関節不安定症の手術療法－靱帯再建術を中心に，メジカルビュー社，2000, 110-117.
[2] 堀部秀二. 膓脛靱帯を用いた内側側副靱帯再建術. MB Orthop, 2002,15：119-124.
[3] 堀部秀二，北　圭介，夏梅隆至. 膝内側側副靱帯の修復および再建. 新 OS NOW No.24 膝関節外科－手術手技のすべて，メジカルビュー社，2004, 173-180.

后外侧韧带结构重建术

大连医科大学附属第一医院 张卫国 译

船桥骨科医院运动医学中心中心长 土屋明弘

本术式的优点

膝后外侧韧带结构是由LCL、腘肌腱与腘腓韧带（PFL）所组成的腘肌腱复合体、豆腓韧带及弓状韧带联合构成。要重建所有的韧带结构是非常困难的，一般选择性地重建对后外侧稳定结构起主要作用的LCL与腘肌腱复合体。腘肌腱复合体的损伤常为腘肌腱或PFL其中之一的损伤，临床上PFL断裂病例居多。通过LCL与PFL的解剖重建可明显改善膝后外侧的稳定性。然而，膝后外侧韧带结构的损伤几乎都同时伴有交叉韧带的损伤，因此必须同时行交叉韧带的重建术。

本文采用半腱肌腱来同时重建LCL与PFL。

手术方法

1 皮肤切口

患者取仰卧位，从股骨外上髁近端1 cm向腓骨头前缘行纵切口，越过腓总神经横跨腓骨处并止于其远端1 cm处（**图1**）。切口要求走行于腓骨前缘，否则将造成钻制腓骨隧道时的操作困难。

2 显露

首先要找到并保护好腓总神经，保护好股二头肌腱在腓骨头的附着部，在腓骨前方、骨膜下剥离腓总神经近端的腓骨，多数情况下可以看到松弛的LCL残端，找到外上髁与腓骨头中央部的LCL残端，若韧带残余段附着部良好则将其反转至远端备用（**图2**）。腘肌腱位于LCL稍后方的深层组织，将其解剖显露（**图3**），并在关节线上方捆扎牵引束带，通过关节镜从关节内观察确认（**图4**）。

图1　皮肤切口

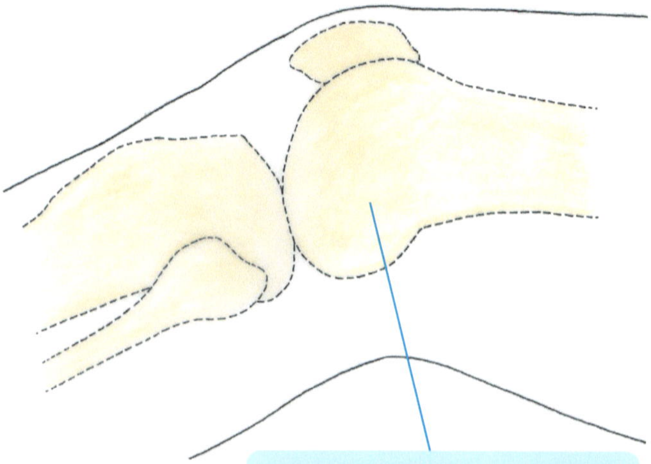

图2　LCL的翻转

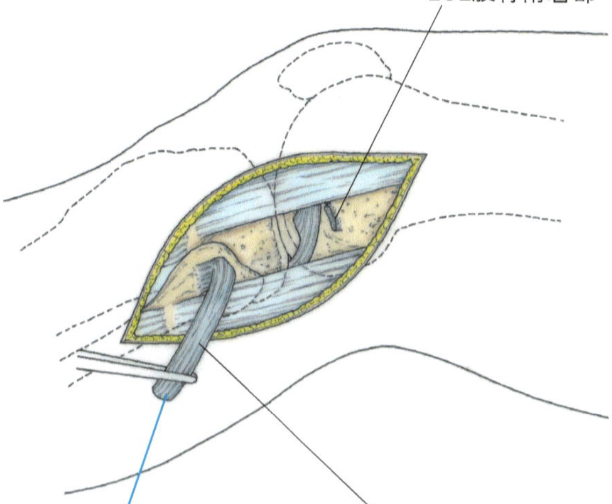

图3　腘肌腱的解剖显露

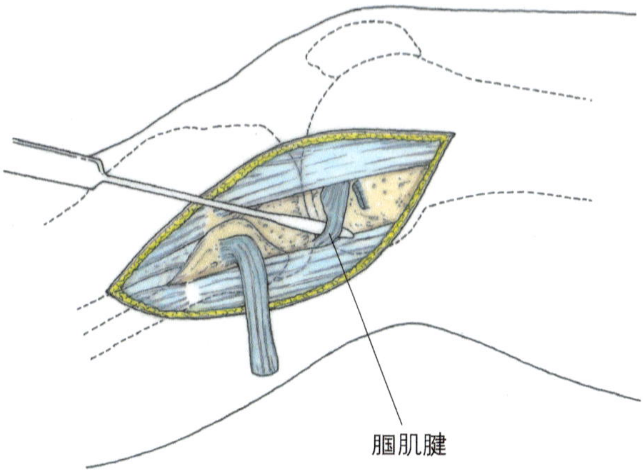

图4　关节镜下影像

从关节内观察捆扎在腘肌腱上的神经牵引带的位置。

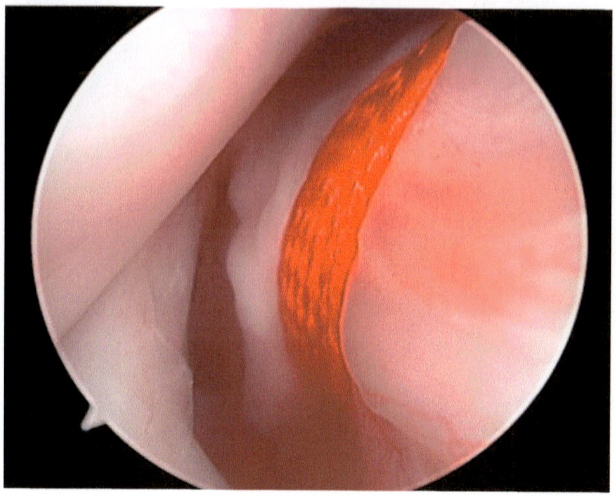

3 制作骨隧道 难点

制作重建LCL的骨隧道。在股骨附着部外上髁插入导针，为了避免与同时重建的交叉韧带骨隧道贯通，导针插入方向朝向头侧（**图5**），然后根据移植物的直径钻制骨隧道。腓骨侧则从腓骨前方朝向腓骨头中央插入导针（**图6**），使用EndoButton 空心导钻钻制骨隧道。重建PFL的骨隧道是从LCL骨隧道的远端朝向腓骨头的后缘插入导针（**图7**），同样使用EndoButton 空心导钻钻制骨隧道。将各骨隧道引入带襻的牵引线以备下一步移植肌腱的导入（**图8**）。

手术技巧及注意事项

在钻制腓骨隧道时，一定要将腓骨近端进行充分的骨膜下剥离（一直剥离到腓总神经横跨腓骨处），以留出足够钻制骨隧道的位置。显露位置太小会造成两个骨隧道开口部的贯通或LCL 骨隧道近端骨壁皮质的溃破，必须予以重视。

图5　制作LCL股骨隧道

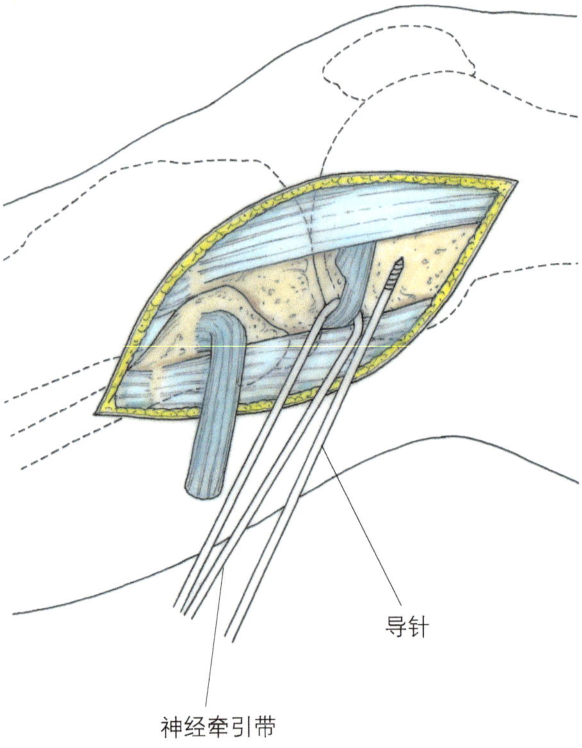

图6　制作LCL腓骨隧道

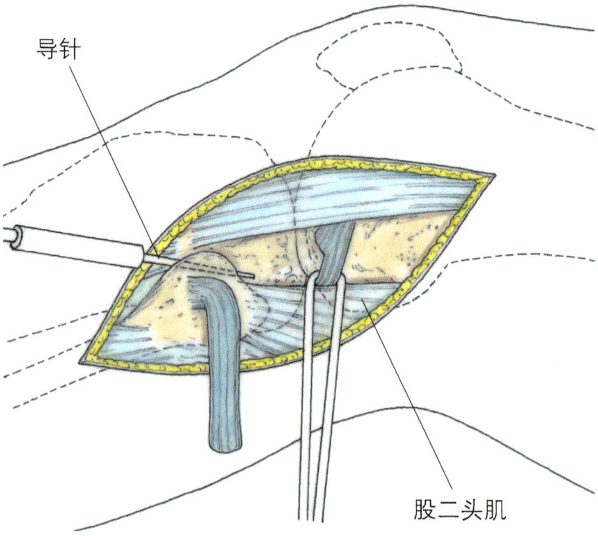

图7　制作PFL腓骨隧道

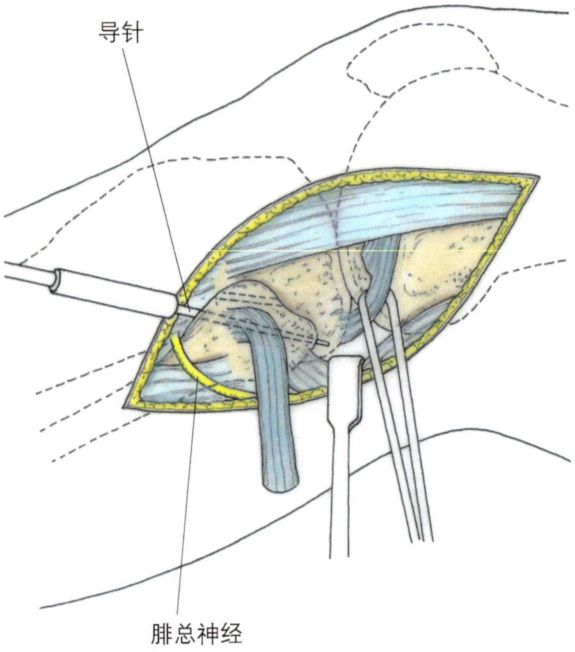

图8　引入带襻的牵引线

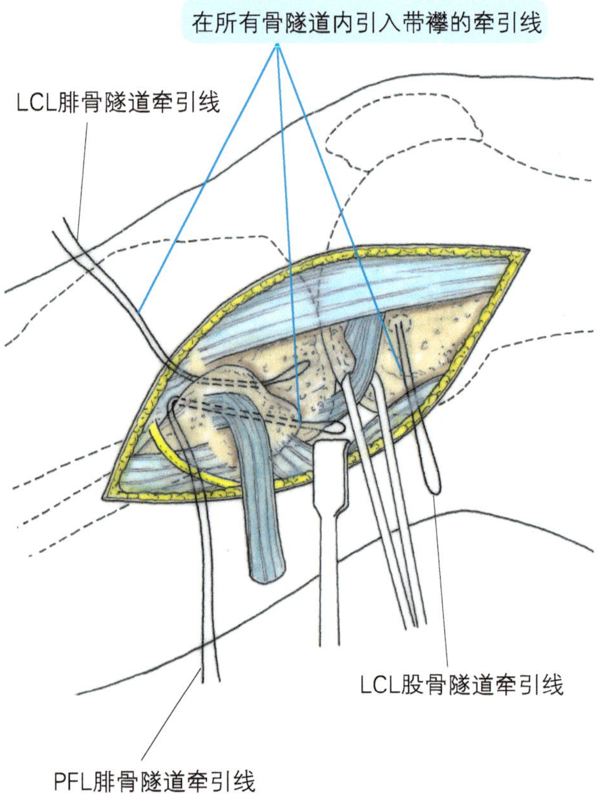

4 移植肌腱的固定 难点

在将后外侧移植肌腱引入骨隧道之前，首先将交叉韧带的移植肌腱导入其骨隧道内并完成股骨端的固定。然后先将LCL移植肌腱的股骨端导入骨隧道并使用EndoButton固定，另一端通过腓骨隧道（**图9**）后将移植肌腱反折回股骨隧道开口部位并在此切断（**图10**），剩余移植肌腱用来重建PFL。因为神经牵引带捆扎处为PFL在腘肌腱上的连接部，所以将移植肌腱通过此处缠绕一圈（**图11**）并

图9　移植肌腱引入骨隧道

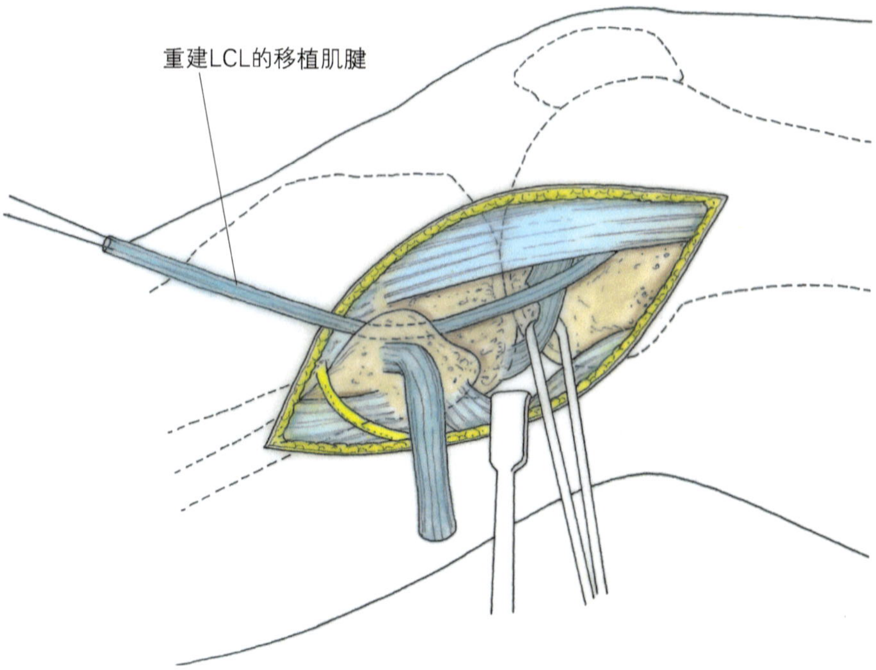

图10　切断移植肌腱

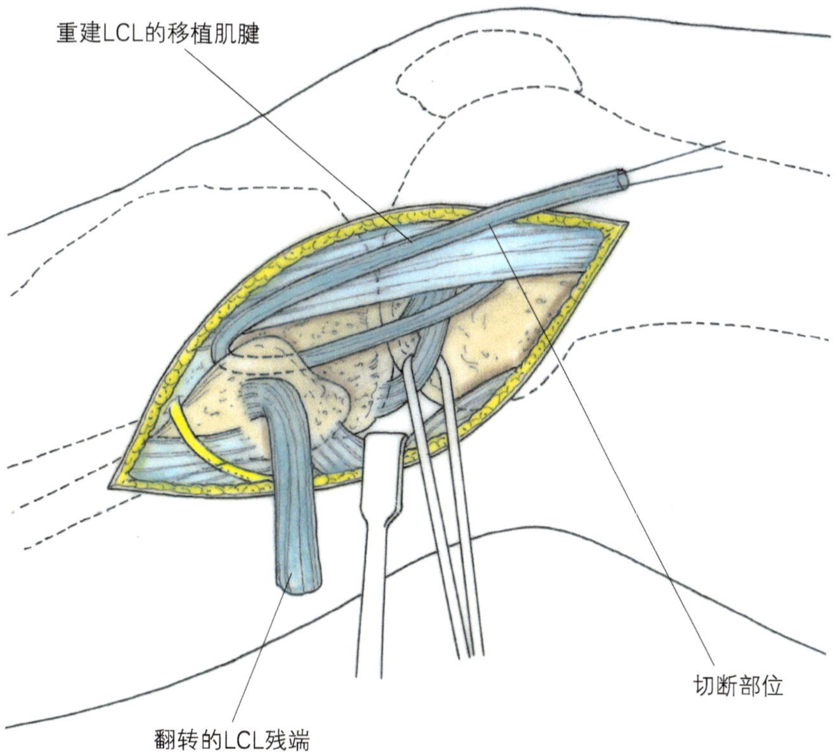

图11　PFL的重建

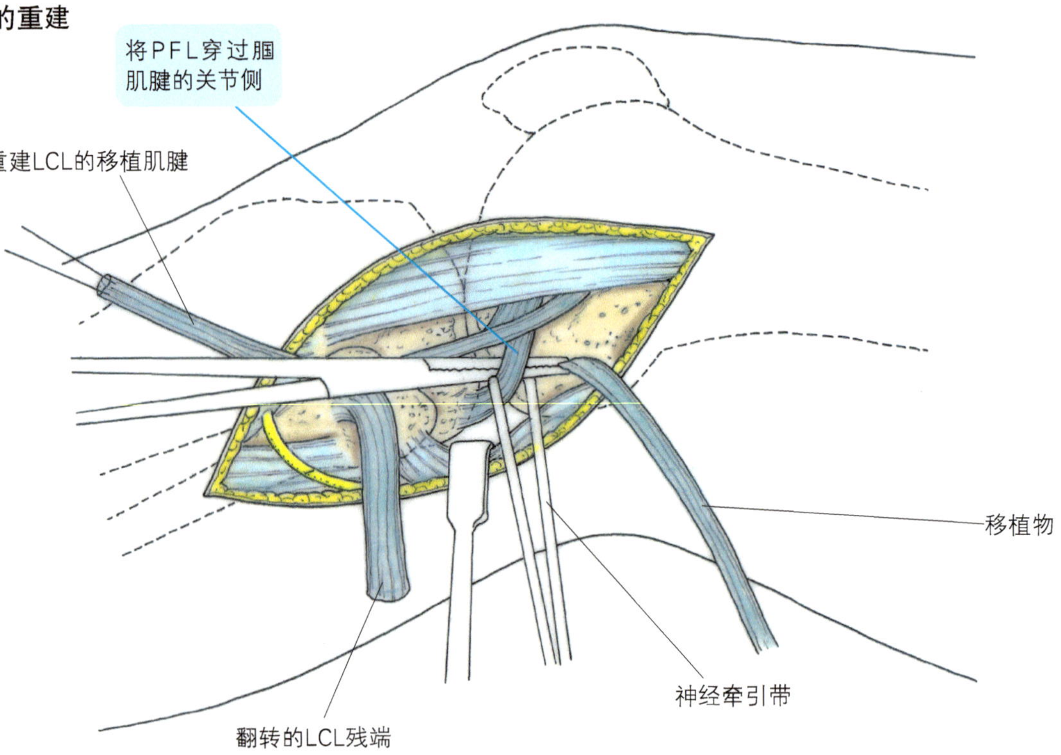

图12　移植肌腱缝合于腘肌腱上

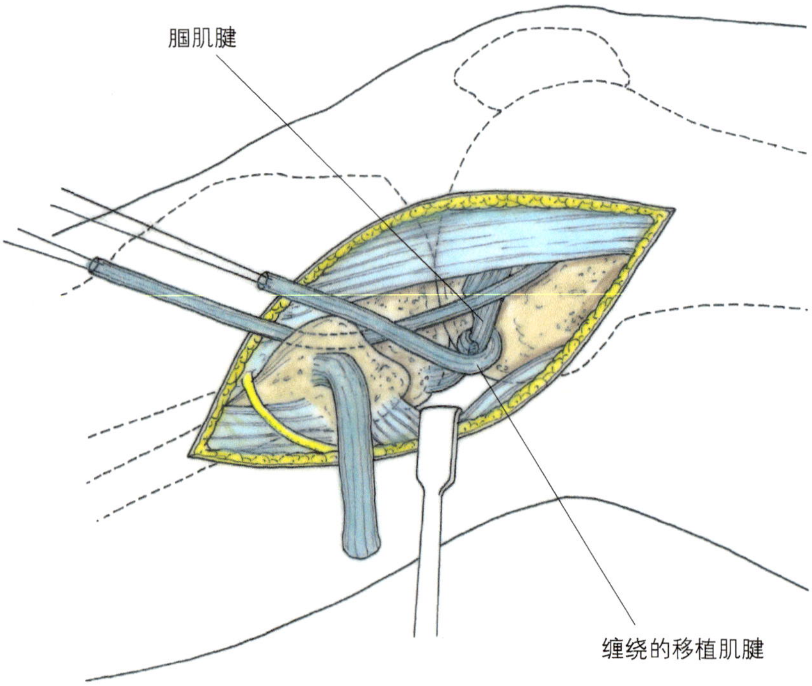

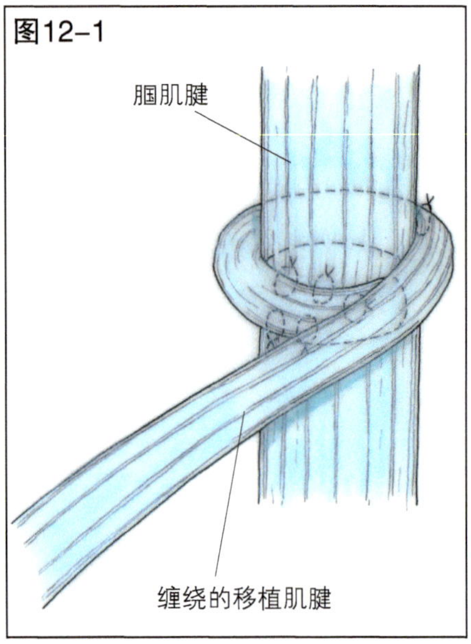

用2号爱惜邦缝线缝合固定于腘肌腱（**图12**、图12–1）。移植肌腱的另一端依据腓骨隧道的长度在相应部位切断，用2号爱惜邦缝线进行baseball glove缝合后引入腓骨隧道（**图13**）。至此所有的移植肌腱都引入骨隧道并做好了固定前的准备工作。此时将小腿近端外侧垫一布垫，在膝关节轻度屈曲位将胫骨向后内旋转使

图13 移植肌腱引入骨隧道内

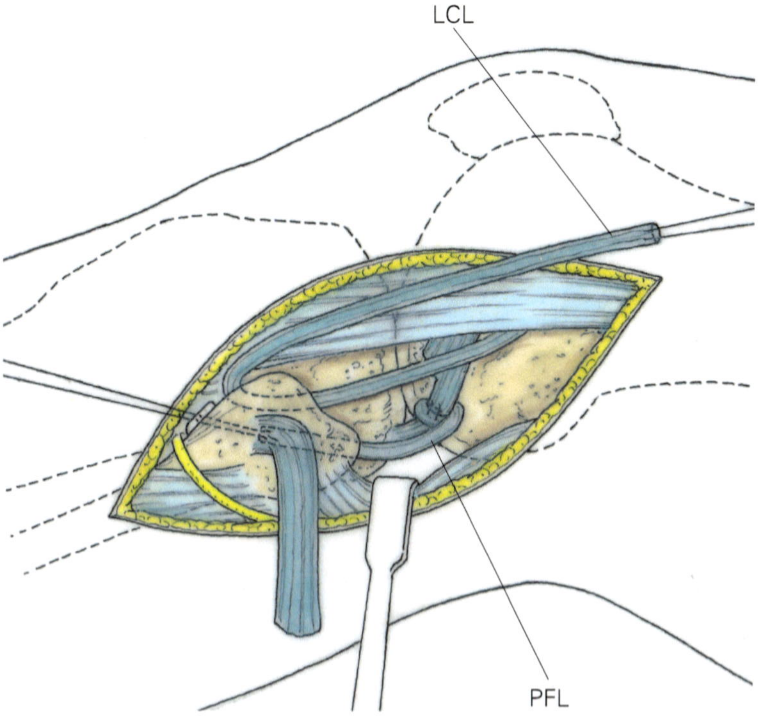

图14 PFL的固定

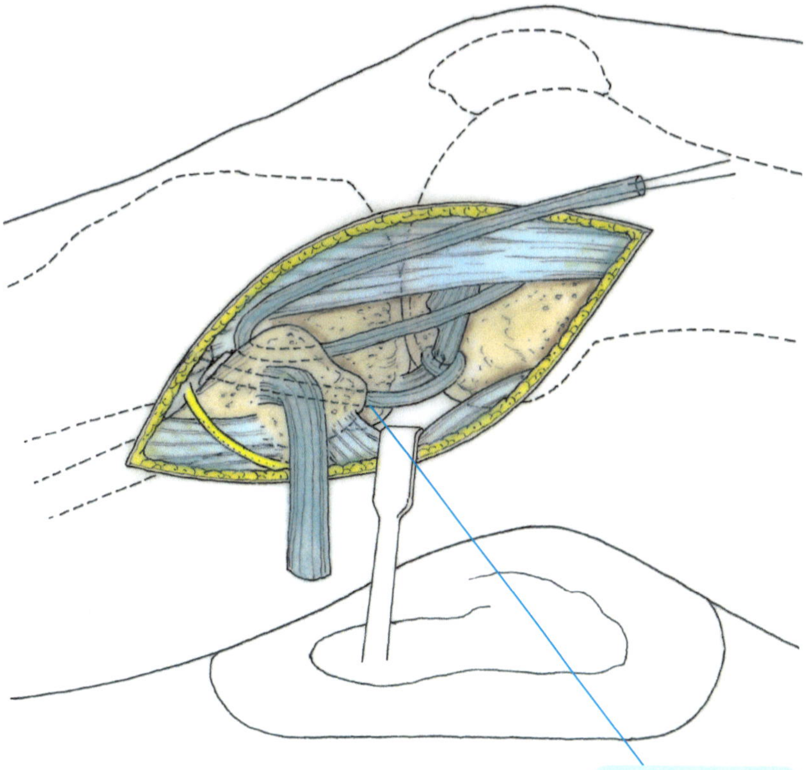

其恢复到复位状态，先将PFL采用拉出缝合法固定（**图14**），再保持同样姿势将LCL反折的移植肌腱行间断缝合固定（**图15**）。如果有LCL残端则用于重建韧带的增强固定（**图16**）。最后固定交叉韧带的胫骨端结束手术。术后膝关节轻度屈曲位支具固定。

手术技巧及注意事项

PFL在腘肌腱的缝合部位如果偏向远端，则不能有效控制旋转，缝合在远端的PFL紧张时反而引起胫骨的外旋。因此，缝合部位一定要在关节线上方。另外，重建的PFL如果过度紧张，将导致小腿正常的旋转运动功能丧失，所以必须先将后外旋的胫骨整复到正常位置后再行PFL的固定。

图15 LCL的固定

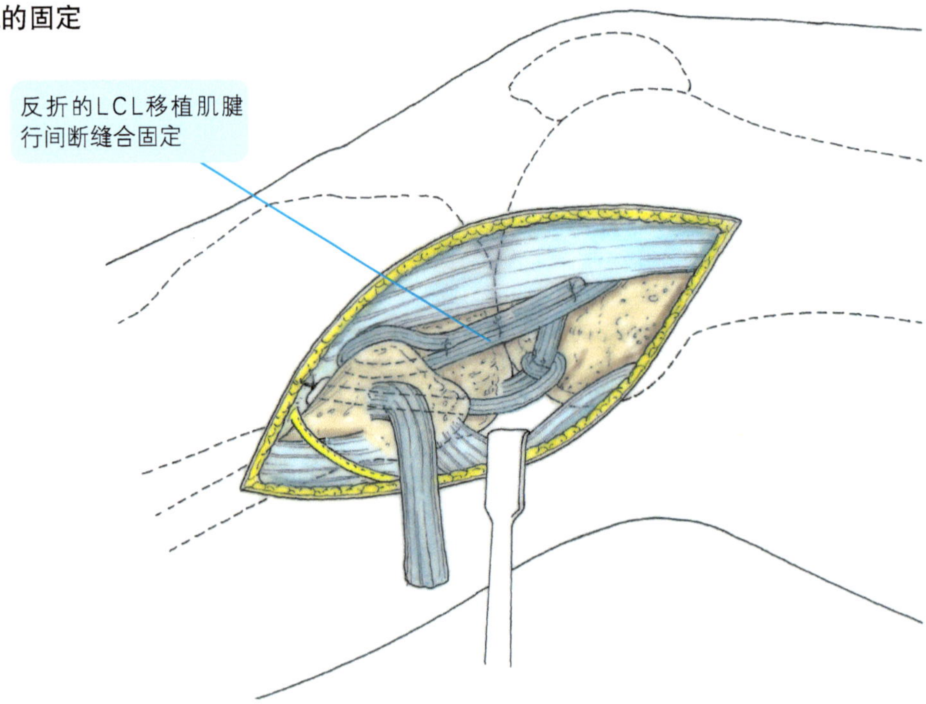

图16 利用韧带残端行重建韧带的增强固定

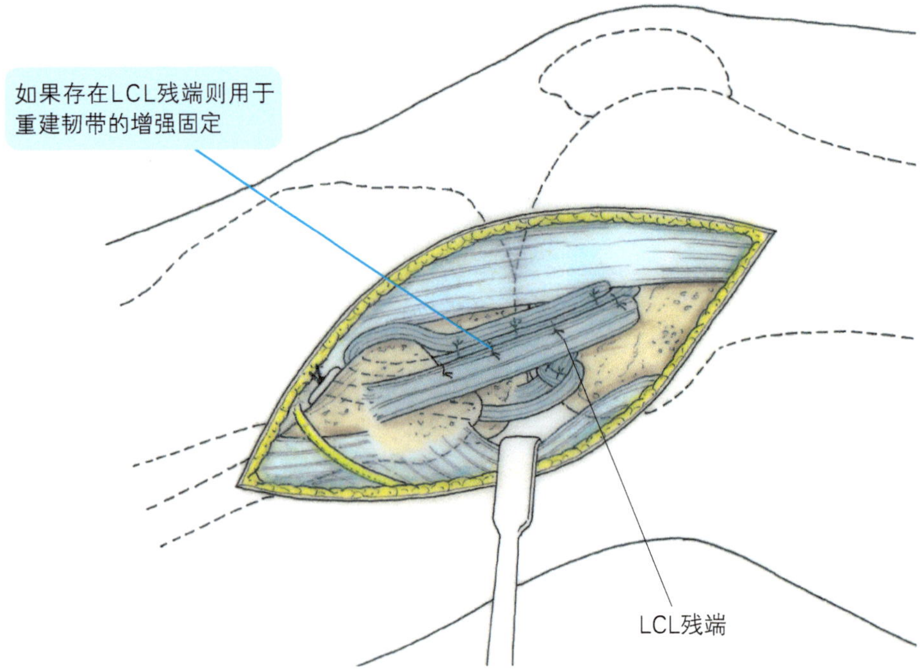

膝关节

重度多发韧带损伤的复合韧带重建术

大连医科大学附属第一医院 张卫国 译

庆应义塾大学医学部骨科学 二木康夫
庆应义塾大学医学部骨科学副教授 松本秀男

手术适应证

ACL损伤伴有PCL功能不全的双交叉韧带损伤（bicruciate ligament injury），多数会同时合并内侧或外侧韧带支持结构的损伤，我们称这种损伤为重度多发韧带损伤。关于每一种韧带损伤的诊断及详细的手术操作技术请参照前面各章节所述，本章在此主要介绍重度多发韧带损伤的治疗策略及实际手术操作技术。

重度多发韧带损伤的病理状况极其复杂，术前诊断及手术方式的决定也颇为棘手。这是因为其病症不单纯是各种韧带损伤所导致的关节不稳定单纯相加那么简单，特别是双交叉韧带损伤时，很难判定膝关节的中间位置，临床体检时也难以对前、后向不稳定做出准确评估。而陈旧性病例易发的关节挛缩、MCL及关节囊等周围组织的损伤与肥厚、损伤韧带间的粘连等问题的存在，使得其病理状况更加复杂。

陈旧性多发韧带损伤重建术的适应证筛选见**图1**。ACL重建术的适应证观点明确，不存在争议，但PCL重建术的适应证目前还没有一致的见解。PCL Ⅲ度损伤的手术适应证为胫骨台阶消失，胫骨相对于股骨后沉，后方松弛度超过健侧10 mm以上[1]。但在合并ACL损伤时，即使松弛度在10 mm以下也具备手术指征。这是因为在多发韧带损伤中仅行单根韧带重建，不仅会残留未重建韧带的不稳定，即使已重建的韧带自身的成功率也将大大下降。前、后交叉韧带联合损伤同时合并侧副韧带的损伤模式可分为内侧型与外侧型两大类。

◆ 内侧型（ACL+PCL+MCL）

MCL Ⅲ度损伤中胫骨端断裂或断端嵌入关节内的病例具有伤后早期直接修复的指征。由于交叉韧带重建如果在修复能力旺盛的伤后早期进行很容易出现关节挛缩，所以一般在伤后4～6周再依据交叉韧带的稳定情况实施重建术。对于陈旧性的MCL损伤，Ⅲ度损伤残留外翻不稳定的病例及后内侧角（PMC）断裂的病例（屈膝90° 胫骨内旋位后方不稳定）则实施MCL重建术。

◆ 外侧型（ACL+PCL+PLC）

后外侧角（PLC）损伤如果合并PCL损伤，则胫骨外旋试验在30° 屈膝与90°

屈膝位呈阳性。新鲜损伤病例行胫骨外旋试验，胫骨外旋时多会主诉腘肌部位的疼痛。新鲜损伤病例即具备直接手术修复的指征，当合并腓总神经麻痹时可同时行神经探查松解术。对于陈旧性病例，则需要根据内反应力试验及胫骨外旋试验的结果来综合判断选择行PFL重建还是LCL重建，或是选择两者同时重建[1、4]。

移植肌腱的选择

在行多发韧带损伤重建术时，移植肌腱供体的选择是较棘手的问题，尤其是在行早期重建术时更为突出。在日本因为不能采用异体肌腱移植，所以需要切取健侧的腘绳肌腱。笔者等十分重视PCL双束重建的必要性，因此基本上选用同侧的腘绳肌腱来确保PCL移植肌腱的使用。有关重建韧带的移植肌腱供体选择方法简要总结于**表1**。必须充分考虑重建各韧带所需要的移植肌腱的长度差异来决定供体肌腱的选择。

图1　陈旧性多发韧带损伤重建述适应证

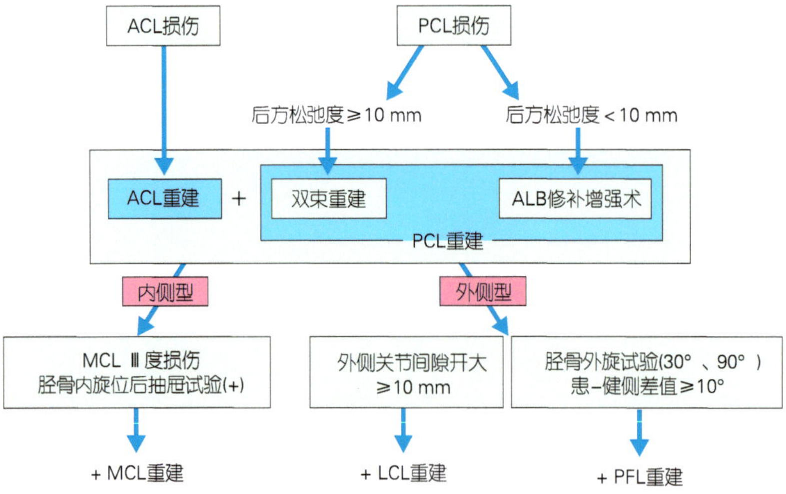

表1　重建韧带与供体肌腱的选择

*：括号内为必需的重建移植肌腱长度。

	ACL（60 mm）*	PCL（70 mm）	MCL（100 mm）	PLC（160～190 mm）
ACL＋PCL	健侧半腱肌腱（双束重建）或同侧BTB	同侧双束半腱肌腱、股薄肌腱		
PCL＋MCL		同侧双束半腱肌腱、股薄肌腱	健侧半腱肌腱	
PCL＋PLC		同侧双束半腱肌腱、股薄肌腱		健侧半腱肌腱（PFL＋LCL再建）
ACL＋PCL＋MCL	同侧BTB	同侧双束半腱肌腱、股薄肌腱	健侧半腱肌腱	
ACL＋PCL＋PLC	同侧BTB	同侧双束半腱肌腱、股薄肌腱		健侧半腱肌腱（PFL＋LCL再建）

术前再评估

体位与麻醉的确认

患者取仰卧位，采用全身麻醉。下肢托架维持膝关节于90° 屈曲位，设置C型臂位置保证在制作PCL胫骨隧道时能进行正位及侧位透视。另外，为了切取移植肌腱，健侧下肢也需要备好止血带，双下肢同时消毒铺单。

手术器械的准备（图2）

- 30° 、70° 关节镜。
- 刨削器（直、弯）。
- Acufex: 钻孔导向系统及PCL导向器。
- Vulcan：关节镜下电切系统（弯）。
- DSP(double spike plate，双齿板)。
- 胫骨剥离器、克氏针遮挡器（非必需器械）。
- 导入移植肌腱用的钢针。

图2 手术器械

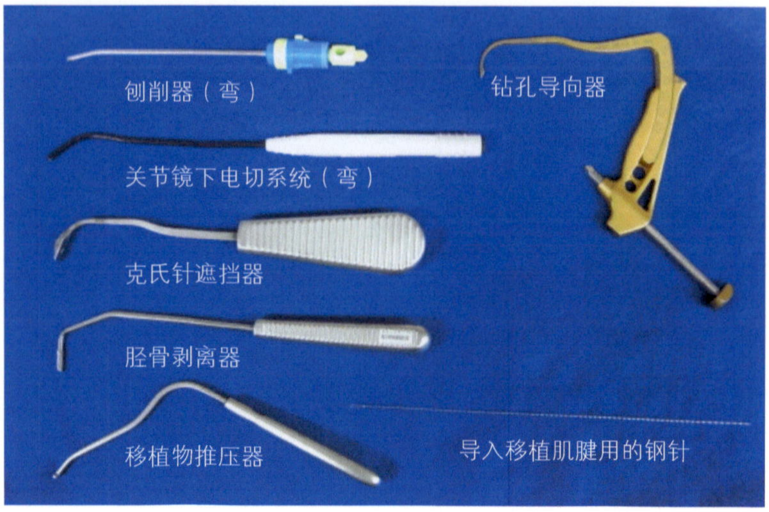

手术概要

1 切取与制作移植肌腱

ACL、PCL 重建术

2 制作股骨隧道

3 制作胫骨隧道

4 导入移植肌腱 难点

5 固定移植肌腱

PLC重建术

6 显露膝关节后外侧部

7 制作骨隧道

8 导入、固定移植肌腱

典型病例图像

【病例1】适合手术（术前）

内侧型（ACL+PCL+MCL）
44岁，男性，柔道比赛中左膝扭伤。
体格检查：
ADS(+)/反Lachman 试验(–)
轴移试验（±）
外翻不稳：Ⅲ度
内翻不稳：(–)
胫骨外旋试验：30° (–)/90° (–)

依据图1的筛选流程具备一期重建ACL+PCL+MCL的指征。
ⓐ应力位X线片，Ⅲ度外翻不稳定。
ⓑ 应力位X线片，胫骨内旋位后方不稳。
ⓒ MRI T2加权STIR影像，MCL股骨端断裂。
ⓓ MRI质子密度加权影像，ACL、PCL断裂。
ⓔ MRI质子密度加权影像，MCL后斜行纤维断裂。

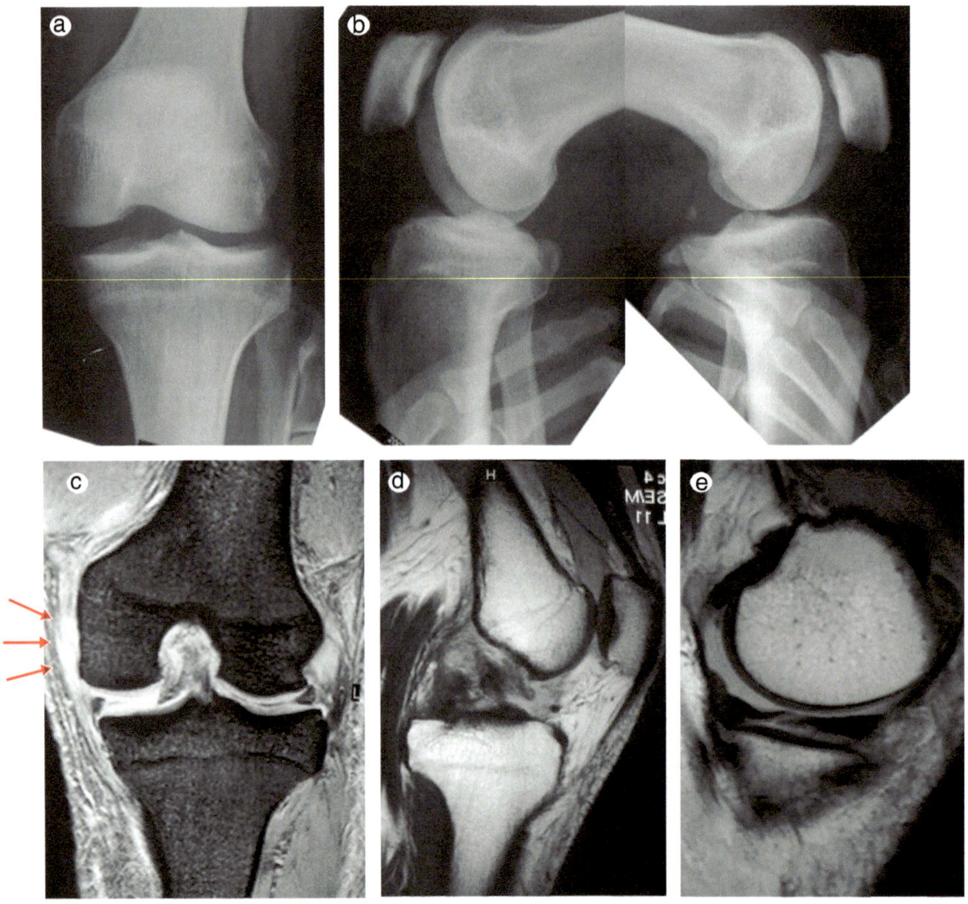

【病例2】适合手术（术前）

外侧型（ACL+PCL+PLC）
37岁，男性，20年前摩托车交通事故中膝关节脱位。伤后急诊对损伤的所有韧带（ACL、PCL、MCL、PLC）进行了一期修复。腓总神经完全断裂，行胫后肌腱移位踝背屈功能重建。5年来Tegner评分逐渐改善。半年前，骑自行车与机动车相撞事故致左膝再次脱位。
体格检查：
ADS(+)/PDS(+)
Lachman 试验 (+)/ 反 Lachman 试验 (–)
轴移试验 (+)
外翻不稳：(–)
内翻不稳：Ⅱ度
胫骨外旋试验：30° (+)/90° (+)

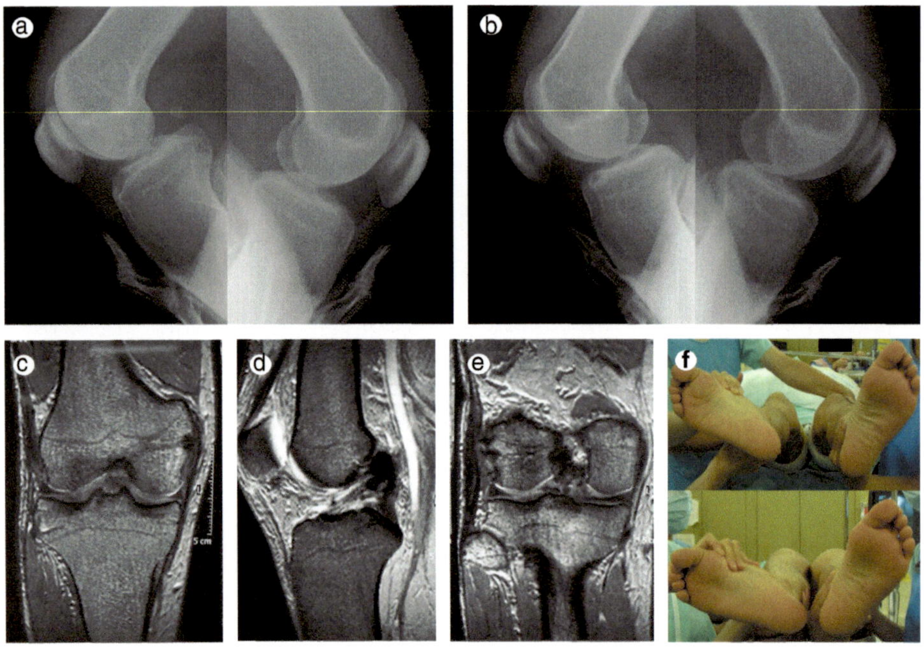

依据图1的筛选流程具备一期重建ACL+PCL+PLC的指证。针对PLC损伤的治疗，因为胫骨外旋试验30°、90°均为阳性，所以选择LCL与PFL的同时重建。
ⓐ 应力位X线片，胫骨中立位后方不稳定，患–健侧差为12 mm。
ⓑ 应力位X线片，胫骨外旋位后方不稳定，患–健侧差为6 mm。
ⓒ MCL初次手术已修复。
ⓓ 已修复的ACL/PCL在股骨端成为一体再次断裂。
ⓔ LCL影像虽然不能看到全貌，但获得较好地保留。
ⓕ 全身麻醉下胫骨外旋试验：屈曲30°（上图）及90°（下图）均阳性。

手术方法

关于每一种韧带重建术的详细手术操作技术另文叙述，本篇在此主要围绕外侧型多发韧带损伤（ACL+PCL+PLC）为中心就其一期同时复合韧带重建的手术操作技术做以阐述。手术时间是复合韧带重建手术的棘手问题，受止血带时间的限制，应首先完成必须在止血带下进行的关节内操作，即交叉韧带的重建术。MCL及PCL的重建因为超出止血带使用时间，可在中途松止血带的时候实施。

1 切取与制作移植肌腱

近年来，很多临床研究报告了PCL重建中采用双束重建的优点[4、6]，一般多选用半腱肌腱与股薄肌腱作为供体肌腱进行PCL的双束重建。另一方面，ACL重建移植肌腱多选用同侧的BTB或对侧的半腱肌腱，但具体还需要根据重建韧带的种类及样式来决定（**表1**）。因为股四头肌对PCL移植肌腱具有保护作用，所以，为了确保PCL重建后的临床效果，仅需要重建ACL、PCL时，ACL的供体肌腱选用健侧的半腱肌腱。

半腱肌腱与股薄肌腱从附着处连带骨膜一同剥离，用2号高强线系紧并用取腱器切取。切取BTB时要求宽度10 mm，横断面呈等边三角形，使用微型骨锯可使切取操作简单化。半腱肌腱与股薄肌腱两端用2号高强线做 baseball glove 缝合后备用。PCL移植肌腱的前外侧束（ALB）使用三股的半腱肌腱，后内侧束（PMB）使用两股的半腱肌腱。ACL若采用双束重建，则将半腱肌腱切分为两半，每一半肌腱折成两股分别用来重建AMB与PLB。所需要的两束移植肌腱的长度ACL为60 mm，PCL为70 mm，以确保骨隧道内段长度不少于10 mm。然后再测量移植肌腱的直径。

ACL、PCL重建术

2 制作股骨隧道（图3）

使用30° 关节镜从前外侧入路观察交叉韧带。损伤的PCL与瘢痕组织相连，初看似正常韧带结构，但若将胫骨施以前方抽出的力量并使用刨削器清除周围的滑膜组织，则可清晰看到瘢痕组织连接处。使用Barcan及刨削器清理残端后改为前内侧入路镜检，并在前外侧入路的外侧——即远前外侧入路钻制股骨隧道。此时为了将杀手转弯（killer turn）降至最小，需要将膝关节屈曲110°～120° 钻制隧道。

ALB的定位方法：膝关节90° 屈曲位时距离关节软骨缘后方5 mm，右膝位置为1：30，左膝位置为10：30。

PMB的定位方法：在ALB的后方，右膝位置为2：30，左膝位置为9：30。

后方松弛度为10 mm以下的病例常可见到残留有连续性良好的PMB，此时仅需要行ALB单束加强重建术。接下来行制备ACL的骨隧道，髁间窝狭窄的病例可采用远前外侧入路制备双束重建骨隧道，AMB骨隧道的位置可以放置在直线隆起的后方，右膝在10：00～10：30，左膝在1：20～2：00；PLB可定点在解剖附着部略偏后方。所有骨隧道都需要钻制10～15 mm长的移植肌腱通道，然后使用4.5 mm直径的空心导钻钻透股骨骨皮质，测深尺测量骨隧道长度以决定所用的EndoButton CL的襻长。

图3　制作股骨隧道

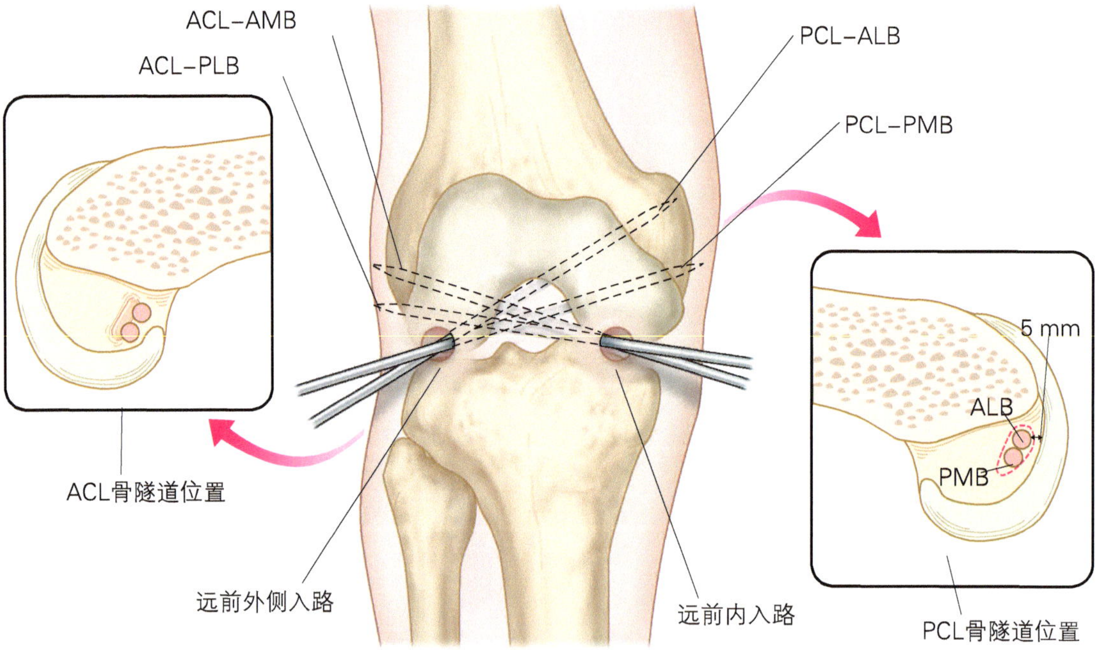

图4　制作胫骨隧道

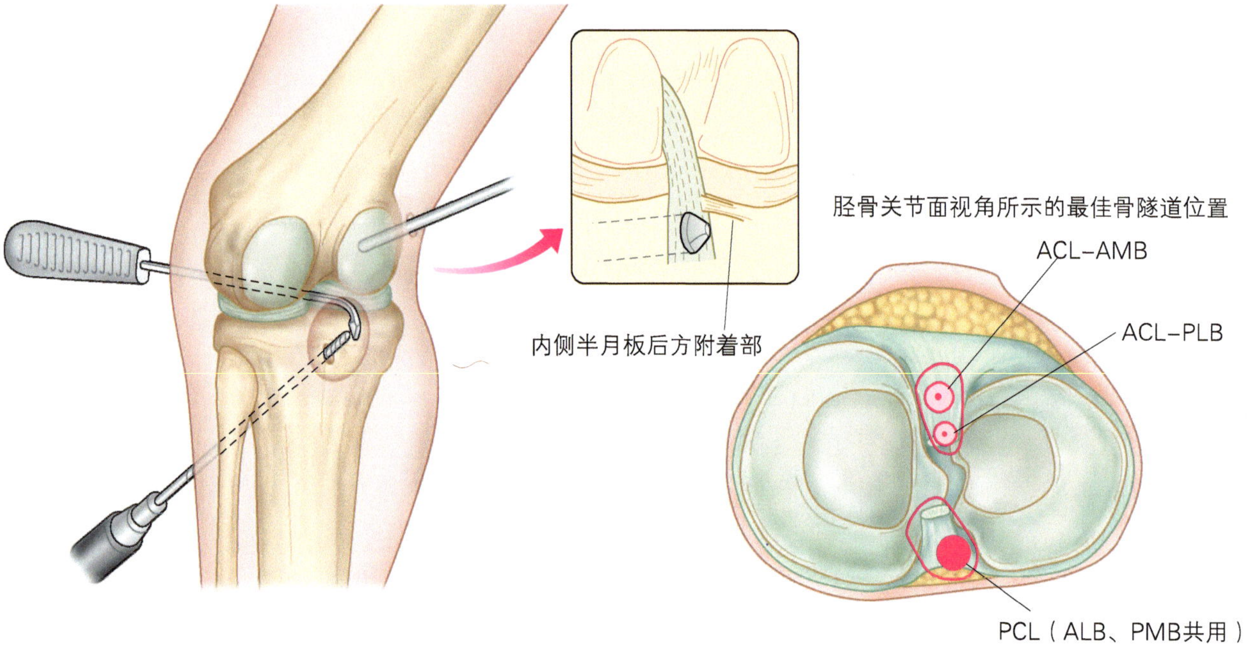

3 制作胫骨隧道（图4）

经胫骨法PCL重建的最大问题就是胫骨隧道内口部位杀手转弯问题。为了将移植肌腱安全可靠地导入骨隧道内，必须对胫骨附着部周围进行充分清理。ACL、PCL同时重建时，因ACL缺如，操作技术上反而比单独PCL重建容易一些，从后内侧入路置入刨削器及关节镜下电切系统行局部清理一直到胫骨后侧斜坡的后缘。为了使后内侧入路进出器械方便，可预先置入塑料工作套管。从后内侧入路使用70° 关节镜监视下，以内侧半月板后方附着部为标记点将导向器定位在ALB附着部略偏内下方处。术中在透视下插入导针，在使用空心导钻钻制骨隧道时应使用克氏针挡护器慎重操作。

此外，笔者等最近通过使用术中透视、弯头刨削器及弯头关节镜下电切系统等手段，无须制作后内侧入路即可完成骨隧道的制作。关于ACL骨隧道的制作在此就不做详述了，PLB定点在ACL足印区稍后方与内侧半月板内缘的延长线上，AMB定位在PLB的前内侧，即ACL足印区的前侧部分。胫骨隧道关节外口的位置关系：ACL位于鹅足的正上方或稍偏关节侧，PCL位于鹅足的下方。

手术技巧及注意事项

（1）PCL附着部的清创要一直显露到后方斜坡的后缘，这一点非常重要。特别是新鲜损伤病例残端残留较多，清理时较费时间，但不可懈怠。此处清理不充分会导致诱导移植肌腱的钢丝通过困难，或造成移植肌腱导入时在转角杀手处的嵌夹。陈旧性病例因残端吸收，清理任务较少，术中合并使用X线透视技术可以不必做后内侧入路切口，这样可以有效避免后内侧入路术后发生率较高的疼痛问题。

（2）在术中透视下插入导针及钻制骨隧道不仅可以确保安全，而且能保证骨隧道钻制在最佳位置。一方面要避免损伤后方的血管神经束，另一方面若胫骨隧道关节内口过于偏前，其后果不仅仅是偏离了解剖重建的位置，而且也将大大增加将来骨隧道扩大的可能性（**图5**）。

4 导入移植肌腱 难点

首先导入PCL移植肌腱。将导入移植肌腱用的钢针（钢针的一端带有尾孔）经胫骨隧道插入，使用抓钳将其从前外侧入路引出。将ALB与PMB的牵引线穿入钢针尾孔，从前外侧入路口牵拉两移植肌腱至其头侧的EndoButton 前端刚露出入路口为止（**图6a**）。然后使用2.4 mm直径的导针按照先PLB后AMB的顺序导入股骨隧道并翻转四孔钢板固定。ACL移植肌腱与单独ACL重建时一样按照先PLB后AMB的顺序导入，翻转EndoButton固定（**图6b**）。

图5 PCL骨隧道的角度

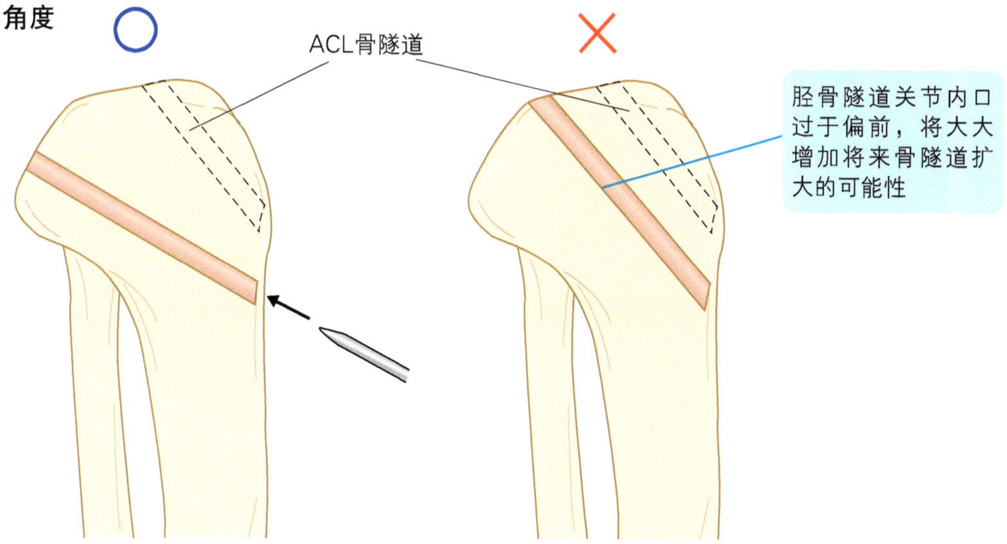

图6 移植肌腱的导入

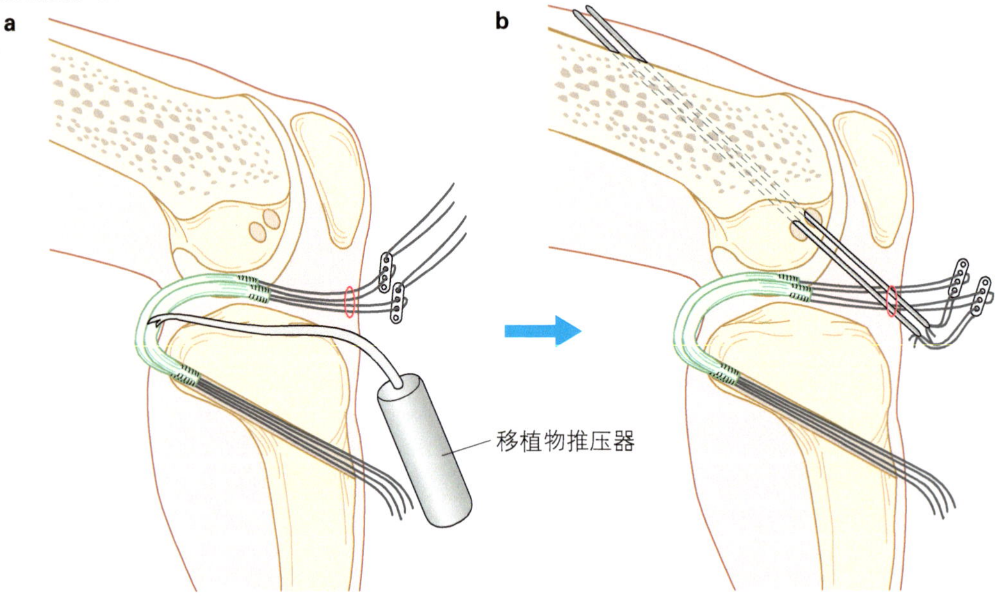

手术技巧及注意事项

只要具备一定的临床经验，骨隧道的钻制均可顺利完成，但移植肌腱导入骨隧道的步骤经常会因为胫骨隧道内口处的杀手转弯及股骨隧道口转角处的摩擦而引发困难。使用可折弯的关节镜下电切系统及专用的刨削器清理骨隧道周围组织是十分必要的。笔者等为了减少这两处转角的摩擦力，采用前述方法分成两个阶段导入移植肌腱，每阶段对应一个转角。胫骨后方杀手转弯处通过困难时，可经前内侧入路插入移植物推压器辅助将肌腱逐渐导入关节（**图6a**）。

5 固定移植肌腱

关于ACL、PCL同时重建时固定采取的肢体位置与初始张力目前还没达成一致的见解，笔者等采用30 N的张力在0° 伸膝位固定PMB、90° 屈膝位固定ALB，然后将膝关节屈曲至20° ~ 30°，施加5 N的张力（能使高强线拉直的力量）固定AMB、PLB。股骨、胫骨的相对最佳位置肉眼判定困难，会因移植肌腱固定时的体位、初始张力等而发生巨大变化，所以最好是在侧位透视下进行固定操作。胫骨端的固定材料选用DSP，四条肌腱需要备四套DSP。最近多采用两套DSP固定，每套各固定PCL和ACL的两根移植物。

PLC重建术

ACL、PCL重建后，再次行胫骨外旋试验，以检查有无实施PLC重建的必要性。需要重建时，切取健侧的半腱肌腱，两端行baseball glove 缝合备用。移植肌腱长度需要16 ~ 19 cm。

6 显露膝关节后外侧部

在此介绍的PLC重建方法为改良Larson法[8]，将整根半腱肌腱的一端用来重建PFL，另一端用来重建LCL。90° 屈膝位，切口为从Gerdy结节后缘与腓骨头之间经股骨外上髁并沿股骨干走行的10 cm弧形切口。在股骨外上髁正上方顺纤维方向将髂胫束切开3 cm，显露出外上髁。残留的LCL残端为其标志，在LCL解剖附着部中央处插入2.4 mm的导针。

随后在髂胫束与股二头肌之间分离并找到股二头肌在腓骨头的附着部，顺附着部处的纤维方向切开显露腓骨头（**图7**）。LCL止点位于腓骨头最突起的部位，认定比较容易。PFL位于LCL的深层，在LCL前方略高于关节线的地方探查寻找，陈旧性病例也可能被吸收缺如，股骨端附着部位于外上髁的前下方。在腘肌腱的附着部也同LCL同样插入2.4 mm的导针备用。剥离LCL腓骨头附着部下方约1.5 cm范围的骨膜，再进一步向腓骨头后方，即腘肌的方向显露剥离。

7 制作骨隧道

从LCL腓骨头附着部稍前方朝向腓骨头后内侧PFL附着部插入2.4 mm的导针（**图8a**），用丝线测量股骨外上髁LCL附着部与腓骨头处插入的导针间的长度变化情况。解剖位置上的LCL会显示在伸直位两固定点间距离变长，期望变化范围在2 mm以内。PFL的主要作用为限制外旋，对于内翻应力属于次要限制结构，因此不需要评估等长情况。LCL股骨附着部等长情况不满意可调整位置重新插入导针。骨隧道的位置确定后，测量所需肌腱的长度，根据半腱肌腱的直径（一般为4.5 ~ 5 mm）钻制骨隧道，LCL、PFL钻入深度均为16 mm以上。

8 导入、固定移植肌腱

将移植肌腱的一端连接EndoButton，调整襻长保证在骨隧道内的肌腱长度不少于10 mm。将移植肌腱导入腘肌腱附着部钻制的骨隧道中，从股骨内侧皮质拉出EndoButton翻转固定。将移植肌腱的另一端经由股二头肌腱下方引入在腓骨头处钻制的4.5 ~ 5 mm的骨隧道内，90° 屈膝旋转中立位在10 N的持续张力下拧入直

图7 显露腓骨头

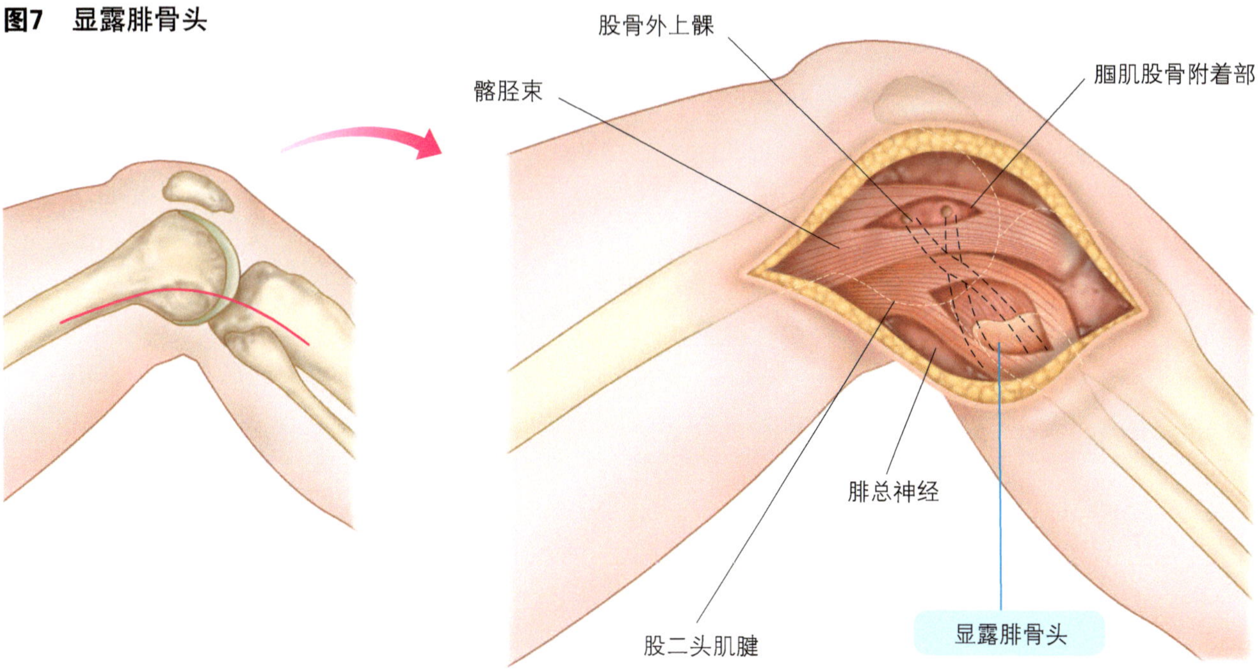

图8　插入导针

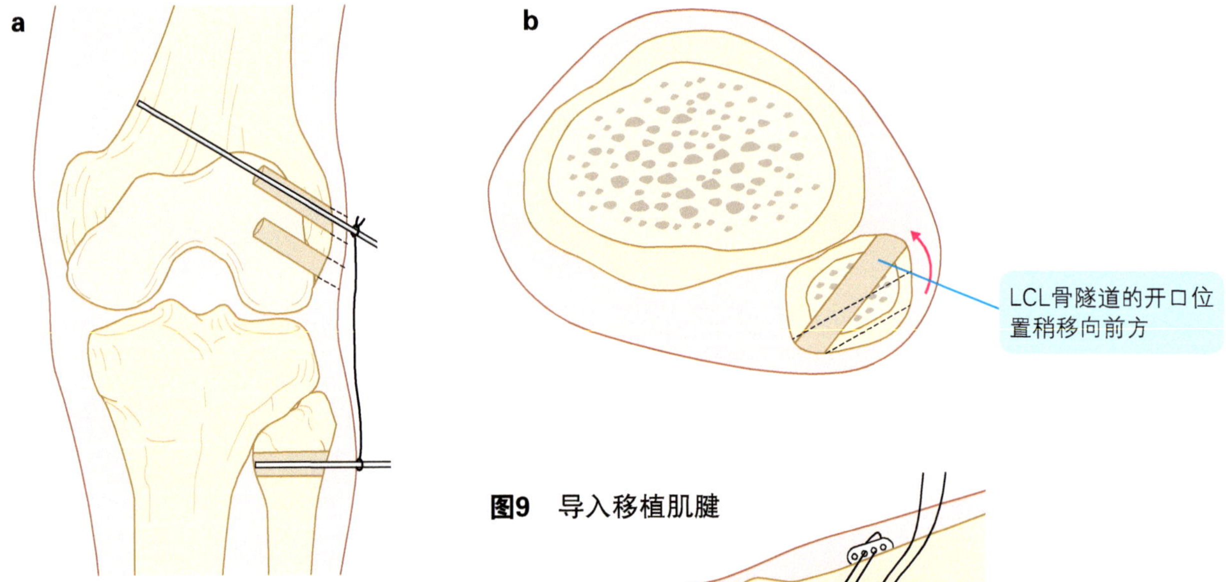

图9　导入移植肌腱

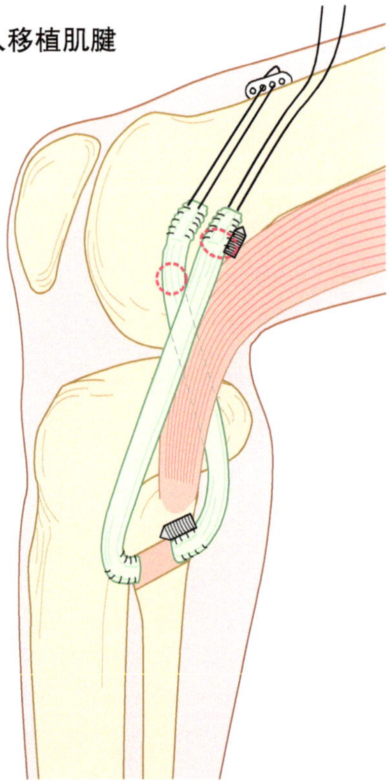

径5 mm的界面螺钉固定。再将移植肌腱的牵引线经由LCL骨隧道从股骨内侧皮质拉出，10 N张力下0° 伸膝位界面螺钉（直径5 mm）固定（**图9**）。

手术技巧及注意事项

（1）在术后腓总神经麻痹的预防方面要求必须行彻底的骨膜下剥离，约向远端剥离1.5 cm（到腓骨颈的近端）左右是安全的。但若是缺乏经验则无须犹豫，建议开始就显露神经并予以保护。

（2）在钻制腓骨头骨隧道时一定要注意避免发生皮质劈裂（cut out）情况。若腓骨头较小存在皮质劈裂风险时，作为应对策略可适当牺牲一点LCL的等长性，将其骨隧道的开口位置稍挪移到前方（**图8b**）。

（3）有关LCL、PFL移植肌腱中PFL固定时的体位、初始张力等目前还没有定论，虽然有报道推崇内旋位固定，但根据笔者的经验在内旋位固定移植肌腱所承受的负荷过大，术后早期再断裂的风险很高。采用现在的旋转中立位5 N张力固定，则只有在施加外旋应力时移植肌腱才会承受相应的张力。

典型病例图像

【病例2】 适合手术（术后）

如前所述，通过诊察及影像资料诊断为ACL+PCL+PLC损伤，实施了一期重建手术。

ⓐ 术后X线片。PCL采用同侧半腱肌腱、股薄肌腱双隧道，ACL采用BTB，PLC(LCL+PFL) 采用健侧半腱肌腱进行了重建。

ⓑ 重建韧带的关节镜下所见。

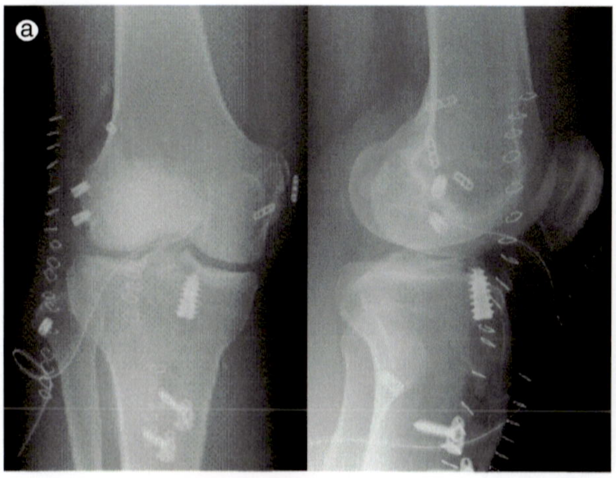

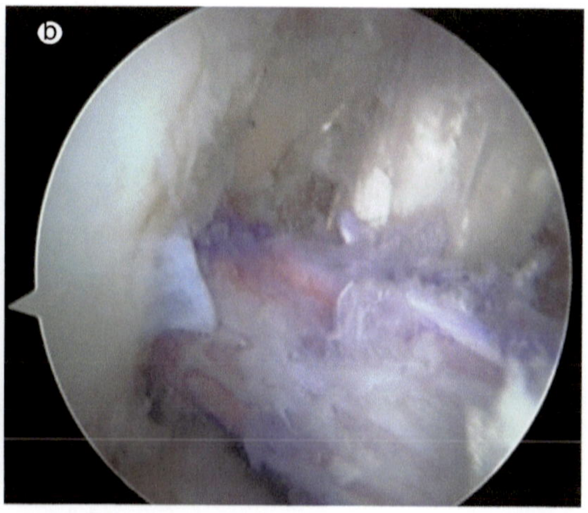

【病例3】 适合手术（术后）

35岁，女性，交通事故致伤。诊断为胫骨骨折及ACL、PCL、LCL损伤。骨折进行了切开复位内固定术。骨折愈合后检查示无内翻不稳定且胫骨外旋试验阴性，但前后向明显不稳定，实施了ACL、PCL同时重建手术。PCL采用患侧半腱肌腱、股薄肌腱双隧道，ACL采用健侧半腱肌腱进行了双束重建。

ⓐ 术后X线片。ACL及PCL均实施了双束重建。

ⓑ 重建韧带的关节镜下所见。

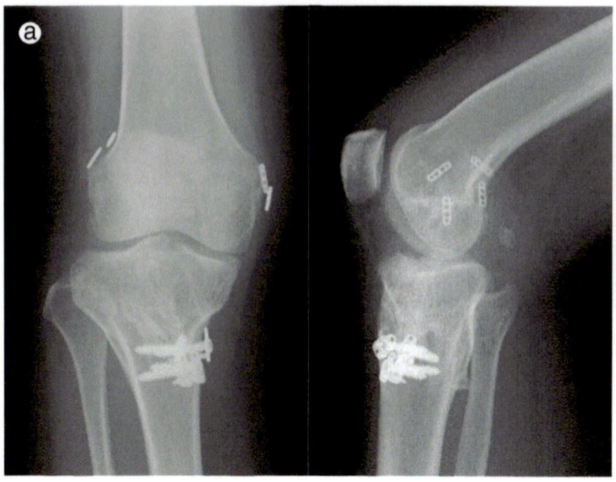

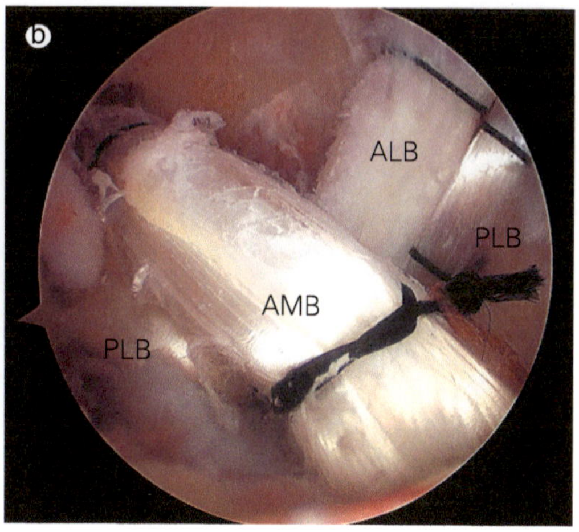

术后并发症及处理

因手术时间、止血带应用时间长，所以一定不能忽略深静脉血栓与感染等问题。对于前者需要进行抗凝治疗，超过40岁的患者可考虑使用弹力袜及足泵。

康复治疗

术后第三日拔除引流管后开始使用CPM进行关节屈伸活动锻炼，只是术后3周内屈膝不允许超过90°，术后4周内控制膝关节伸直不超过20°。术后第二日开始股四头肌的等长收缩锻炼和直腿抬高锻炼，术后2周部分负重、4周全负重活动。3～4个月开始慢跑。顺利的话，9个月后等速性肌力可能恢复到健侧80%以上，则允许恢复足球等球类竞技运动。

●文献

[1] Wind Jr W M, Bergfield J A, Parker R D.Evaluation and treatment of posterior cruciate ligament injuries：Revisited. Am J Sports Med, 2004, 32：1765-1775.

[2] Ritchie J R, Bergfeld J A, Kambic H, et al.Isolated sectioning of the medial and posteromedial capsular ligaments in the posterior cruciate ligament-deficient knee. Am J Sports Med, 1998, 26：389-394.

[3] Owens T C.Posteromedial pivot shift of the knee. A new test for rupture of the posterior cruciate ligament. A demonstration in six patients and a study of anatomical specimens. J Bone Joint Surg, 1994, 76-A：532-539.

[4] 須田康文，松本秀男，大谷俊郎．外側支持機構損傷の診断と治療法．MB Orthop, 2002, 15：47-54.

[5] Race A, Amis A A.PCL reconstruction：in vitro biomechanical comparison of "isometric" versus single and double bundled "anatomic" grafts. J Bone Joint Surg, 1998, 80-B：173-179.

[6] Race A, Amis A A.The mechanical properties of the two bundles of the human posterior cruciate ligament. J Biomech, 1994, 27：13-24.

[7] Harner C D, Janaushek M A, Kanamori A, et al.Biomechanical analysis of a double-bundle posterior cruciate ligament reconstruction. Am J Sports Med, 2000, 28：144-151.

[8] Larson R V.Isometory of the lateral collateral and popliteofibular ligaments and techniques for reconstruction using a free semitendinosus tendon graft. Oper Tech Sports Med, 2001, 9：84-90.

复发性髌骨脱位的内侧髌股韧带重建术

大连医科大学附属第一医院 张弛 张卫国 译

东京医科齿科大学研究生院医齿学综合研究科运动器外科学教授 宗田 大

髌股关节不稳定的分类及手术适应证

以髌骨反复脱位为主要表现的髌股（PF）关节不稳定的分类方法很多，下述的分类方法临床上比较便于理解[1]。髌骨脱位中绝大部分是向外侧脱位，内侧髌股韧带（medial patellofemoral ligament, MPFL）是髌骨内侧强度最高的稳定结构，承担内侧50%～60%的稳定作用[2]。

初次脱位病例多为遭受外伤而出现的髌骨脱位。一般年龄越小，或者所受的外力越小，如起立动作过程中出现的脱位等，提示髌骨的稳定性越差。在这些病例中也有很多病例具备直接手术的指征而无须等待其出现反复脱位之后再进行。临床研究报告保守治疗的再脱位率为15%～44%，要明显高于手术病例[3]。

在运动过程中遭受直接外力导致髌骨脱位的病例也不少见，这一类患者一般髌骨没有明显的不稳定因素，首先以保守治疗早期恢复竞技运动为目标，若在竞技比赛或此后再次出现髌股关节不稳定的表现，则应考虑手术治疗。

髌骨复发性脱位是因为初次的髌骨脱位诱发髌骨内侧的不稳定，当膝关节扭转或屈伸活动时反复出现髌骨的脱位或半脱位现象，或有髌股关节不稳定感。复发性脱位在临床工作中最为常见。

髌骨习惯性脱位是指膝关节活动到某一角度必然会发生的髌骨脱位，多数病例为屈曲角度增加时脱位概率加大，偶而也可见到在近伸直位时发生习惯性脱位的病例。

髌骨永久性脱位与膝关节屈曲角度无关，髌骨始终处于脱位状态。

髌骨先天性脱位是指出生后髌骨就逸脱在股骨滑车外的病例。

可以说MPFL重建术基本上适合上述所有病例。但是，要想获得髌骨的复位并维持稳定性，尤其是对于习惯性脱位、永久性脱位及先天性脱位的患者，必须进行个性化的细致分析及计划。笔者认为，MPFL对于维持复位后的髌骨稳定性具有重要作用，但是如果想依靠MPFL将不能维持在复位位置上的髌骨强行矫正复位的想法是十分危险的。

术前再评估

◆ 再次明确诊断

详细检查分析膝关节被动活动到多大角度会出现髌骨脱位，髌股关节不稳定的严重程度，肌肉收缩是增加髌骨脱位的概率还是稳定髌骨的因素，确认其静态脱位与动态脱位状况。

◉ 分析髌骨X线轴位片影像

分别在膝关节30°、60°、90°屈曲位拍摄髌骨轴位片，测量各角度髌骨倾斜与外移情况。

◉ 分析双下肢CT影像

测量伸直位髌股关节的力线情况，股骨的前倾、股骨远端的内翻、胫骨的外旋、小腿的外翻角度等，并同时了解髌骨脱位伴随的骨软骨碎片的位置等情况。

◉ MRI影像评估

确认MPFL的残存状况与断裂位置、骨挫伤的有无及部位、合并软骨损伤的详细情况，探讨手术时针对合并损伤的应对策略与方法。

◆ 手术时机的再确认

所有的膝关节手术都期望能恢复到正常关节的活动范围及获得下肢的行走功能。对于复发性及习惯性脱位的病例，术前应尽量锻炼以增加挛缩的髌骨外侧组织的柔韧性。急性脱位后计划拟行MPFL重建术时，需要充分了解残留的不稳定及合并损伤引起的疼痛，以及其他引发关节活动受限的原因，特别是急性损伤因软骨骨折等原因关节活动无法改善的病例需要早期手术祛除妨碍因素。

◆ 手术体位及麻醉方法的评估

MPFL重建术大部分采用腰椎麻醉，儿童患者需要全身麻醉。体位没有什么特殊要求，只是肥胖者在膝内后方切取半腱肌腱时较为困难。

◆ 手术器械的准备

基本上可依据ACL重建术使用的配套器械与关节镜检查相关器械来进行准备。此外，合并骨软骨游离碎片需要复位固定者、需要行骨软骨缺损修复者要准备各自相关器械。

手术概要

1 麻醉下髌骨稳定性的最终确认

2 关节镜检查及处理：评估软骨损伤程度及取出游离体

3 移植肌腱的选择、LRR 及联合应用胫骨结节移位术

4 皮肤切口、移植肌腱的选择、外侧支持带松解、胫骨结节移位术

5 切取移植肌腱

6 髌骨内侧切口和移植肌腱通道的制作 难点

7 股骨隧道位置的临时设定 难点

8 血管束带调试股骨隧道口的最佳位置，膝关节屈伸状况及髌骨的稳定性 难点

9 制作股骨隧道 难点

10 制作移植肌腱：内侧腘绳肌腱、股四头肌腱

11 应用 EndoButton 行股骨侧固定 难点

12 移植肌腱引入重建通道 难点

13 将移植肌腱固定于髌骨的各种方法

14 最终确认：髌骨稳定性（膝关节屈伸时的变化）

典型病例图像

【病例1】 适合手术（术前）

15岁，女性，网球协会会员。有髌骨脱位后发生多次打软腿现象，合并有髌骨骨折。

ⓐ 双侧髌骨轴位片。
ⓑ 右膝正位片。
ⓒ 右膝侧位片。

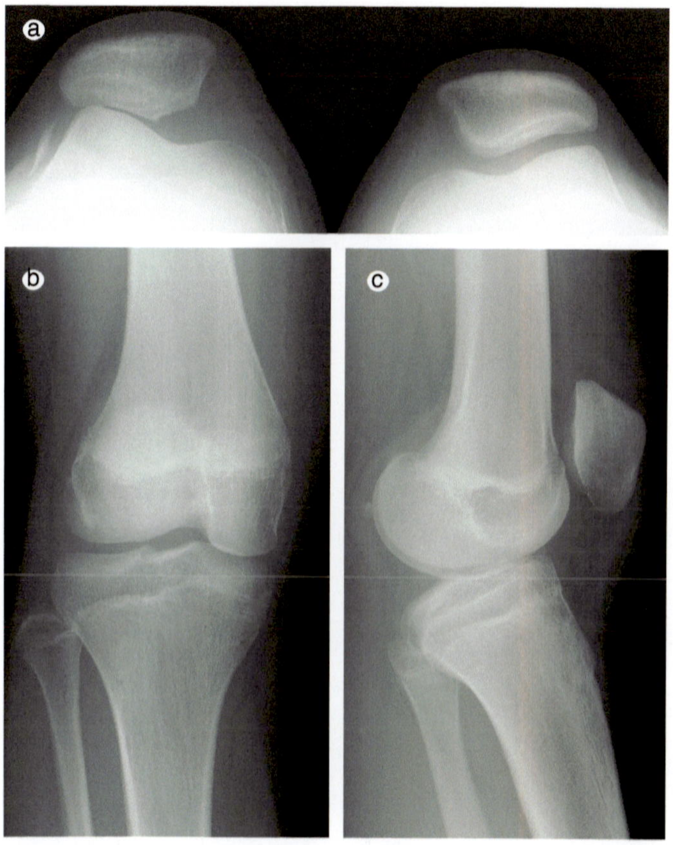

【病例2】 适合手术（术前）

16岁，男性，高中棒球选手。左髌骨脱位反复多次发作，不能继续棒球运动。

ⓐ 双侧髌骨轴位片。
ⓑ 左膝正位片。
ⓒ 左膝侧位片。

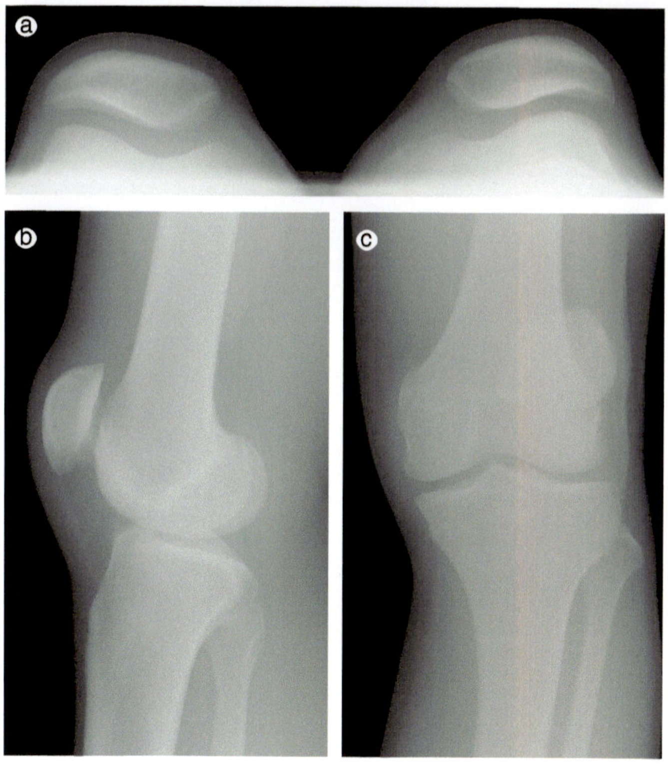

手术方法

1 麻醉下髌骨稳定性的最终确认

麻醉下检查确认髌骨是完全脱位状态还是仅处于半脱位状态并做出最终诊断，这一点十分重要。麻醉下不能完全脱位而主诉以疼痛为主的病例，意味着单纯行MPFL重建术很可能不能解决问题（**图1**）。手术开始前在麻醉下屈伸膝关节，了解髌骨的活动情况、向外移位的幅度、完全脱位的有无及严重程度等，并最终确认麻醉下膝关节被动屈伸活动时髌骨的静态稳定性与活动轨迹。

手术技巧及注意事项

麻醉下检查十分重要，必须留意分析阳性体征的病因及手术应对策略。对于术前动态肌力及力线问题严重的病例不能忽视平衡肌力所带来的影响。麻醉下脱位倾向越强，越需要切实可靠的制约脱位的处置。至少要保证在麻醉下髌骨处于稳定复位状态。

2 关节镜检查及处理：评估软骨损伤程度及取出游离体

在切开手术前首先行关节镜检查，确认髌骨外侧倾斜及半脱位的程度，评价各关节面的情况、骨软骨游离体的有无及性状（**图2**）。根据需要可在镜下行病灶清除、游离体取出等操作。同时评估关节内并发损伤的情况。

外侧支持带的松解手术可在此时使用射频等从关节内进行松解，同时观察髌骨外侧倾斜与半脱位的改善情况，为了准确观察髌股关节的情况需要从髌骨上穿刺入路进行镜检。

急性期的病例有时游离的骨软骨形态保持较好，骨软骨缺损部位清晰，对于关节面缺损较大的病例最好能将骨软骨片精确复位至缺损部位并进行有效固定。因此，术前需要根据CT、MRI在了解缺损部位、游离体的位置、缺损后的变化的基础上确定内固定方法，需要做出几种备用固定方法。但是，慢性期病例多数会出现骨软骨碎片肿大、缺损部位不明等现象，针对这类病例，笔者一般会选择在

图1　麻醉下髌骨稳定性的最终确认

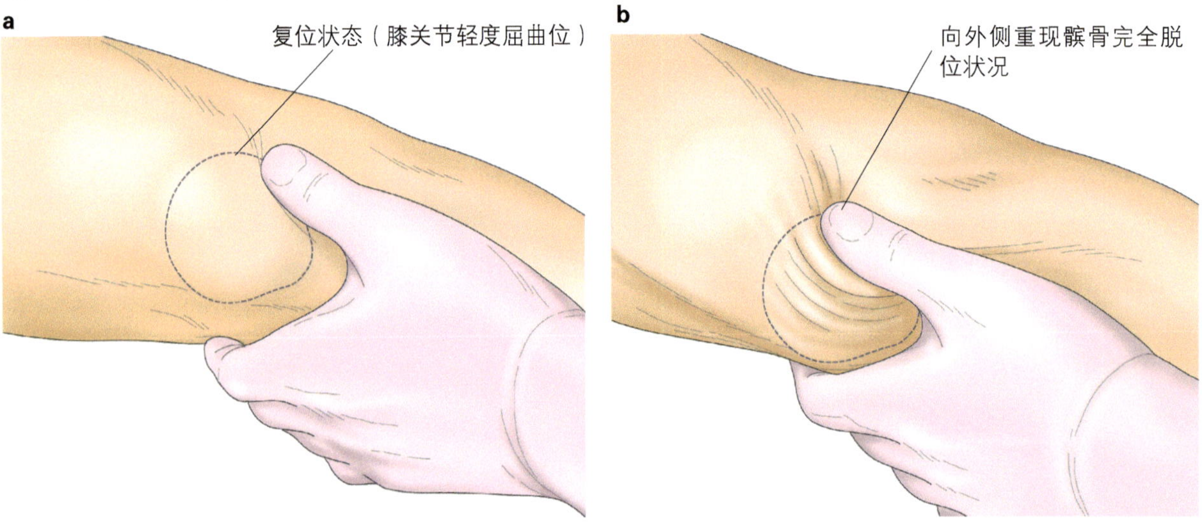

图2　关节镜下的评估

a. 髌骨中央影像。骨软骨骨折处被覆以纤维组织，表面欠平整。

b. 髌骨向外侧偏移。

c. 外侧沟处的骨软骨片贴附愈合于股骨外侧髁（箭头所示为骨软骨片愈合部位）。

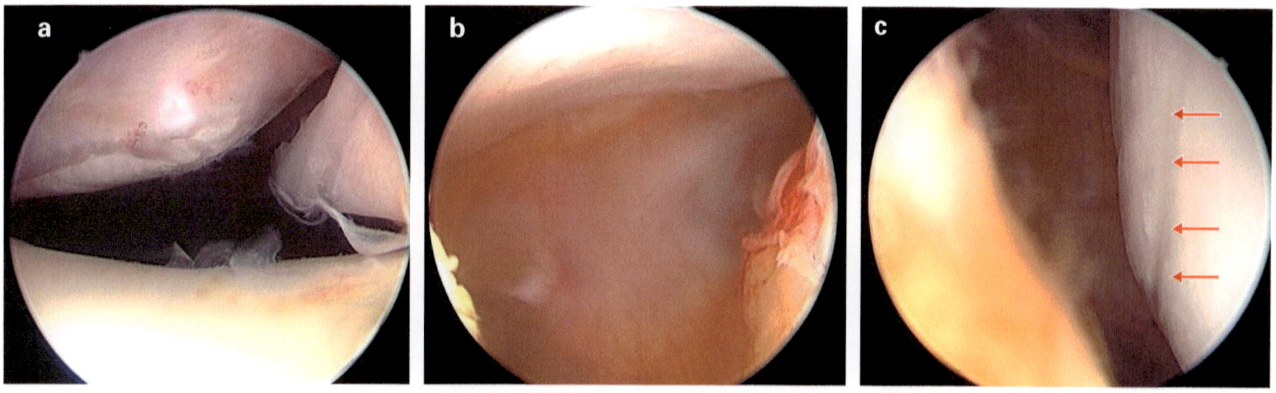

关节镜下行游离体取出，根据术后病情发展情况再决定是否行骨软骨面的修复（【**病例1**】）。采用此方法只有一例患者出现术后疼痛及创伤性关节炎改变。

手术技巧及注意事项

（1）关节镜下行外侧支持带松解（LRR），术后有时会有大量的出血及出现较严重的疼痛。应事前向患者说明肿胀与疼痛的相关问题并制订好相应对策。

（2）实施LRR时，笔者通常会在髌骨外侧做2 cm切口，在将髌骨支持带外后方切开后，在膝关节70°屈曲位与保留的关节囊相缝合，这样可以将因为LRR所导致的内侧组织的松弛降至最低（**图3**）。

（3）在关节镜下实施LRR时，须充分注意松解范围及术后出血问题。实施LRR的方法及范围不应该在术中临时决定，而应该在术前就做好计划。

3　移植肌腱的选择、LRR及联合应用胫骨结节移位术

半腱肌腱（股薄肌腱）的切取

ACL重建时通常选择在胫骨前内侧的鹅足部位做小切口然后使用取腱器切取肌腱，但本病例年轻女性居多，从美容角度考虑，选用腘窝后内侧的横切口来切取肌腱。

手术技巧及注意事项

选用腘窝后内侧的横切口来切取肌腱从美容角度考虑具有优势，但是切取的肌腱缺少附着部骨膜部分的长度，所以必须充分注意并事先对肌腱的直径及长度做出判定。

股四头肌腱的切取与广泛的外侧松解

以习惯性脱位为例，在随着屈曲角度的增加髌骨必然脱位的病例中，不实施广泛的LRR就难以达到髌骨的完全复位。这类的LRR需要另行切口松解，以保证在内侧结构重建后即使在膝关节屈曲位髌骨仍处于复位状态。实施广泛的LRR不

做相应处理，则存在髌骨向内侧脱位或髌骨内侧倾斜的风险。这种病例可选用外侧髌旁切口来切取股四头肌腱，用于MPFL的重建。此时可以切取足够厚的髌骨骨膜，确保移植肌腱长度在7 cm以上（**图4**）。

图3 LRR（“Z”字成形术）

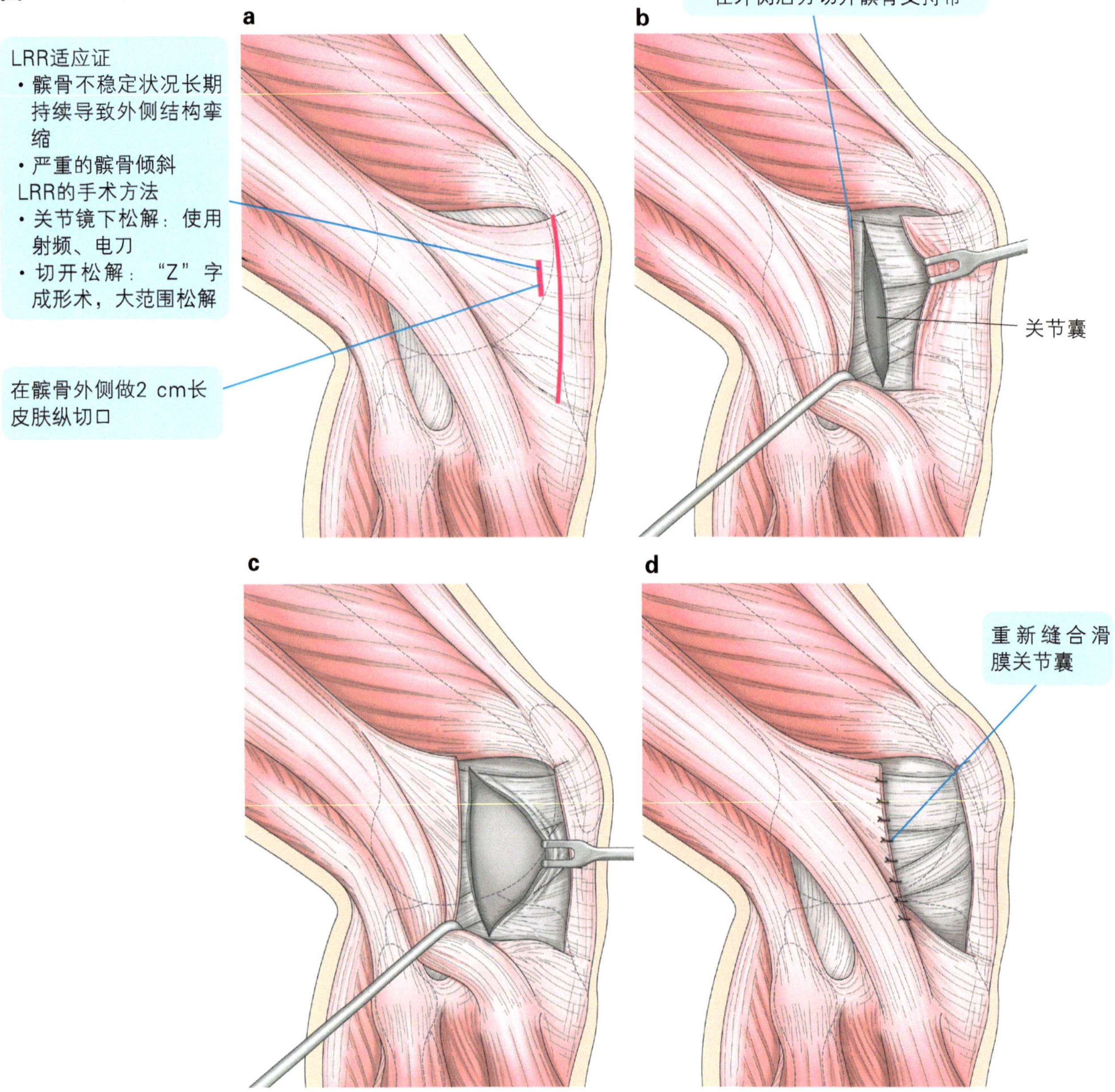

图4 使用股四头肌腱的右侧MPFL重建术后14个月

箭头表示的是用于重建的股四头肌腱包含了一部分髌骨组织。

◆ 联合应用胫骨结节移位术的适应证及方法

胫骨结节移位术的适应证包括胫骨结节外侧偏移严重病例及因髌股关节炎（patellofemoral osteoarthritis，PFOA）导致关节间隙狭窄的病例等。内移距离以向内侧移动15 mm为基准，使胫骨结节恢复到正常位置或轻度过度矫正位置。另外，根据关节间隙狭窄的程度将胫骨结节抬高5 ~ 10 mm。笔者切取胫骨近段外侧骨皮质，将其垫敷于胫骨结节下方一同向前内侧移位[5]。

手术技巧及注意事项

联合应用胫骨结节移位术的优缺点！

从笔者等的研究来看，MPFL重建联合应用胫骨结节移位术没有明确的优点[6]。目前的治疗原则是尽量不联合应用胫骨结节移位术。但是，髌股关节骨性关节炎（OA）改变明显的病例、经CT测量胫骨结节外侧偏移严重的病例及30岁以上伴有明显髌腱短缩的病例等，联合应用胫骨结节前内侧移位术，至少在术后近期可获得满意效果。

4 皮肤切口、移植肌腱的选择、外侧支持带松解、胫骨结节移位术

◆ 应用内侧腘绳肌腱的 MPFL 重建术

应用内侧腘绳肌腱行MPFL重建手术时，需要在髌骨近端内侧做3 cm长纵切口，用来完成在髌骨侧的肌腱固定操作。股骨侧固定选用以MCL股骨附着部为中心的2 cm切口（**图5**）。

◉ 移植肌腱的切取

切取内侧腘绳肌腱时，可行胫骨内前方2 cm切口或腘窝内侧3 cm横切口，使用股四头肌腱时，单纯切取采用髌骨中央近端3 cm切口即可，但通常会通过此切口行广泛的LRR，所以多选择外侧髌旁5 ~ 6 cm切口同时兼顾两者手术。

图5 髌骨近端内侧切口与MCL股骨附着部切口

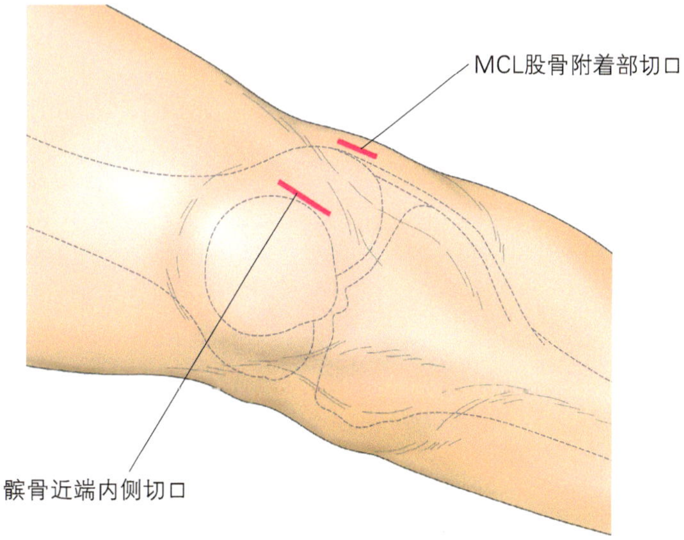

手术技巧及注意事项

关于皮肤切口的选择，术前术者需要与患者进行充分的交流并取得理解。

◆ LRR

对于髌骨外侧挛缩不严重，并且髌骨向内侧松弛不明显的病例，LRR可以在关节镜下使用电刀等在严格止血的情况下实施。但是，通常即使在关节镜下实施LRR，为了获得有效的松解也需要剥离到外侧阔筋膜为止。这样就增加了髌骨术后向内侧的活动度，存在向内侧半脱位的风险。另一方面，仅增加2 cm的切口即可实施“Z”字成形术，松解后在膝关节70°屈曲位尽量缝合外侧结构的第二层与第三层组织，可以大大减少内侧半脱位的担忧（**图3**）。

◆ 胫骨结节移位术

实施胫骨结节移位时，一般在胫骨结节近端外侧1～2 cm处向远端做5～7 cm的纵切口。在同一切口切取包括胫骨外侧骨皮质在内的2 cm×4 cm大小骨块，将胫骨结节抬高5～10 mm，内移则依据CT等测量结果做轻度过度矫正，内移10～15 mm。

将内移的胫骨结节与从外侧切取用于抬高胫骨结节的骨块，同时用两枚皮质骨螺钉固定[5]。

5 切取移植肌腱

◆ 半腱肌腱（股薄肌腱）

从腘窝部切取时，术前一定要触知到腱性结构，必要时做好标记。沿皮肤皱褶做3 cm的横切口，找出位于皮下的半腱肌腱并用单钩剥离钩出（**图6**），再找到其内侧的股薄肌腱标记备用。检测肌腱的直径与长度，如果判断内侧的股薄肌腱长度在16 cm以上，粗细适用的话则切取股薄肌腱用作移植肌腱。使用长巾钩充分显露其胫骨附着部。使用细长的肌肉拉钩一直显露到远端，直视下将肌腱从胫骨附着部切断，完成肌腱的切取。

◆ 股四头肌腱

通常与大范围的LRR联合实施，所以切取时多采用髌旁5～6 cm的纵切口。通过膝关节的屈伸及上下移动髌骨，也可以经由小切口一直显露到肌肉移行部来切取股四头肌腱。切取肌腱长度以7 cm为宜，应一同切取髌骨骨膜与骨质（**图7**）。

图6 腘窝部切口切取半腱肌腱

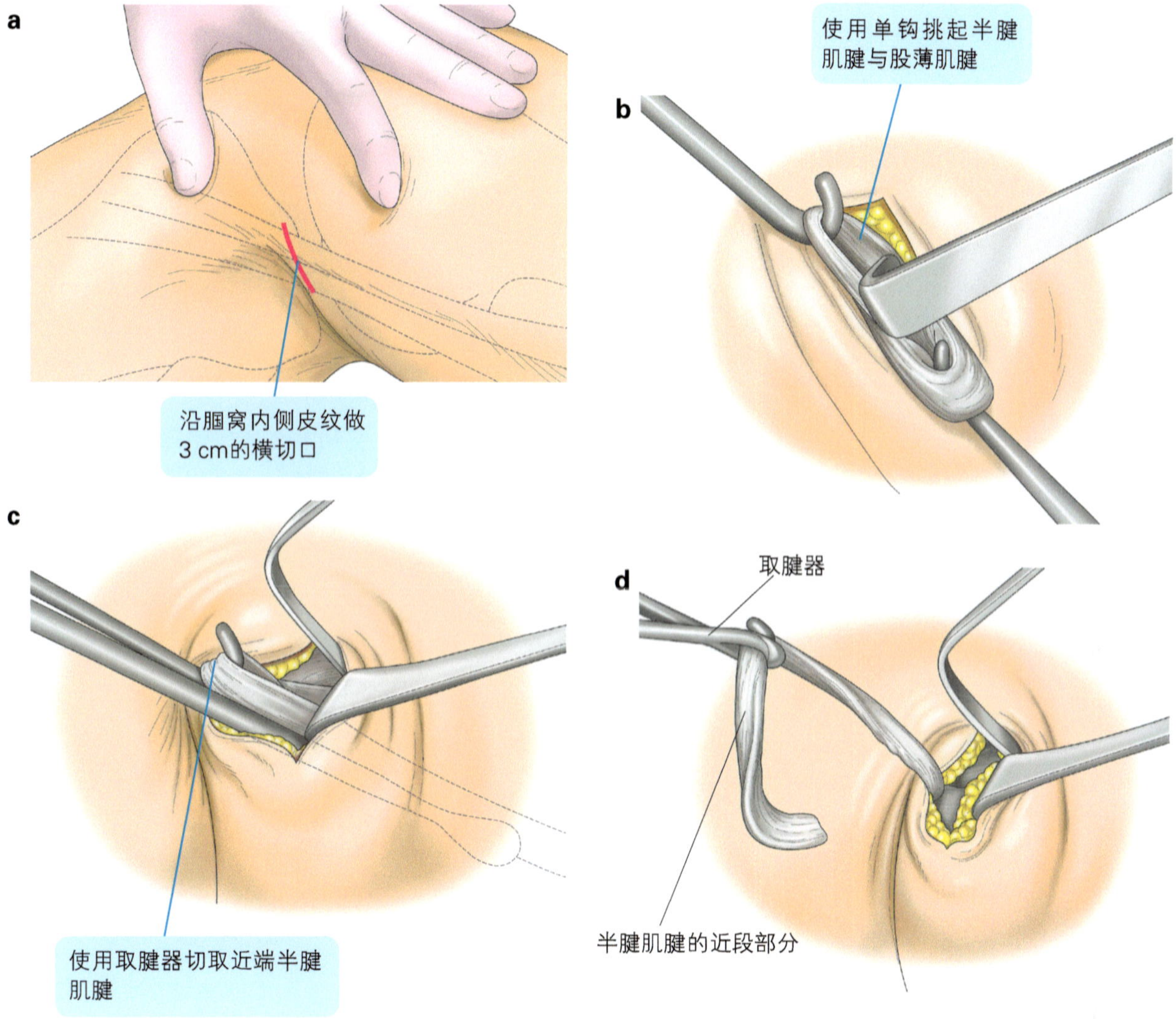

图7 股四头肌腱的切取

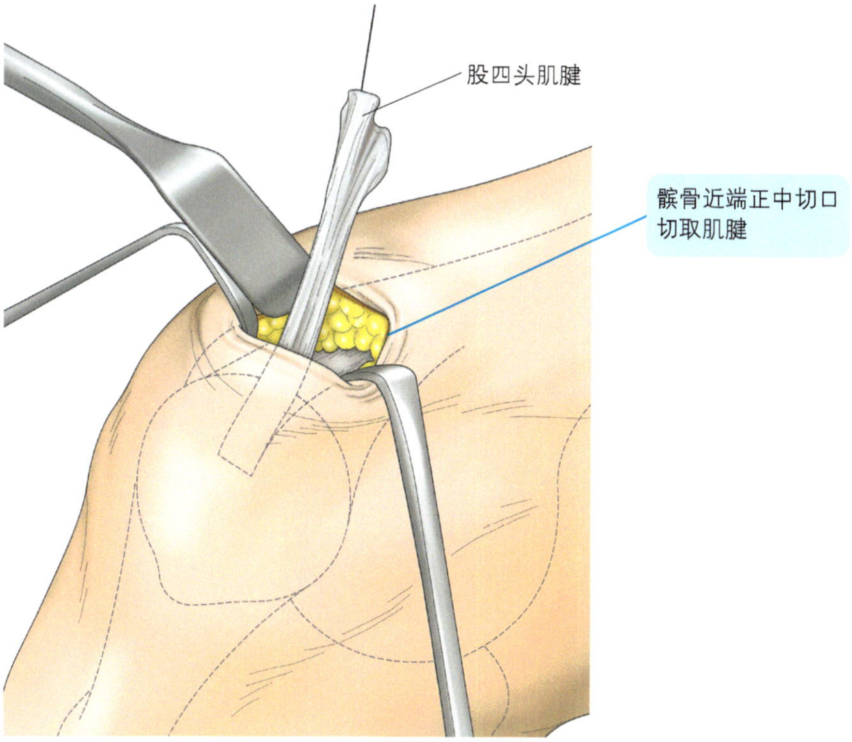

6 髌骨内侧切口和移植肌腱通道的制作 难点

以显露髌骨中上1/3为目的做长约3 cm纵切口，切开关节囊纤维层。即使在关节镜下观察和操作的时候，有时也附加此关节囊切口（**图8**）。保留附着于关节面的软性滑膜囊的完整性，钝性分离其上层的纤维性关节囊，并一直剥离到MCL的股骨附着部（**图9**）。在解剖层次内剥离应该很容易操作，如果剥离困难可能剥离的层面不在内侧构造的第二层和第三层之间（**图10**）。

手术技巧及注意事项

内侧第二、三层间的钝性分离！

（1）为了保留关节囊滑膜层，用神中钳在内侧第二、三层之间可以很容易地向MCL附着部剥离。

（2）选择在MPFL的深层进行剥离，但在其股骨附着部即MCL附着部近端处组织结构比较疏松，钳子的尖端可很容易剥离到皮下组织（**图9**）。

图8　髌骨内侧切口和关节镜镜检

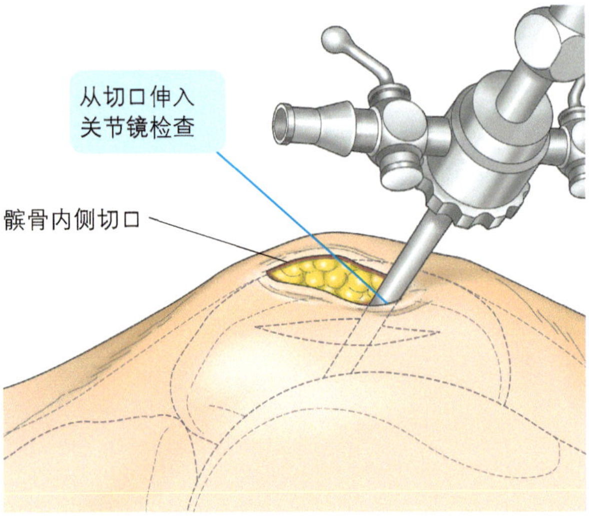

图9　髌股内侧韧带重建通道的制作

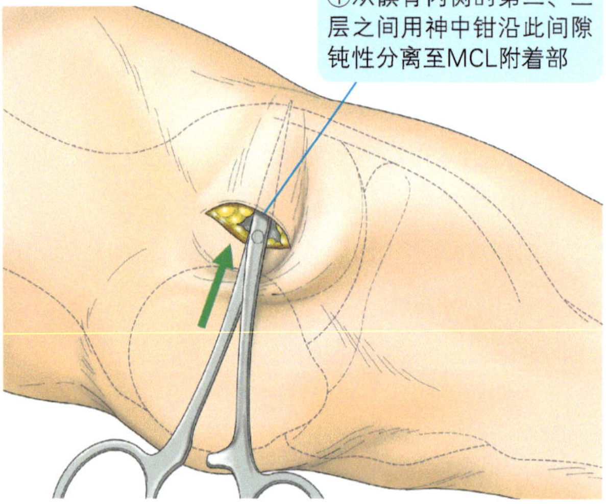

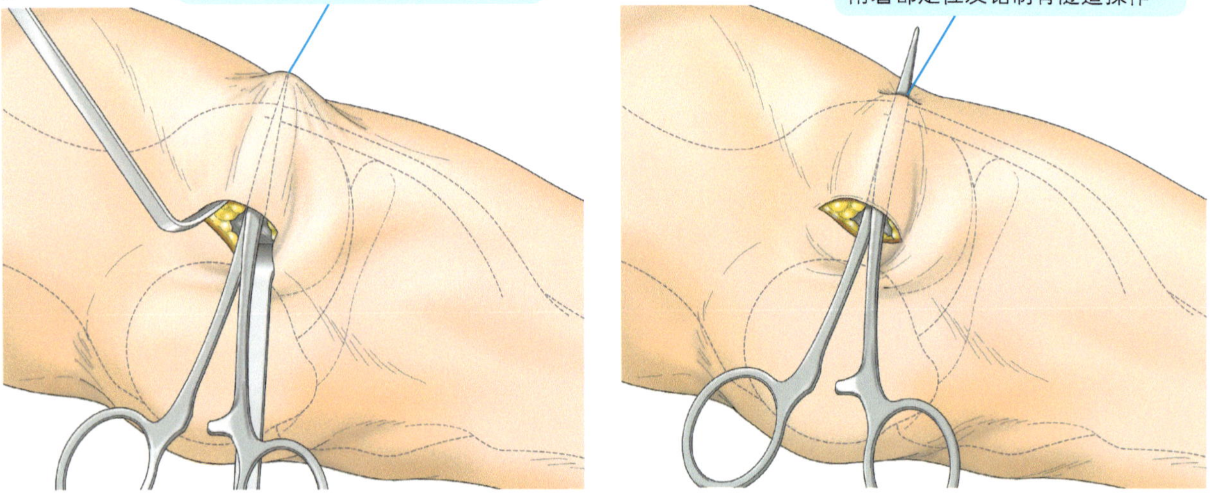

图10　髌骨内侧的构造

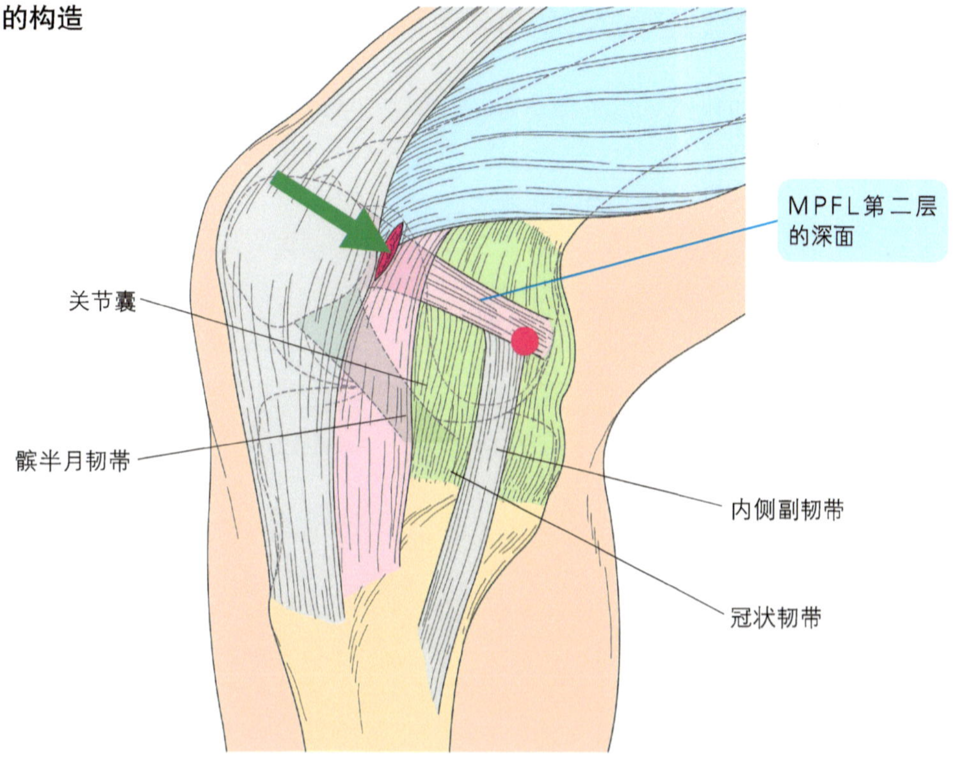

7 股骨隧道位置的临时设定 难点

以从髌骨内侧剥离的钳子尖端为指引，在MCL的近端附着部做2 cm皮肤切口，切口内可看见露出钳子尖端（**图9**）。通过此切口结合触诊和直视下观察来综合决定重建MPFL的股骨附着部。通常以紧邻MCL附着部中央的后上方作为MPFL股骨附着部的中心位置，可在此处插入导针。导针朝向股骨前外上方插入，从对侧骨皮质穿出。术中X线摄片对于评价导针的插入部位很重要。然后进行以下的测评。

手术技巧及注意事项

1. 附着部的解剖学评价

MPFL附着范围从MCL股骨附着部的近端稍后方开始一直到内收肌结节的远端为止（**图11**）。到底将重建的MPFL固定在何处最佳，目前仍没有明确定论。笔者通常并不测量重建MPFL的长度变化，而是以解剖学上MCL附着部作为靶点插入导针。单纯从移植肌腱功能角度考虑则两固定间距离越短越理想，但是如果股骨固定部过于靠近前上方的话，会导致屈膝时肌腱的张力过高，屈曲受限及膝关节伸展位时内侧稳定作用的下降。笔者现在以MCL附着部中央偏后几毫米，以靶点作为导针的临时插入部位。以MCL附着部为界点，若MPFL止点偏向其前上方时则MPFL会随屈曲角度的增加而变长；相反，若止点偏向其后下方时随屈曲角度的增加，MPFL的紧张度将逐渐降低。

2. 股骨隧道的影像分析

使用等张点和等长点对MPFL的重建通路的术中测量和确定股骨位置的关系的有用性，结果显示无论是解剖学上还是X线影像学上如果将等长点作为基准的话，出现附着部位偏离的可能性较大（**图12**）。

图11 MPFL股骨骨孔部位的解剖学的标志

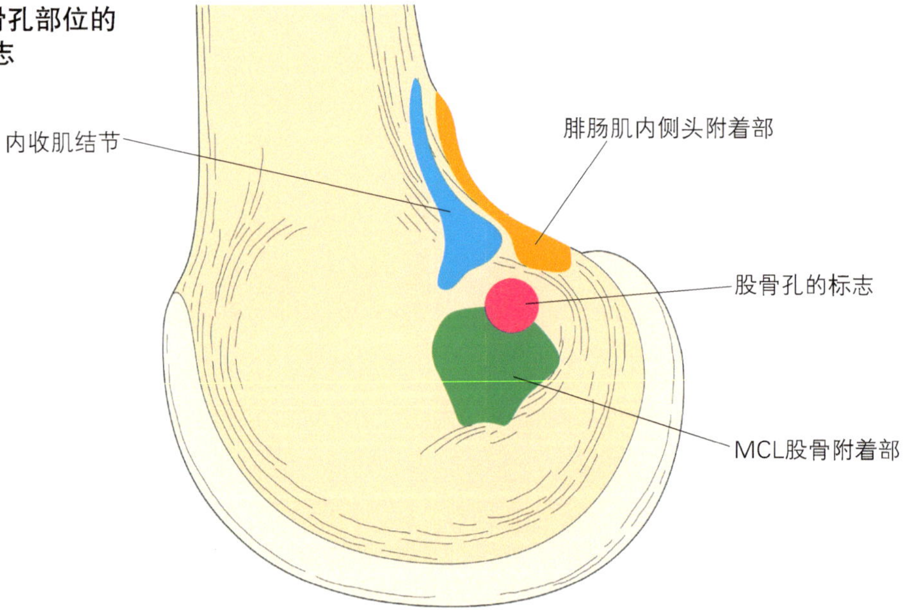

图12 股骨骨孔位置的X线影像评价[7]

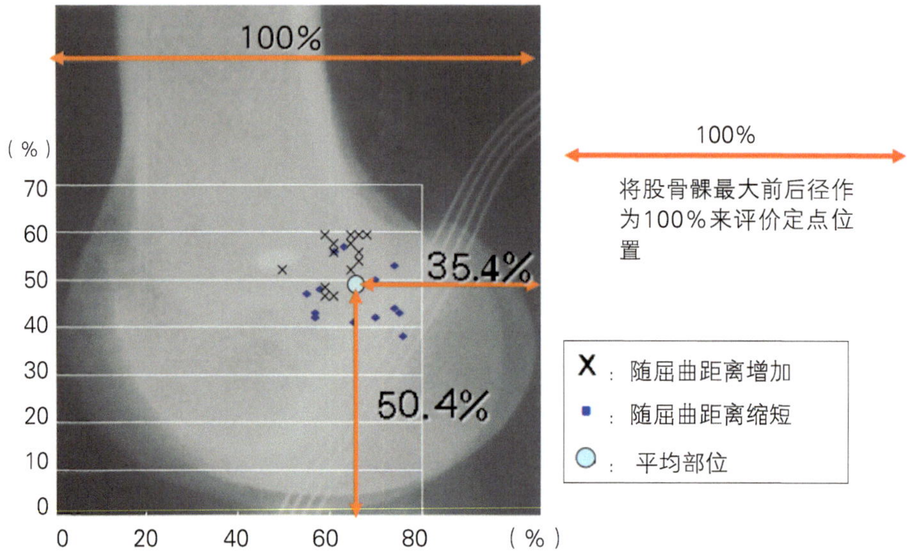

8 血管束带调试股骨隧道口的最佳位置，膝关节屈伸状况及髌骨的稳定性 难点

从MCL股骨附着部的后方向外上略偏前方插入2.4 mm直径的导针。将绕过导针的双股血管束带通过实际的韧带重建通路穿出。将血管束带襻状端牢牢固定在导针的基底部，然后屈膝70°，将另一端临时缝合固定在髌骨中上1/3处。在此状态下将膝关节从完全伸直位逐渐屈曲，确认MPFL的紧张程度和恐惧试验手法下髌骨的稳定性（**图13**）。

手术技巧及注意事项

股骨隧道导向位置的变更！

如果在临时固定部位出现随着屈曲角度增加MPFL的紧张程度过高，可以用并行导向器将股骨定位点向后方或者后下方移动，然后行同样操作检测临时韧带情况。如果屈曲活动很顺利，但是感觉在接近伸直位时出现髌骨内侧的制动功能下降时，可将股骨固定部向前方移动，使重建MPFL的功能达到最理想状态。总之，这一步骤是保证髌骨稳定性和膝关节活动性的重要环节。

外侧韧带损伤临床上分为单纯前距腓韧带损伤、前距腓韧带和跟腓韧带复合损伤两种。按照损伤程度分为：I度（韧带纤维的微小损伤，无关节不稳定）；II度（部分韧带断裂，无关节不稳定）；III度（韧带完全断裂，存在关节不稳定）。

治疗方法的选择

治疗分为保守治疗和手术治疗。I度、II度的韧带损伤不影响踝关节的稳定性，首选保守治疗。但是，III度损伤的治疗方法选择仍存在争议。治疗的选择应综合考虑下述因素：①年龄、生活环境和社会背景；②是否有体育活动及其种类和程度；③韧带损伤的严重程度；④踝关节不稳定的程度；⑤是否存在碎裂分离骨折片等。在充分理解各种治疗方法优缺点的基础上，对不同病例进行治疗方法的合理选择，这一点也不容忽略。

◆ 保守治疗

保守治疗有功能性治疗和石膏绷带固定两种方法。I度和II度的损伤适合使用弹性绷带、运动员使用防护绷带或踝关节支具等进行功能性治疗。III度损伤也适合使用功能性或石膏绷带固定的治疗方法，但保守治疗可能存在疼痛和不稳定感等后遗症，而且发生频率不低，经常从事体育运动的患者更易发生。

● 功能性治疗

有关治疗康复计划的报道差异较大，原则上受伤后的炎症期需要局部制动，过后可以开始早期的运动疗法，以期能让患者早期恢复正常生活、重返社会和开展体育运动。

（1）第I期（急性期）：为了改善外伤引起的出血和肿胀要确保1周的局部制动。可以应用弹性绷带，防护绷带，踝关节支具或石膏绷带进行固定。步行时的负重虽还存在争议，但明确的是只有在没有明显疼痛时才可以负重。

（2）第II期（亚急性期）：应用弹性绷带或踝关节支具5～6周，在局部肿胀和疼痛改善的基础上可以进行局部锻炼和肌力增强锻炼。

（3）第III期（慢性期）：疼痛消失、活动范围和肌力恢复后可以进行平衡板锻炼，敏捷性锻炼，以达到恢复竞技运动的目的。

● 石膏绷带固定

踝关节保持跖屈、背屈中立位或轻度背屈位，足部轻度外旋位，应用下肢短腿石膏绷带固定3～4周。受伤后1～2周可不负重行走，疼痛减轻后可在石膏绷带上增加橡胶制的后跟进行负重步行。之后可进行关节可活动范围的锻炼，肌力增强锻炼。在治疗开始6周并确认可活动范围和肌力恢复后可恢复竞技体育运动。

◆ 手术治疗

手术治疗适用于III度韧带损伤，特别是前距腓韧带和跟腓韧带复合损伤的病例，生活活跃、比较年轻的运动员及有较大撕脱骨折片伴移位的病例适合手术治疗。III度损伤手术治疗的疼痛、不稳定感等后遗症较保守治疗发生率低，但存在感染、疼痛性瘢痕及手术相关并发症等危险。

术前再评估

◆ 受伤前的状况再检查

运动激烈的运动选手因陈旧性损伤的外侧韧带的复发断裂并不少见，术前应详细询问有无踝关节既往的挫伤和受伤前的踝关节症状（疼痛和不稳定感）。再次断裂的陈旧性损伤，韧带异常菲薄，有韧带重建的可能，应该事先跟患者说明手术方式有可能变更为韧带重建术。新鲜的踝关节外侧韧带损伤有可能合并距骨软骨损伤、腓骨肌腱脱位、距下关节挫伤、腓浅神经损伤。因此，应该通过临床体格检查及影像学检查判断确定有无合并这些损伤，如果存在合并损伤，应在修复韧带时决定有无必要处理合并损伤。

◆ 麻醉和体位的再检查

麻醉可采用腰椎麻醉或全身麻醉，备止血带。

体位：患者取健侧在下的侧卧位，两膝间垫软枕（**图2**）。患侧的髋关节和膝关节屈曲30°～40°，小腿下垫软枕，踝关节跖屈，足部内翻。

图2　手术体位及下肢位置摆放

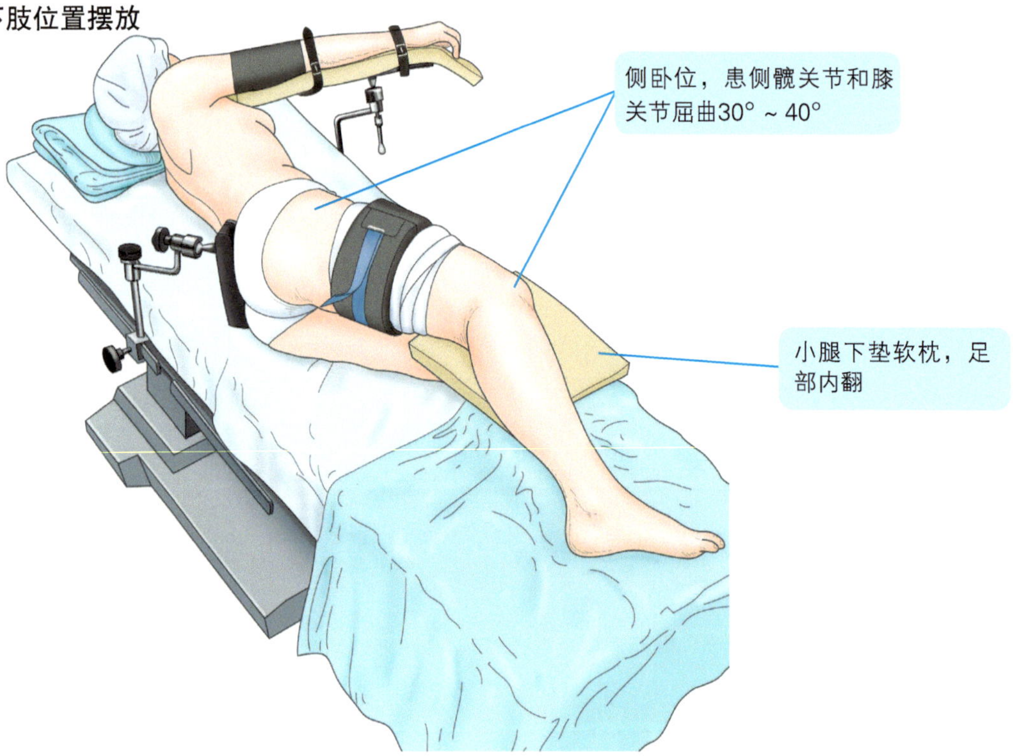

手术概要

1 手术入路

2 显露韧带

3 修复前距腓韧带 难点

4 修复跟腓韧带 难点

5 缝合韧带时的体位

6 缝合切口，石膏绷带固定

典型病例图像

【病例1】 适合手术（术前）

16岁，女性。合并外踝撕脱性骨折的前距腓韧带和跟腓韧带损伤，踝关节内翻X线影像为距骨倾斜角增大17°。

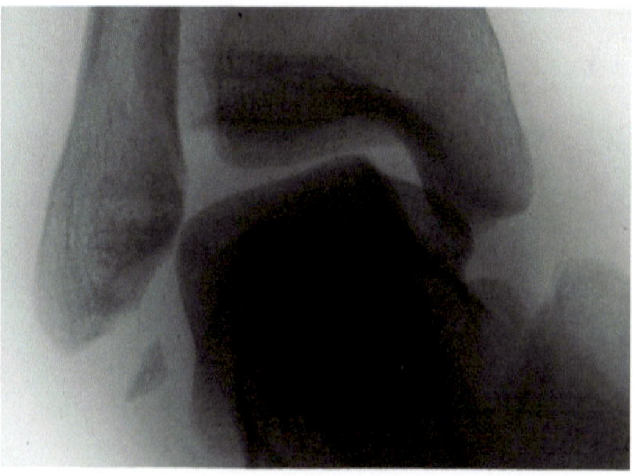

手术方法

1 手术入路

触摸外踝前缘，沿此缘切开皮肤做3～4 cm切口。切开皮下组织确认伸肌腱膜。皮肤切口的上缘有腓浅神经发出的足背中间皮神经分支，下缘有腓肠神经垂直切口方向走行于皮下脂肪组织内（**图3**）。这些神经存在多种变异，而且在韧带损伤部位存在出血和肿胀，辨认这些组织更加困难，因此在牵开皮下组织时一定要仔细。

手术技巧及注意事项

（1）避免神经损伤，为了尽可能地保留血供，应钝性分离皮下脂肪组织，避免用手术刀锐性剥离。

（2）踝关节外侧肿胀明显的病例，外踝前方的凹陷与跗骨窦往往难以鉴别。为了避免误将跗骨窦打开，通常通过触诊确定外踝前缘后再显露术野。

图3　切口

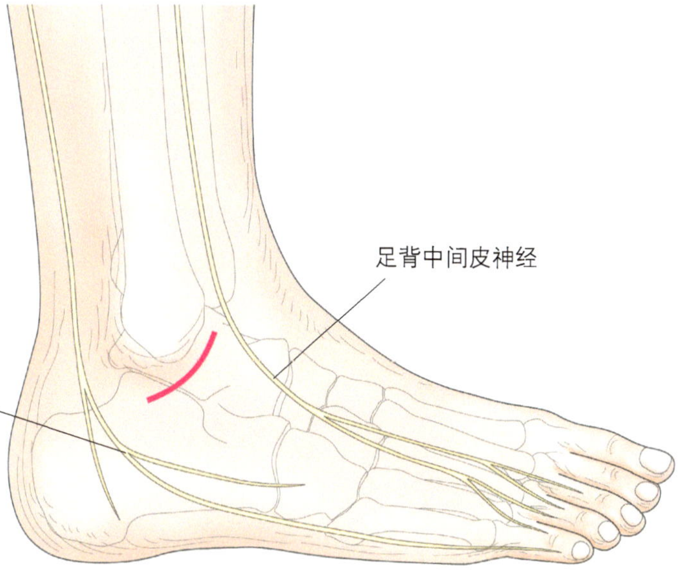

难点解析

皮神经损伤！

微小的损伤无须缝合，部分断裂和完全断裂时需要用8-0或9-0丝线在显微镜下或放大镜下行神经外膜缝合，并用周边脂肪组织覆盖。

2 显露韧带

沿皮肤切开方向切开伸肌腱膜，确认前距腓韧带和跟腓韧带（**图4**）。跟腓韧带位于外踝下端的腓骨肌腱深层并垂直其走行，可以用拉钩牵开腓骨肌腱显露观察跟腓韧带，并将切口和关节内冲洗干净。

手术技巧及注意事项

前距腓韧带、跟腓韧带都经过外踝前缘并止于其下端，以外踝前缘为目标逐层显露时需要注意的是，前距腓韧带为关节囊内韧带，经常伴随关节囊一同完全断裂，而跟腓韧带为关节囊外韧带，部分断裂并不少见，所以显露过程中要避免造成人为损伤。

3 修复前距腓韧带 难点

如果在韧带实质部断裂，可以用3-0丝线水平褥式缝合或改良Kessler法端端缝合（**图5**）。外踝附着部的断裂可以用1.5 mm直径的克氏针钻两个骨孔（间隔10 mm），牵拉缝合（**图6**）。距骨附着部断裂可以制作两个相交通的骨隧道，并通过骨道将其缝合（**图7**）。

图4　显露前距腓韧带和跟腓韧带

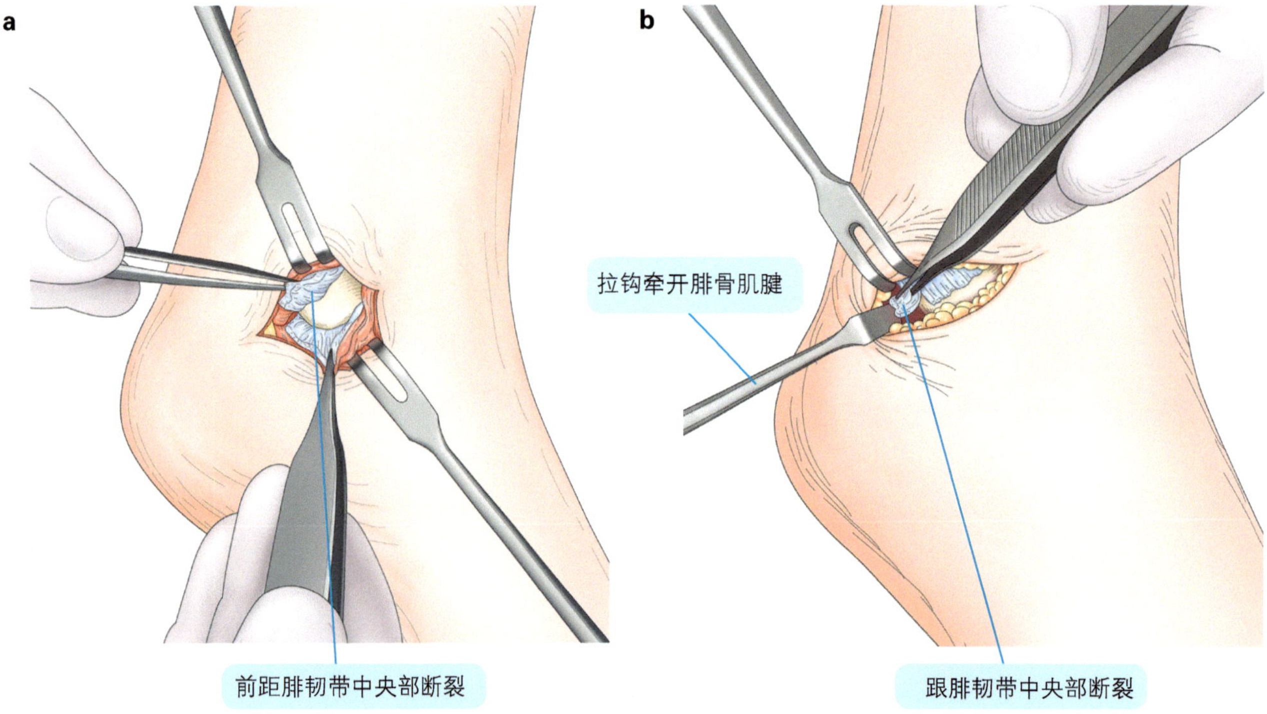

图5 前距腓韧带实质部断裂的修复法

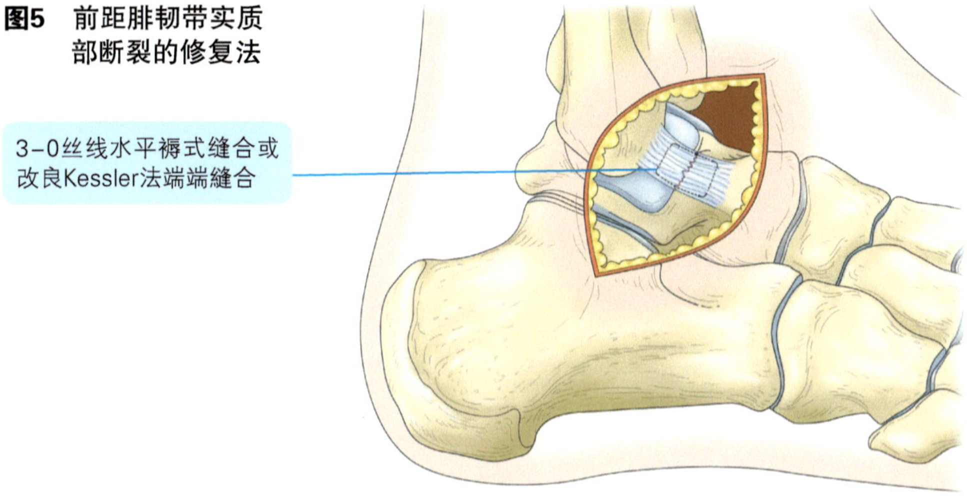

图6 前距腓韧带外踝附着部断裂的修复法

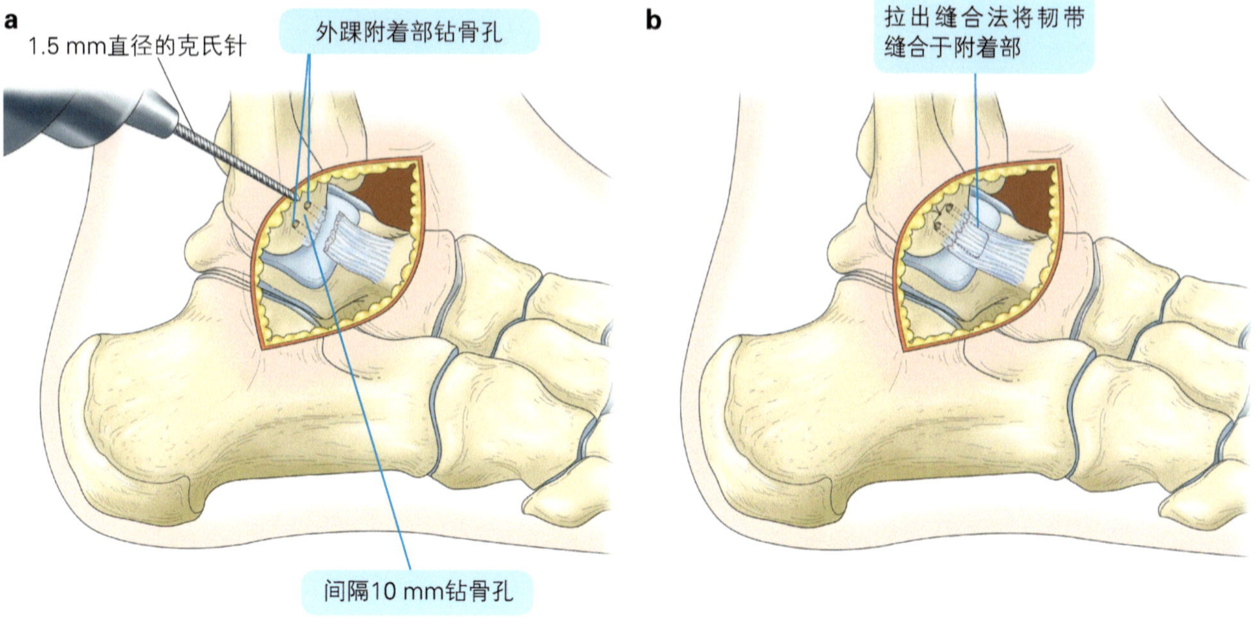

图7 前距腓韧带距骨附着部断裂修复法

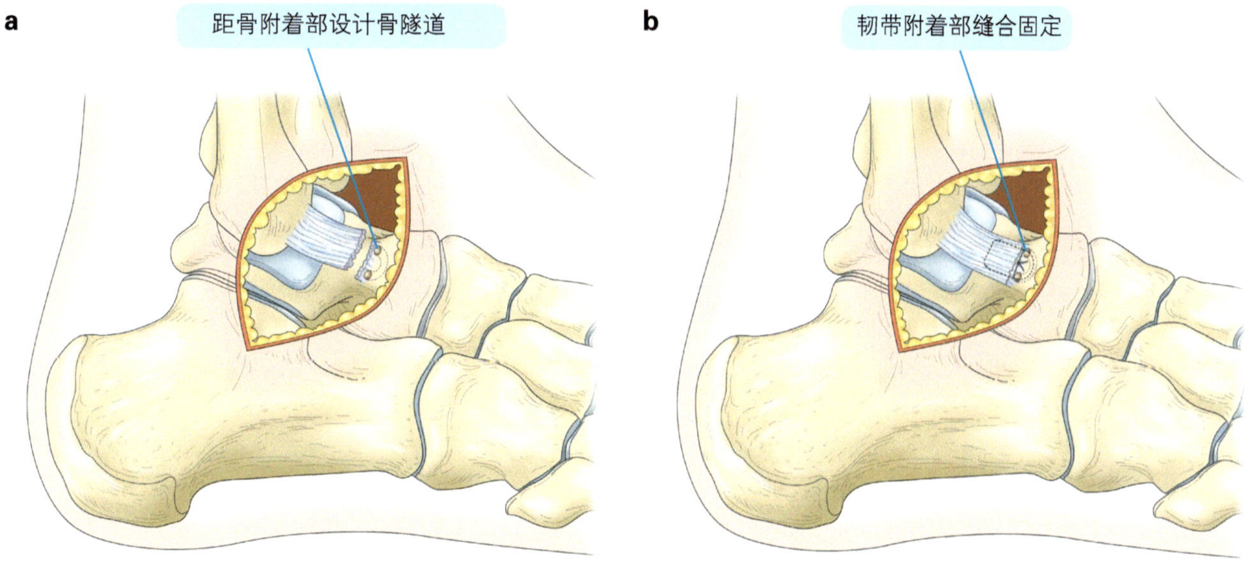

4 修复跟腓韧带 难点

如果韧带实质部断裂可以用3-0或4-0丝线水平褥式端端缝合（**图8**）。如果是外踝附着部断裂可以用1.5 mm直径的克氏针制作两个骨隧道行拉出缝合（**图9**）。跟骨附着部及其近旁的韧带断裂，为了修复必须延长皮肤切口，切开腓骨肌腱腱鞘和将腓骨肌腱脱位等以增大手术操作范围，因此也会使腓总神经损伤、痛性瘢痕等并发症发生的危险性增高。所以，这些部位的断裂单纯用手将断端相互对合就可以了。

手术技巧及注意事项

跟腓韧带两端均撕裂的情况也很常见，而且由于腓骨肌腱在其正上方走行，靠近跟骨的断裂会给缝合增加困难。笔者在关于跟腓韧带修复的必要性研究中，发现跟腓韧带修复的病例和没有修复的病例在临床上及影像学X线检查上没有显著差异。基于此结果，对于跟腓韧带缝合困难的病例，与其延长切口强行缝合还不如仅单纯用手指将断端对合为好。

图8　跟腓韧带实质部断裂修复法

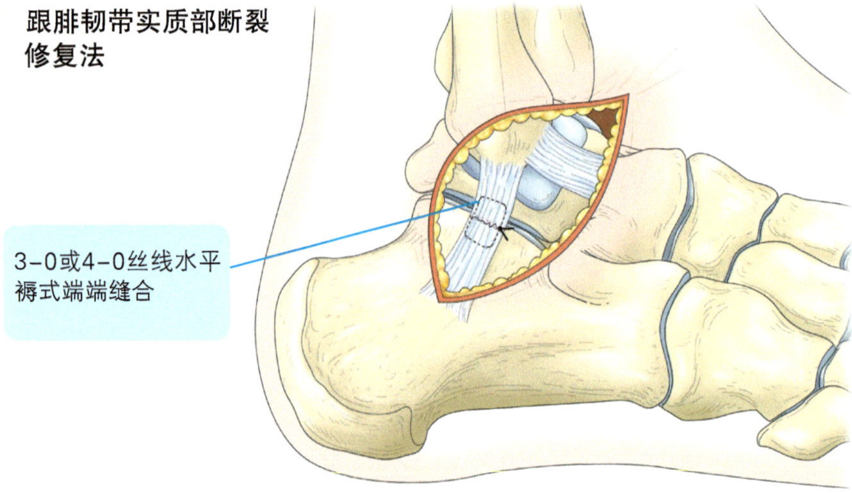

图9　跟腓韧带外踝附着部断裂的修复法

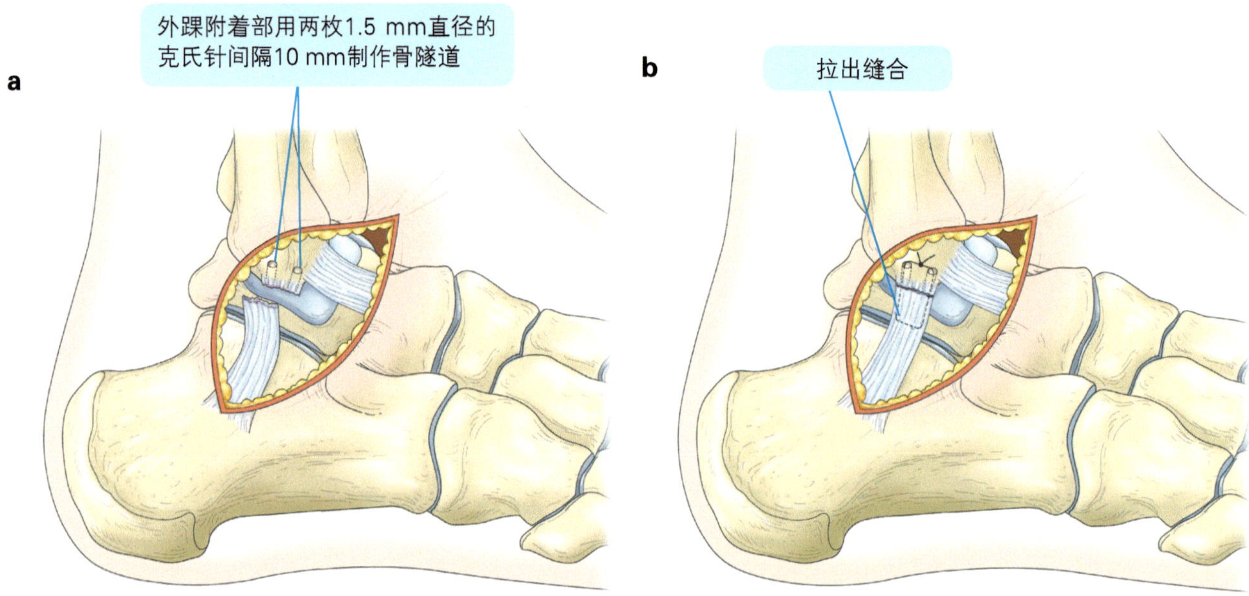

5 缝合韧带时的肢体体位

踝关节取中立位或轻度背屈位，足部外翻将缝合前距腓韧带和跟腓韧带的缝线打结。此时，注意不要内翻踝关节，不要施加向前的牵拉应力。两韧带修复后触诊确认各自韧带处于紧张状态。

6 缝合切口，石膏绷带固定

逐层缝合伸肌腱膜、皮下脂肪组织、皮肤。注意不要缝扎皮下神经。保持踝关节正确位置状态直到手术结束，并用短腿石膏绷带固定（**图10**）。之后X线透视或拍摄踝关节正、侧位片，确认力线和肢体位置。

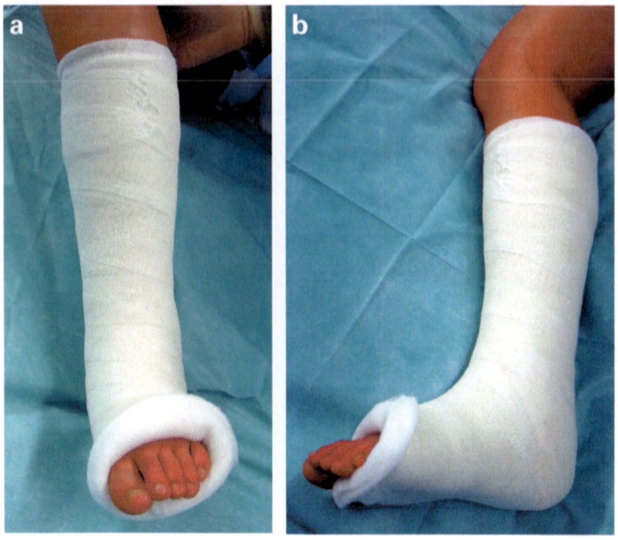

图10　短腿石膏绷带固定
a. 正面观。
b. 外侧面观。

典型病例图像

【病例】 适合手术（术后）

伴有外踝撕脱骨折的前距腓韧带和跟腓韧带损伤。整复撕脱的骨折片，骨折床和骨折片各钻两个骨孔行拉出缝合、固定。

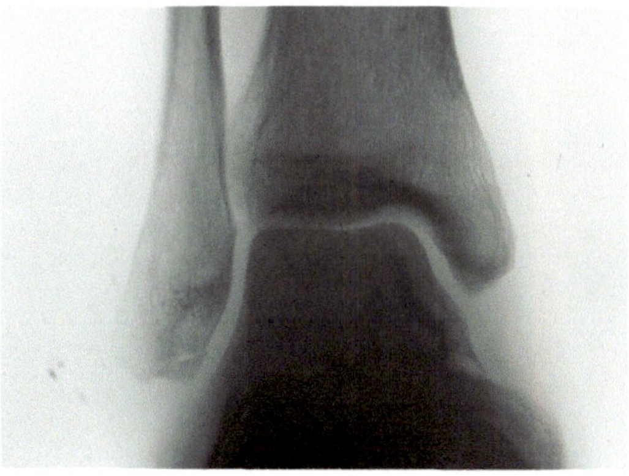

术后并发症及处理

◆ 深静脉血栓

术后抬高患肢，叮嘱患者自主足趾运动等以预防深静脉血栓。如果出现深静脉血栓，则需要积极进行抗凝治疗等。

◆ 切口延迟愈合

显露皮下组织要尽量降低损伤，保护组织。如果因为创缘坏死引起切口裂开，可以行局部清创以促进上皮化。

◆ 痛性瘢痕

切口若波及外踝会因频繁与鞋等摩擦而形成肥厚性瘢痕，因此一定要在外踝前方切开皮肤。对于已经形成的痛性瘢痕可以外敷透气性创可贴，减少对切口瘢痕的刺激。

术后治疗

遵照保守治疗的原则应用石膏绷带固定，术后2周更换石膏绷带时拆线。

●文献

[1] Evans G A, Hardcastle P, et al.Acute rupture of the lateral ligament of the ankle. To suture or not to suture. J Bone Joint Surg, 1984, 66-B：209-212.

[2] Kannus P, Renstr öm P.Treatment of acute tears of the lateral ligaments of the ankle. J Bone Joint Surg, 1991, 73-A：305-312.

[3] Povacz P, Unger A F, et al.A randomized, prospective study of operative and non-operative treatment of injuries of the fibular collateral ligaments of the ankle. J Bone Joint Surg, 1998, 80-A：345-351.

[4] Pijnenburg A C M, van Dijk C N, et al.Treatment for lateral ankle ligament ruptures：a meta-analysis. J Bone Joint Surg, 2000, 82-A：761-773.

[5] Pijnenburg A C M, Bogaard K, et al.Operative and functional treatment of rupture of the lateral ligament of the ankle. J Bone Joint Surg, 2003, 85-B：525-530.

[6] van Rijn R M, van Os A G, et al.What is the clinical course of acute ankle sprains? A systematic literature Review. American Journal of Medicine, 2008, 121：324-331.

[7] Korkala O, Rusanen P, et al.A prospective study of the treatment of severe tears of the lateral ligament of the ankle. Internat Orthop, 1987, 11：13-17.

[8] 奥田龍三，木下光雄，ほか. 新鮮足関節外側靱帯損傷に対する保存療法の中・長期成績－重症度からみた適応と限界－. 整・災外，2003, 46：325-331.

[9] 奥田龍三，木下光雄，ほか. 新鮮足関節外側靱帯損傷の手術的治療. 日足外会誌，1994, 15：245-248.

[10] Morikawa J, Kinoshita M, et al.Comparison of clinical results between surgical and conservative treatment in acute lateral ankle sprains. XXX World Congress of the International College of Surgeons, 1996, 1325-1328.

新鲜三角韧带损伤的保守治疗和手术治疗

大连医科大学附属第一医院 张弛 吕德成 译

济生会奈良医院骨科部长 杉本和也

损伤特点

三角韧带损伤发生在踝关节遭受强制外翻应力时，根据骨折与否分为两大类。合并骨折时以按照Lauge-Hansen分类的PE型居多，即合并腓骨骨折和胫腓韧带损伤。不合并骨折时也很少有单纯三角韧带损伤，多合并胫腓韧带损伤，需要引起注意。

手术适应证

◆ 绝对适应证

三角韧带完全断裂，高度不稳定、合并明显移位的踝部骨折及伴有下胫腓联合分离。

◆ 相对适应证

三角韧带不完全断裂但合并关节不稳定，或即使无明显关节不稳定但存在下胫腓联合分离。

◆ 附带条件的适应证

踝部骨折和下胫腓联合分离需要行手术治疗者，尤其是术后不行石膏固定拟早期开始康复运动者，以及保守治疗过程中出现下胫腓联合分离增大者。

术前再检查

有无踝部骨折和下胫腓联合分离增大是决定手术与否的重要因素（**图1**）。即使三角韧带的伤情允许保守治疗，但若合并骨折等手术治疗时，可同时将三角韧带缝合修复以早期开始关节运动锻炼。有移位骨折时在初诊时容易诊断，但容易漏诊下胫腓联合分离。下胫腓联合分离可以在负重时行踝关节正位片，比较左右差异来判断。由于疼痛不能负重时可以通过CT检查来判断。

合并踝部骨折或下胫腓联合分离需要手术治疗时，内固定后要立即在X线透视下检查评估关节的稳定性，存在不稳定情况时需要缝合三角韧带，然后观察稳定性的改善情况。在内固定牢固的情况下，缝合三角韧带以免除石膏绷带固定或缩短固定时间。受伤时存在明显不稳定的韧带不完全断裂患者，在等待手术过程中可以观察到稳定性的改善，这是因为断裂的韧带裂隙处由于纤维素的渗出获得填充，意味着组织修复已经正常启动，此时可以考虑保守治疗。

图1　三角韧带损伤的分类

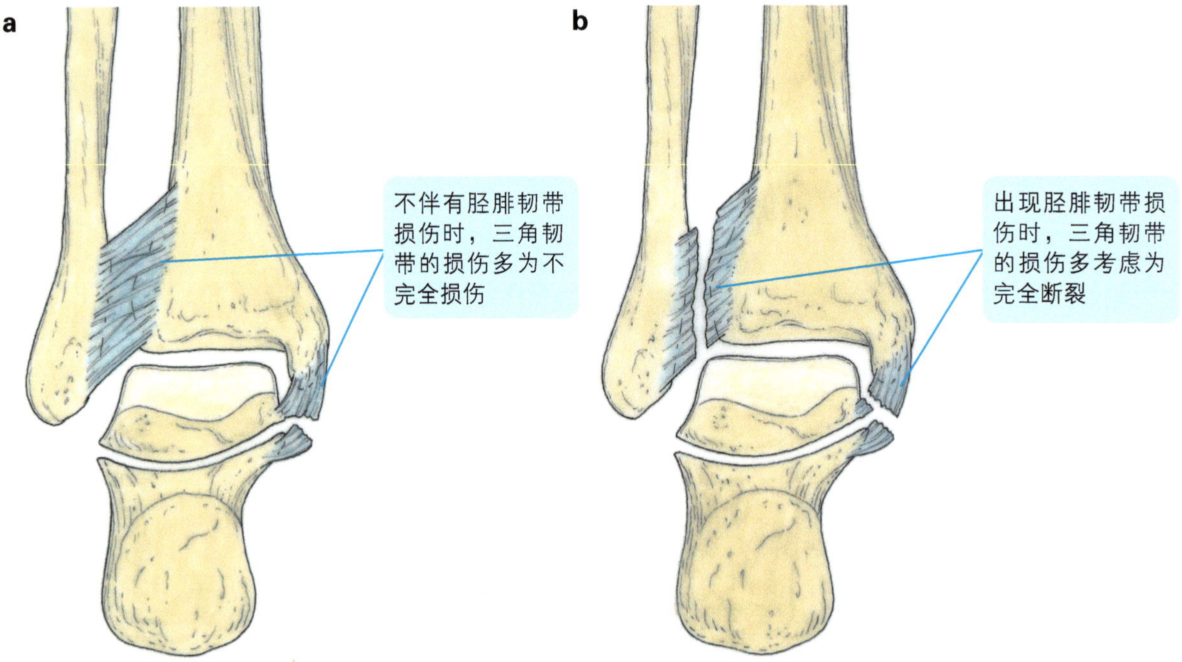

手术概要

1 切口

2 显露断裂部位

3 辨认深层韧带纤维和浅层韧带纤维

4 缝合韧带

5 评估稳定性

6 缝合皮下组织、皮肤

典型病例图像

【病例】 适合手术（术后）

术前X线片：可见内踝关节间隙及下胫腓联合间隙增大。

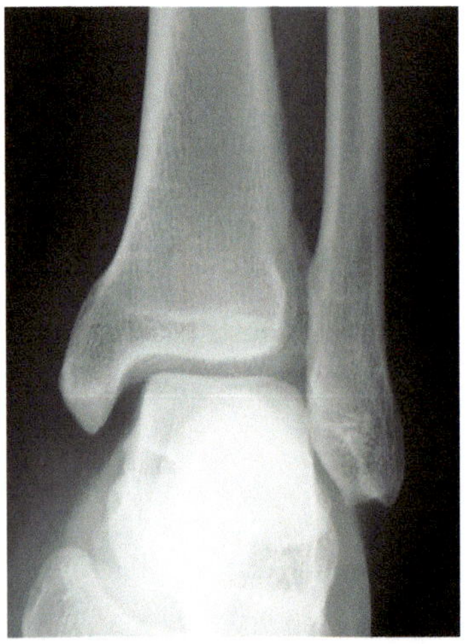

手术方法

1 切口

根据术者习惯，可选择沿内踝轮廓弧形切口或纵切口（**图2**）。笔者习惯纵行切开，这样当韧带从内踝处撕脱，需要在内踝上方操作时应对比较方便。切开皮肤时注意不要损伤大隐静脉。

2 显露断裂部位

以出血部位为中心钝性剥离，显露断裂部位探查损伤范围。从韧带纤维轻度损伤到完全断裂，损伤的形式及程度各异。注意不要遗漏了胫后肌腱后方深层的损伤（**图3**）。

图2　切口

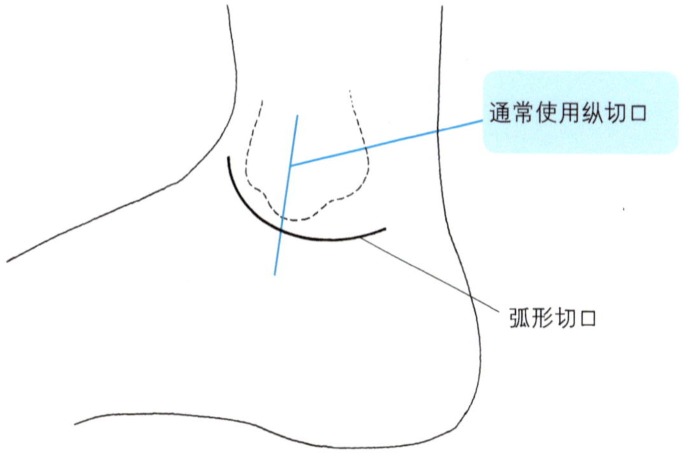

图3　显露断裂部位

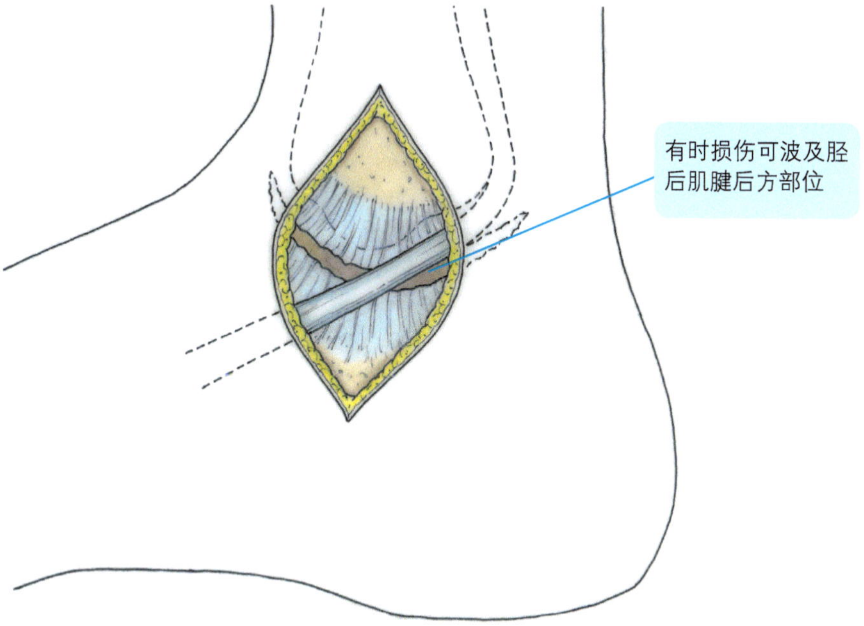

3 辨认深层韧带纤维和浅层韧带纤维

注意观察断裂的韧带纤维，一般可以分清深层韧带纤维和浅层韧带纤维。在深层韧带纤维难以分辨时，可以将浅层韧带纤维沿纤维走行方向纵行切开，可较容易辨认其下的深层韧带纤维（**图4**）。由于深层韧带纤维与浅层韧带纤维走行不同，最好分别修复。

4 缝合韧带

由于深层韧带纤维较短，缝合时的术野有限，可以使用3-0或2-0丝线，用圆针将两断端间断缝合（**图5**）。

浅层的韧带纤维范围大，术野好，手术操作空间充分，用1-0丝线将韧带前、中、后全方位缝合修复（**图6**）。韧带纤维已从内踝上剥离者可将韧带与骨膜缝合，或者在内踝上钻孔，将韧带缝合在内踝上。在显露过程中纵行切开的部分也需要修补，选用3-0缝线即可。

图4　辨认深层韧带纤维和浅层韧带纤维

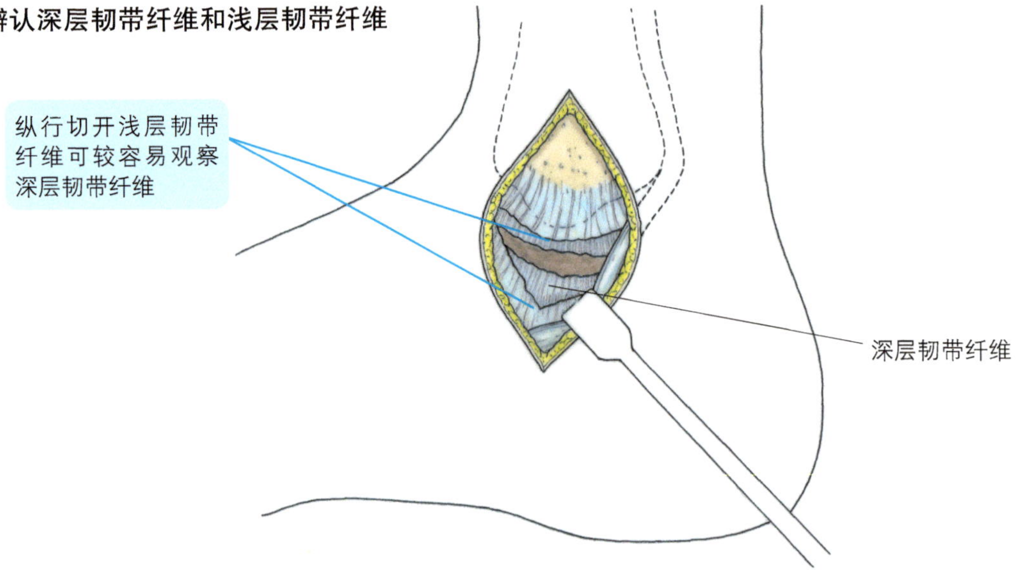

图 5　深层韧带纤维的缝合

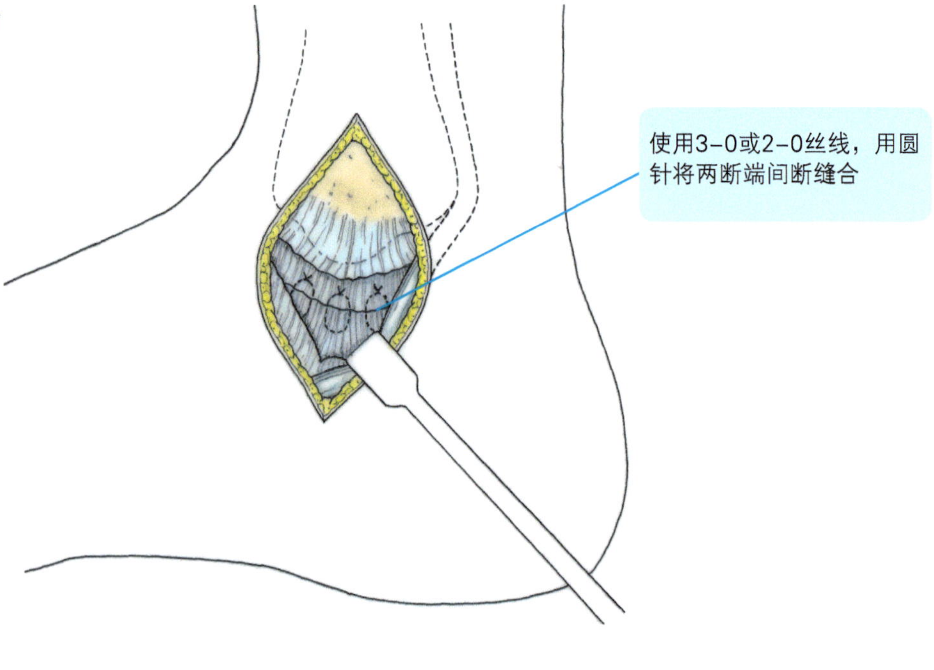

图6　浅层韧带纤维的缝合

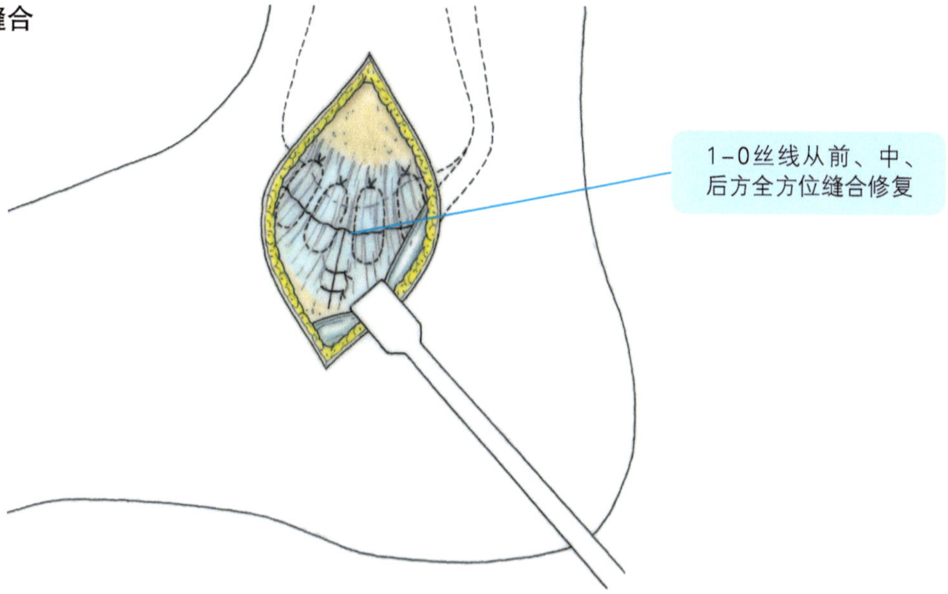

5 评估稳定性

韧带缝合结束后，要评估关节的稳定性。最理想的方法是在X线透视下施加一定应力来确认稳定性，单纯手法确认也是可以的。

6 缝合皮下组织、皮肤

用3号可吸收线缝合皮下组织，注意不要一并缝合大隐静脉。皮肤缝合用3-0丝线即可，如果是年轻女性可用4-0无损伤丝线缝合。两日后拔除留置的引流管。

典型病例图像

【病例】 适合手术（术后）

术后X线影像。缝合三角韧带并取出胫腓骨间临时固定的螺钉后，可以看到关节裂隙等得到改善。

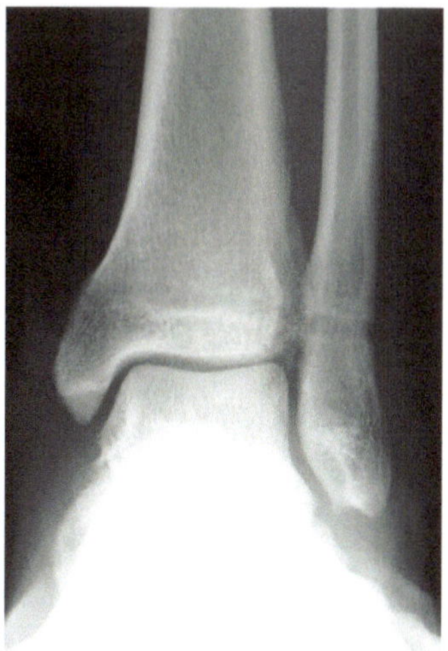

外固定

如果缝合后的韧带即刻强度足够，可以不使用外固定，直接开始可活动范围的锻炼是最理想的。但是，考虑到韧带纤维修复实际的生物学过程，仅仅依靠缝线无法提供早期活动锻炼所需要的张力强度。因此，笔者常应用短腿石膏绷带术后固定3周。

康复治疗

如果不合并骨折或胫腓韧带损伤的话，鼓励即使石膏绷带固定时期也尽可能早期负重锻炼。同时行骨折和下胫腓联合内固定者，需要通过对治疗过程的判断来制订康复计划。除去石膏后可以应用软性支具，保护踝关节避免强制外翻和背屈。

患者如果可以完成患肢单腿起立的半蹲动作，扭转上身动作时能保持关节稳定，则允许慢跑锻炼。竞技体育的恢复，受治愈过程和环境差别的影响因人而异，通常需要3个月的恢复时间。

●文献

[1] 高倉義典，北田　力編．内側靱帯損傷(三角靱帯損傷)．図説 足の臨床，第1版，メジカルビュー社，東京，1991，200-203.

[2] 杉本和也．足関節靱帯損傷．整形外科 Knack & Pitfalls 足の外科の要点と盲点，第1版，山本晴康編，文光堂，東京，2006，146-149.

[3] Harper M C.The deltoid ligament. An evaluation of need for surgical repair. Clin Orthop Related Res, 1988, 226：156-168.

踝关节

外侧韧带撕脱骨折的保守治疗和手术治疗

大连医科大学附属第一医院　张弛　吕德成　译

奈良县立医科大学骨科学讲师　熊井　司

损伤特点

平日诊疗遇到最多的运动损伤之一就是踝关节外侧韧带损伤。多是足跖屈、内翻时受伤所致。跖屈位前距腓韧带处于紧张状态易损伤。损伤包括韧带实质断裂或伴有韧带附着部撕脱骨折，其中后者属于关节内骨折，容易发生愈合不良，多进展成陈旧性病变。本章将描述治疗踝关节外侧韧带撕脱骨折的代表术式。

病理生理和治疗方法

◆ 新鲜撕脱骨折

◉ 病理生理

很多病例发生在骨骺线闭合前的儿童。儿童的关节较成人更为松弛，体重也较轻，受伤时韧带所承受的外力并不大，因此多表现为单纯的前距腓韧带损伤，合并跟腓韧带损伤的较少见。成人前距腓韧带附着部的组织由包括纤维软骨组织在内的四层结构组成，其中，韧带强有力地附着在发育成熟的骨组织上。

儿童的钙化纤维软骨层下的骨组织大多是骨松质，没有成人样的骨密质，而且韧带附着部的纤维软骨层较成人厚，基于以上特点，儿童的外侧韧带损伤多表现为含有韧带附着部较多软骨成分的撕脱骨折或仅含有软骨撕脱的状态。从损伤部位的形态学特点上看，此类损伤中腓骨外侧附着部的撕脱骨折占据了大半比例。

根据受伤状况及体格检查不难做出诊断。需要和陈旧性病变鉴别，只要认真询问病史，体会外踝周围肿胀程度及压痛情况，结合X线片提示的骨折片形状等信息就可以做出正确的诊断。单纯依靠常规的踝关节正、侧位X线片很难做出诊断，应力位X线片和内旋斜位X线片对诊断有一定意义（【**病例1**】）。仅包含软骨撕脱的损伤，术前的X线检查多不能发现，常在术中才能发现确认。

◉ 治疗方法

儿童新鲜撕脱骨折的治疗方法目前仍有诸多争议。一般儿童的骨折治疗多选择保守治疗，但在撕脱骨折，尤其是发生在腓骨这样长骨末端的关节内骨折，考虑撕脱骨折片处于前距腓韧带强有力牵引状态，还是通过手术治疗更加可靠。实际上，很多文献认为手术有利于撕脱骨折片的良好骨愈合。此外，有报道称撕脱骨折片移位距离不超过1 mm的情况下，良好骨愈合率达到94%，而且石膏绷带固定4周以上有利于提高骨愈合。成人新鲜撕脱骨折发生率虽然不高，但考虑成人骨愈合能力较儿童差，推荐还是以手术治疗为主。

目前，对于儿童的新鲜撕脱骨折是采取保守治疗还是手术治疗还没有明确的标准。笔者对于稳定性差的较大撕脱骨折病例和对想成为优秀运动员的儿童，在受伤时推荐手术治疗，除此以外的病例在向其说明有进展成陈旧性病变的可能性，并详细介绍此后的治疗方法的基础上，原则上是推荐保守治疗的。

保守治疗

对于撕脱骨折的病例，使用弹性绷带、支具或托板固定不能充分抵抗韧带的牵引力，还是用短腿石膏绷带固定比较可靠。为了维持撕脱骨折片的满意复位，应保持踝关节轻度背屈外旋位，石膏绷带固定4～6周。去掉石膏绷带后，佩戴踝关节韧带损伤专用支具4周以上。在治疗初期如仅用支具或托板的确可以减轻局部疼痛，但是容易引起骨折愈合不良进而导致关节不稳定，这种伴有撕脱骨折片与骨床愈合不良的韧带修复还会引起再次疼痛。在日常诊疗中诊治的残存撕脱骨折片的陈旧性病灶，估计多是由于不当的保守治疗所致。

手术治疗

对于新鲜损伤病例的手术治疗，根据碎裂骨折片的大小，可采用复位固定术和骨折片摘除术后的韧带缝合术两种。骨折片比较大时，可用张力带钢丝或螺钉固定，骨折片较小时，应用拉出法，或是骨折片摘除后将韧带牵拉缝合至骨床上。无论何种方法，只要能够将碎裂骨折片整复在正确的位置并能够良好愈合，都可以重塑良好的韧带弹性并保持踝关节的稳定性。

陈旧性碎裂骨折

病理生理

所有病例都具有如前所述儿童时期扭伤的既往病史。从活动量多的青少年期到劳动损伤或交通事故较多的青壮年期均为本病的高发人群。儿童期初次受伤患者多数会采用某种保守治疗，但基本上没有关于保守治疗后长期随访的报道，而此后所实际发生的撕脱骨折的不愈合概率到底占了多大比例及有多少病例因病痛不缓解而实施了手术等均不清楚。有报道称，在初次受伤时应用弹性绷带固定的保守治疗病例在4年后的调查中，仅有8%需要手术治疗，应用石膏绷带固定的病例中后续需要手术的人数估计会更少。实际上，在日常诊疗中经常能够发现残留陈旧性骨折片的病例，但不是所有残留陈旧性骨折片的病例都出现临床症状，大多数病例可通过纤维性愈合而获得一定的踝关节稳定性。

治疗方法

如前所述即使有陈旧性骨折片，但没有临床症状的病例是无须治疗的。但可以预想到再次扭伤或频繁进行剧烈体育运动等会使得原陈旧性骨折片与骨床间再发不稳定而出现相应症状。此时，多数患者会接受石膏绷带固定等保守治疗以获得减轻疼痛、消除肿胀等局部症状的缓解。再次受伤保守治疗后行X线检查，若发现存在关节不稳定，或因撕脱骨折片与愈合骨床之间存在异常活动而导致慢性疼痛的病例则需要手术治疗。

保守治疗

再次受伤时，与新鲜损伤时一样，应用支具或石膏绷带固定，以达到减轻局部疼痛、肿胀的目的。但是，这种方法是达不到初次受伤时保守治疗的根治度的，不要期望可以促使陈旧性的骨折片骨性愈合。

手术治疗

对于陈旧性病例的手术治疗包括骨折整复术、骨折片摘除术+韧带前移缝合术或韧带重建术。选择手术方式时，考虑年龄、职业、日常生活的活动性、受伤的时间及患者所处的社会环境等因素固然重要，但更重要的是取决于残存韧带的质量。虽然术中肉眼无法判断已经由于损伤瘢痕化的韧带功能到底低下到何种程度，但是印象中带有陈旧性撕脱骨折片的踝关节外侧韧带损伤到完全不能使用的情况并不多见。前距腓韧带浅层与关节囊相接，考虑跟腓韧带为关节外韧带，与完全关节内韧带——膝ACL相比其残存韧带的自我修复能力要好得多，而且即使未完全愈合，只要撕脱骨折片与骨床间保留一定的稳定性，就可以使残留韧带具有一定的抗牵拉应力作用。

基于上述，存在陈旧性撕脱骨折片时，手术选择尽可能地利用残留韧带并获得较好的效果的临床报告较多。笔者既往有过陈旧性骨折片复位固定的经验（【病例2】），不仅骨愈合时间漫长，而且术后再次扭伤时在同样部位再次出现骨折的病例频频出现，因此，最近比较推荐行骨折片摘除术+韧带前移缝合术。

术前再评估

对陈旧性撕脱骨折行骨折片摘除、韧带前移缝合术的术前再评估

伴随病变的再评估

陈旧性病变伴有慢性症状的病例，由于长期的踝关节不稳定，多伴随有滑膜炎的症状。体检存在踝关节内侧压痛时，要考虑存在距骨滑车内侧软骨面的纤维化和骨软骨损伤可能。术前必须通过增强CT和MRI等手段针对并存的软骨病变和滑膜炎情况进行评估。

体位、麻醉的再评定

最好采用患侧在上的侧卧位，如拟行关节镜检或需要处置内侧病变时，可取半侧卧位，在患侧臀至腰部下垫软枕。麻醉采用脊椎麻醉或全身麻醉。

手术器械的准备

踝关节、足部手术用的切开器械组套，剥离子、刮匙、微型快速接口、小骨凿、微型钻组套，有时还需要准备2.5~3.5 mm直径的缝合锚钉。

手术概要

1 踝关节外侧入路

2 显露皮下组织至关节囊

3 确认撕脱骨折片和韧带

4 外踝骨膜和包含瘢痕化韧带的关节囊的切开（制作骨膜－韧带－关节囊瓣） 难点

5 撕脱骨折片的摘除和韧带的紧缩缝合

6 外踝部位的韧带缝合和稳定性确认

7 冲洗和关闭切口

典型病例图像

【病例1】 适合手术（术前）

6岁，女性，新鲜外踝撕脱骨折。

ⓐ 单纯X线正位片。

ⓑ 应力位X线片。

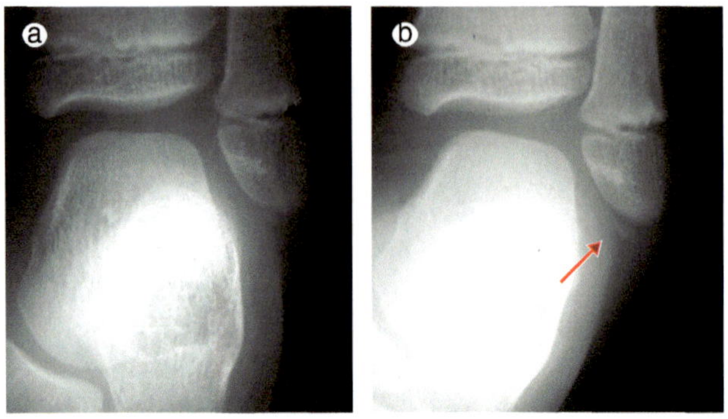

【病例2】 适合手术（术前）

15岁，女性，陈旧性外踝撕脱骨折（骨折整复术）。

ⓐ 单纯X线正位片。

ⓑ 应力位X线片。

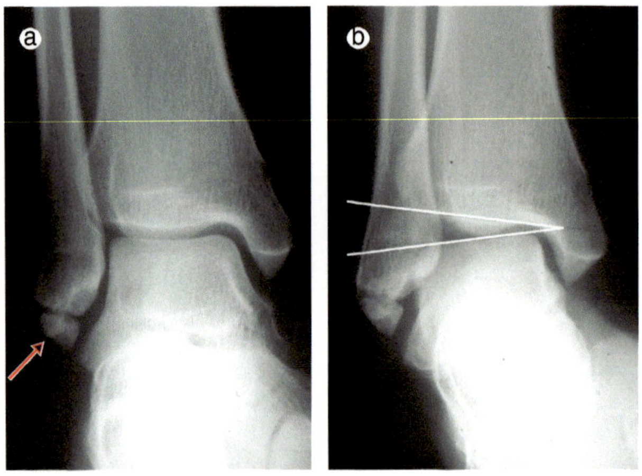

【病例3】 适合手术（术前）

20岁，男性，陈旧性外踝撕脱骨折（骨折片摘除+韧带前移缝合术）。

X线正位片。

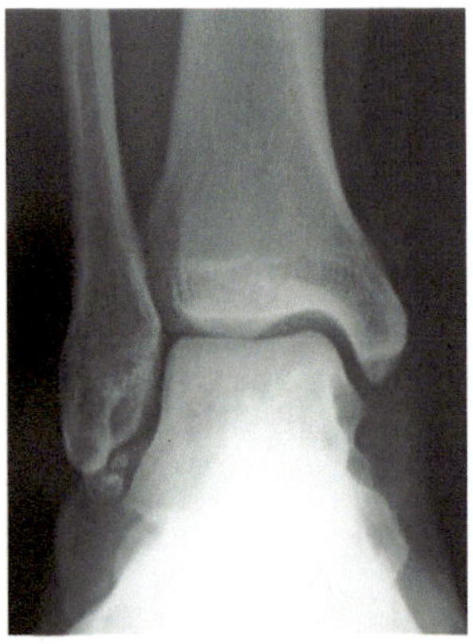

手术方法

1 踝关节外侧入路

从外踝远端正上方沿前距腓韧带走行切开4 cm切口（**图1**）。虽然新鲜外侧韧带损伤的病例也经常使用外踝前下部与皮纹一致的切口，但是切口偏向踝关节前方，需要时刻留意不要误伤腓浅神经的足背中间皮神经分支（**图2**）。陈旧性病变没有关节肿胀，在皮肤上仔细触摸可以认清前距腓韧带和撕脱骨折片。

图1　切口（踝关节外侧入路）

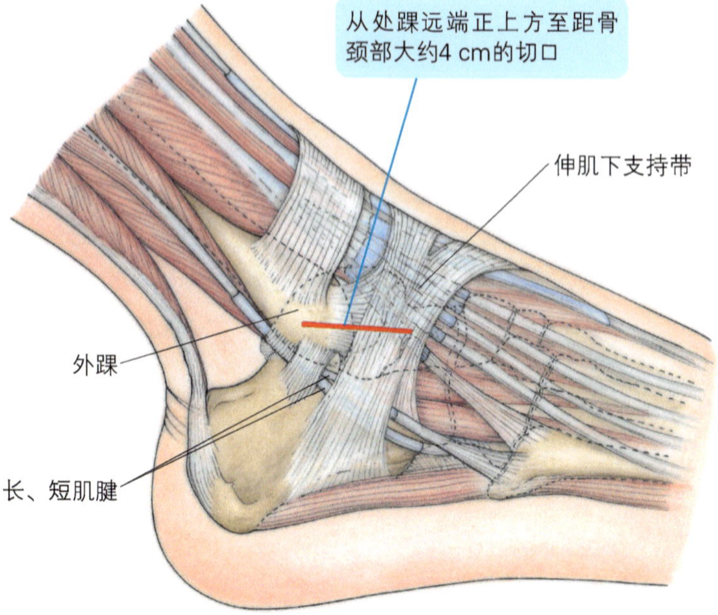

图2　新鲜外侧韧带损伤常用的切口

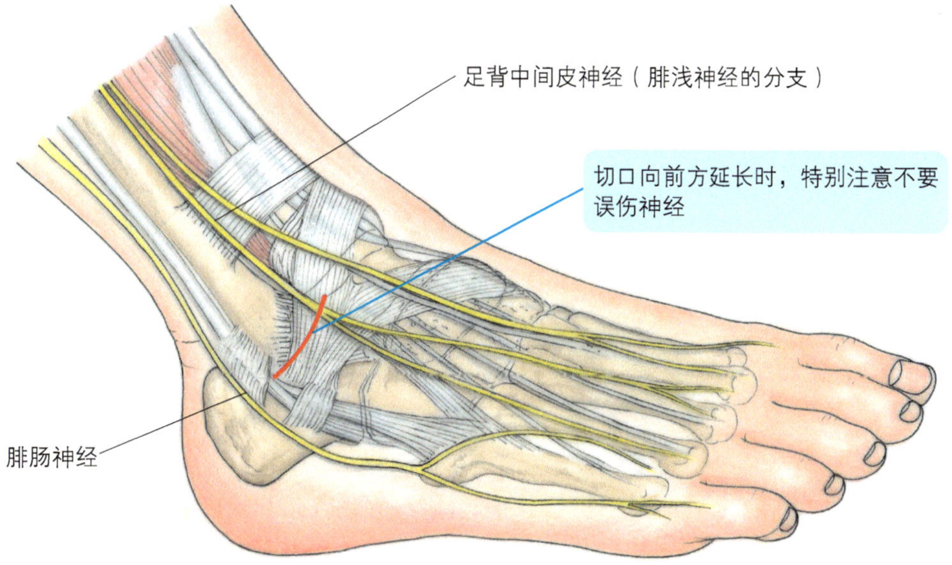

2 显露皮下组织至关节囊

在处理皮下组织时注意保护足背中间皮神经，向关节囊逐层剥离（**图3**）。在外踝上注意不要误伤腓骨骨膜。前距腓韧带的远端在距骨外侧的体部前缘处反折向跗骨窦内侧并附着于此，近端附着于腓骨前下缘的软骨面前外侧，在关节囊表面将其全长充分解剖显露出来。

3 确认撕脱骨折片和韧带

在关节囊上辨认撕脱骨折片和前距腓韧带。实际操作时用手指触摸，同韧带周围只有关节囊的部位比较，可以感知到韧带的厚度（**图3**）。用小剥离子按压碎裂骨折片的话，能够确认骨折片与腓骨骨床间存在微小可动间隙。

手术技巧及注意事项

确认瘢痕化韧带和撕脱骨折片对于后续的骨膜–韧带–关节囊瓣的制作非常重要。很多时候，由于撕脱骨折片与外踝附着部之间存在可动间隙，施加内翻和向前牵引的外力能更好确认两者的位置关系。

4 外踝骨膜和包含瘢痕化韧带的关节囊的切开（制作骨膜–韧带–关节囊瓣） 难点

在包含有碎裂骨折片的瘢痕韧带外踝附着部延长线上标记宽约2 cm、长约2 cm的骨膜瓣（**图4**）。用骨膜剥离子从骨膜瓣的近端剥离骨膜，要注意深度。由于骨折片与外踝愈合骨床间存在瘢痕纤维组织，只在此处可以使用尖刃刀剥离。剥离范围同剥离的骨膜瓣宽度相同，用尖刃刀切开关节囊直达距骨附着部制作关节囊瓣（**图5**）。在关节囊瓣中包含碎裂骨折片和瘢痕韧带，不必将这些组织分开，可以一起整块制作囊瓣，以距骨附着部侧为止点将其翻转。

图3　皮下组织的剥离显露

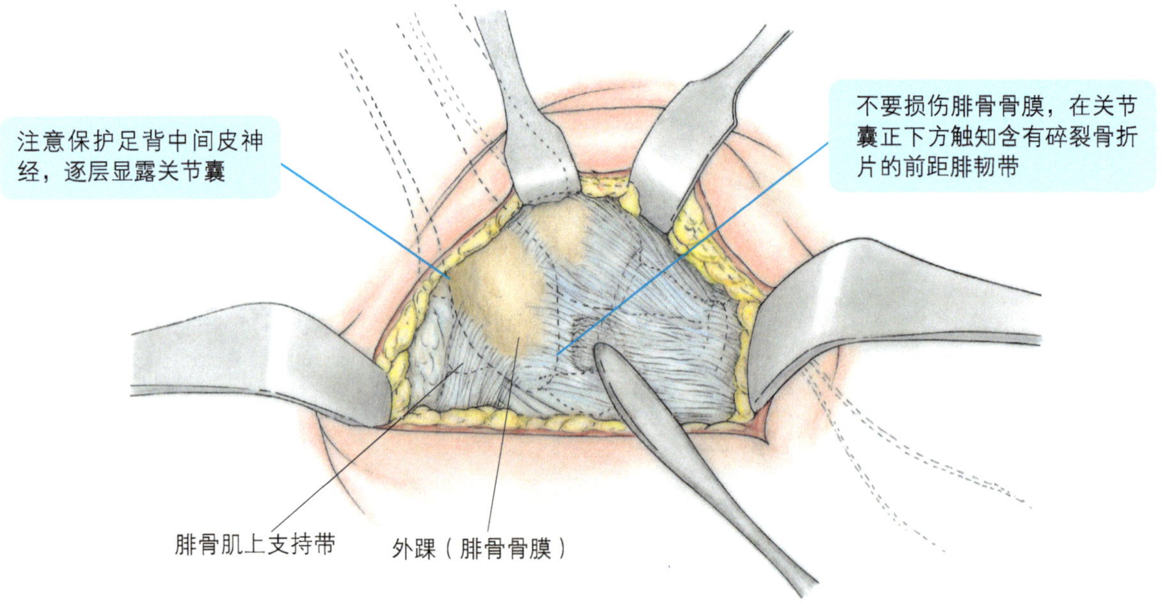

图4 标记骨膜瓣

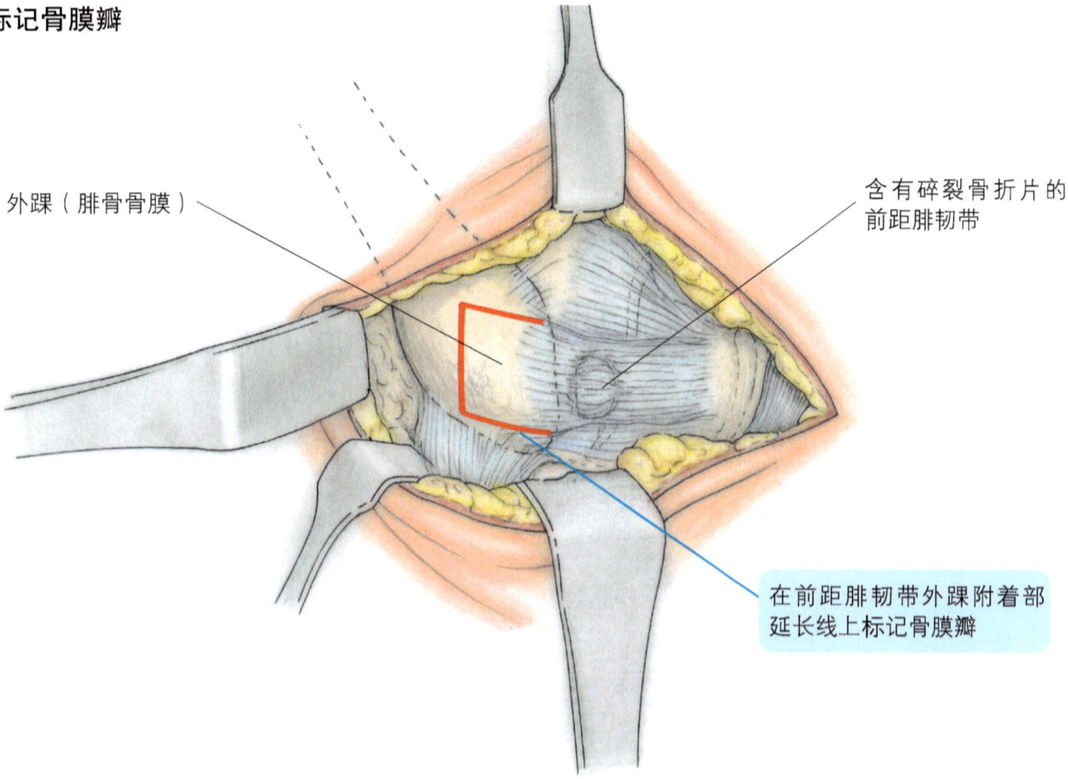

图5 制作骨膜–韧带–关节囊瓣

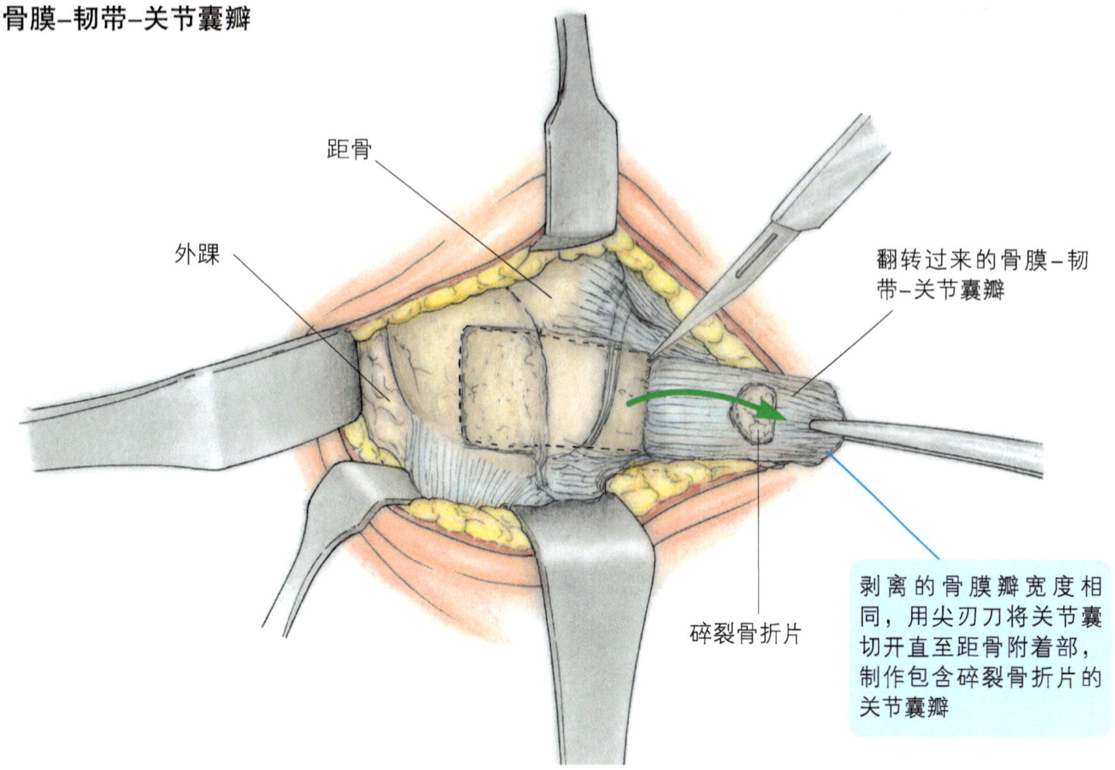

手术技巧及注意事项

制作结实的外踝骨膜瓣非常重要，顺骨膜瓣向下延伸制作韧带、关节囊瓣。制作关节囊瓣时，不用分离瘢痕韧带和碎裂骨折片，同覆盖在其表面的关节囊一起制作关节囊瓣。因此关节囊瓣具有一定的厚度。

5 撕脱骨折片的摘除与韧带的紧缩缝合

在翻转的骨膜–韧带–关节囊瓣内，用尖刃刀将碎裂的骨折片剔除。进行这个步骤的操作时一定要注意尽可能地保留附着于碎裂骨折片表面的关节囊组织。骨折片剔除后，最佳选择是将挛缩的前距腓韧带直接缝合在外踝附着部，如果无法直接缝合，就缝合关闭骨折片剔除后所形成的关节囊瓣裂隙，将关节囊前移缝合于止点（**图6**）。

难点解析

如果残留裂隙无法完全缝合，可以从伸肌上支持带上游离短条状的组织瓣（补丁）移植到裂隙处进行增强。

6 外踝部位的韧带缝合和稳定性确认

尽可能地将剔除碎裂骨折片后的骨膜–韧带–关节囊瓣向近端牵引提拉。在外踝的前距腓韧带附着部用小骨凿削掉2 mm的骨皮质，用克氏针钻数个骨孔用于穿过缝线（**图7**）。手术操作中距骨经常出现向前方的半脱位，一定要将距骨尽可能

图6　骨折片的摘除和韧带的缝合

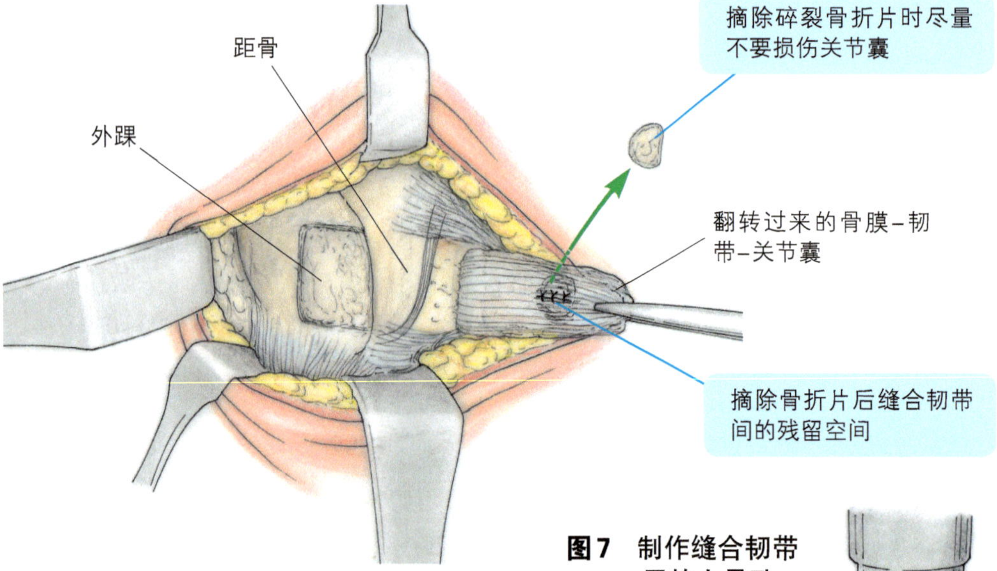

图7　制作缝合韧带用的小骨孔

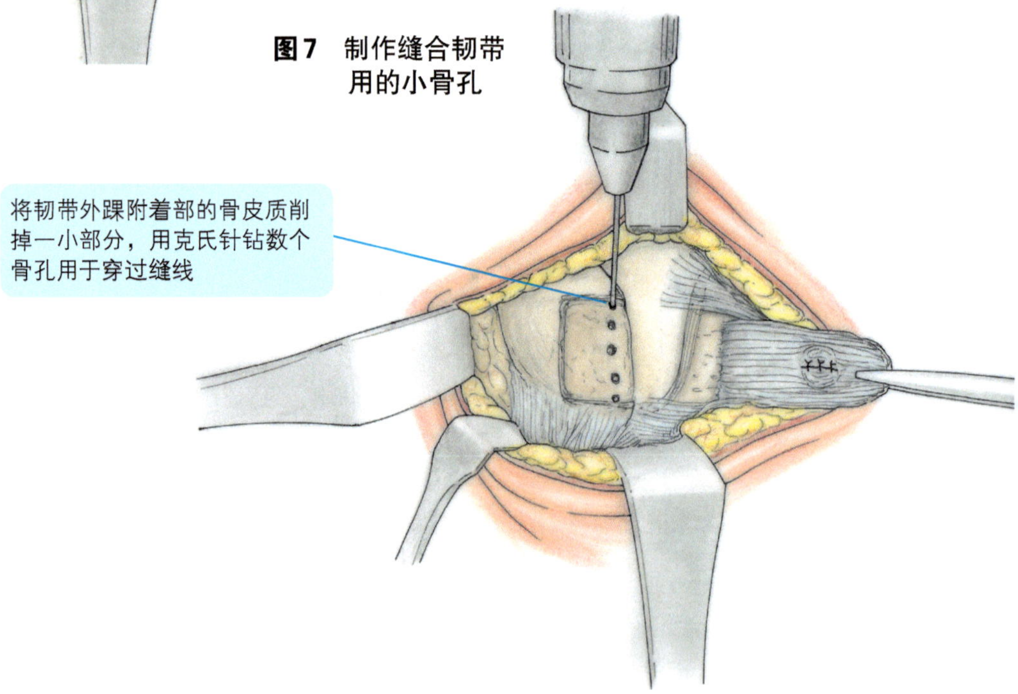

地向后方复位，使骨膜-韧带-关节囊保持良好的向外踝方向牵拉的张力。维持此张力状态下用2-0 surgilon缝线或可吸收线穿过制作的骨孔将骨膜-韧带-关节囊瓣中的韧带部分缝于外踝上（**图8**）。将拉至前方的骨膜瓣与残留的外踝骨膜重叠3~4 mm进行缝合（**图9**）。此时，如果再行向前牵拉试验没有距骨不稳定表现，证明重建韧带张力良好。

7 冲洗和关闭切口

彻底冲洗关节腔后，缝合关节囊关闭切口。可以不必行皮下组织缝合直接缝合皮肤，但缝合时要注意保护足背中间皮神经。

图8　缝合骨膜-韧带-关节囊瓣的韧带部分

a　b

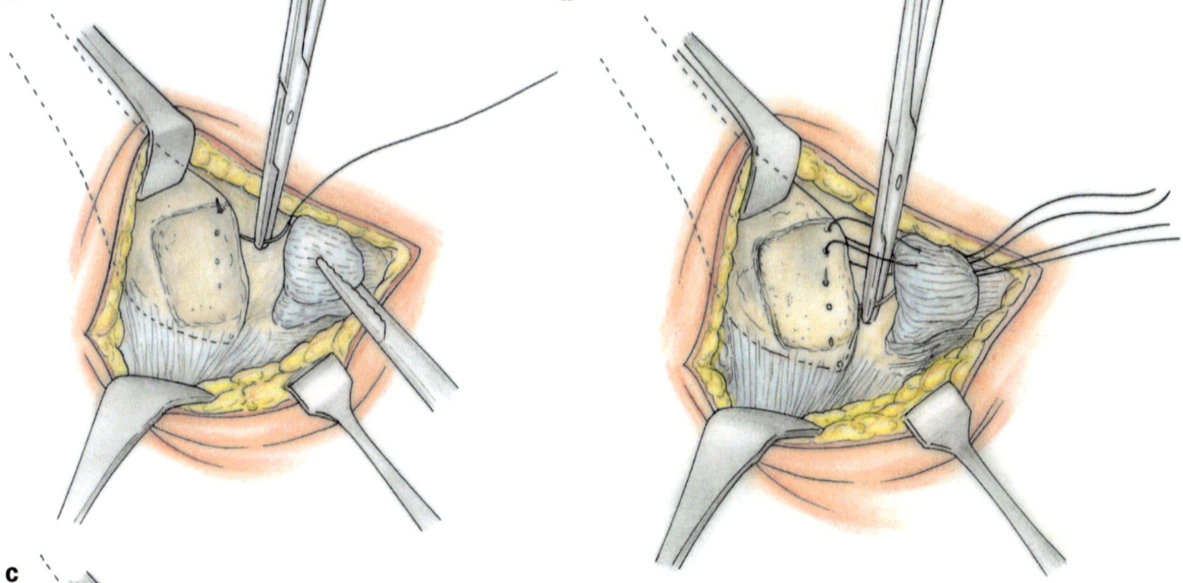

c

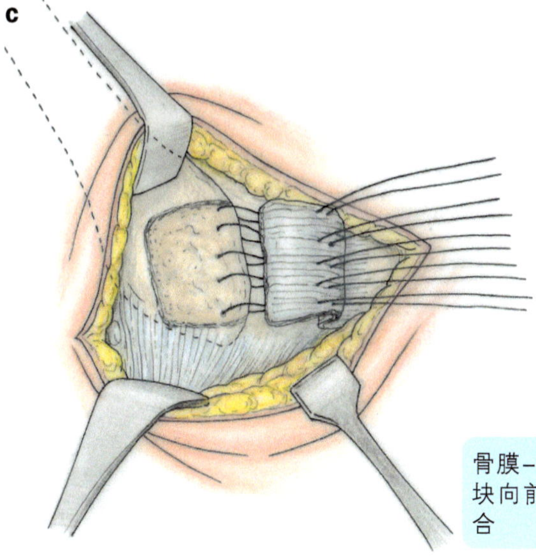

图9　缝合完毕

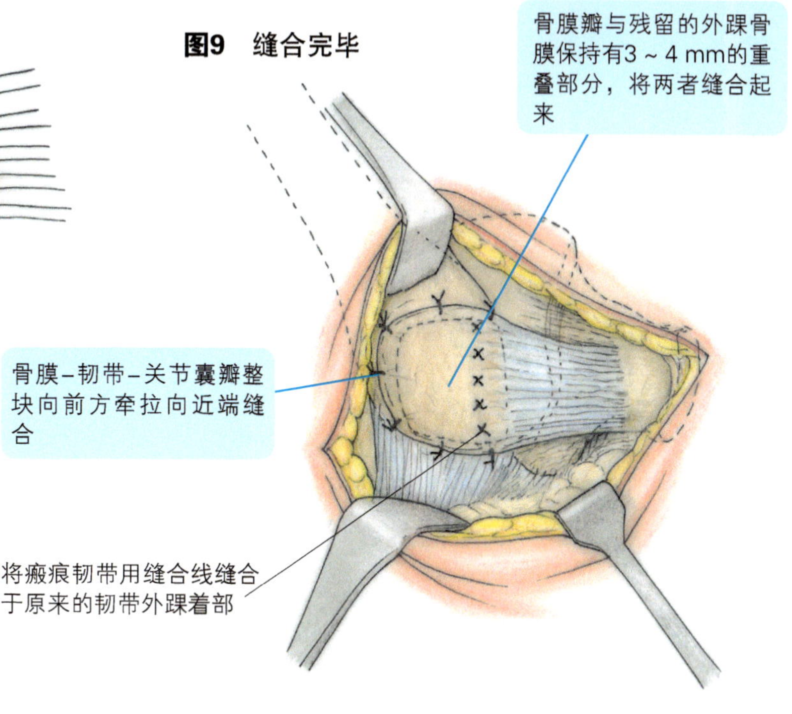

典型病例图像

【病例1】 适合手术（术后）

术中所见。

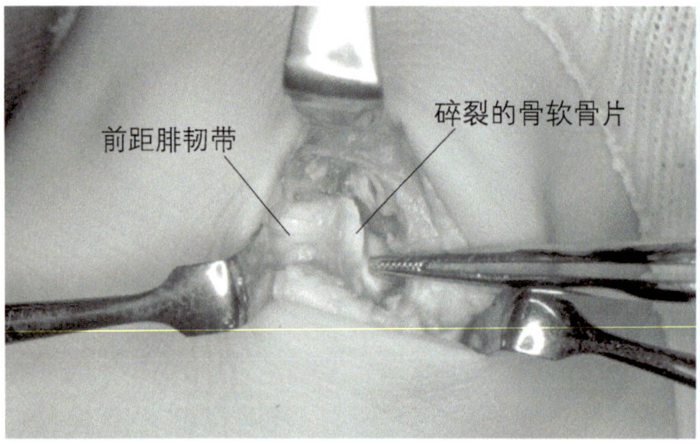

【病例2】 适合手术（术后）

X线正位片。

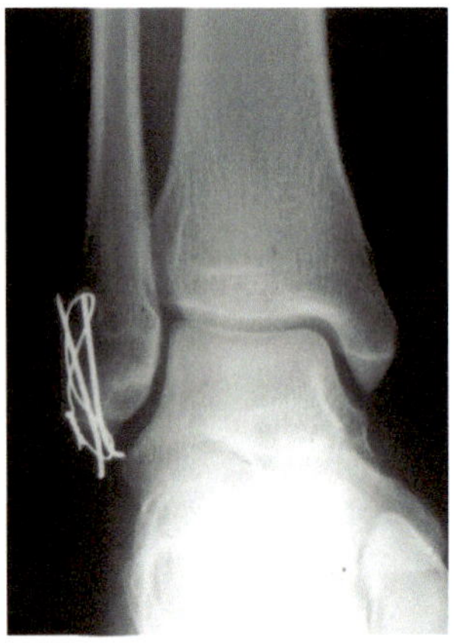

【病例3】 适合手术（术后）

X线正位片。

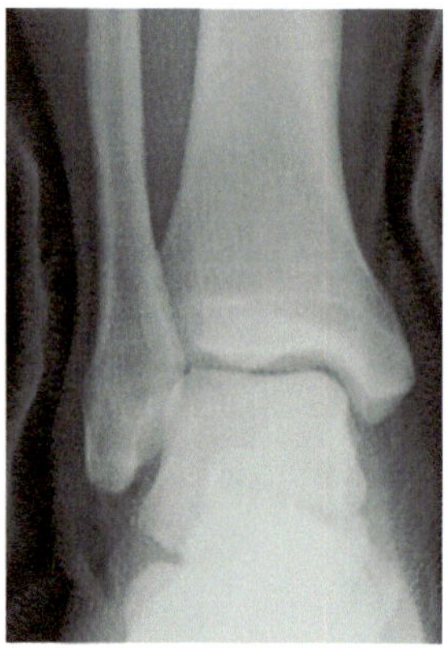

术后治疗

术后短腿石膏绷带固定4周。从第二日开始积极进行足趾的自主活动。可以在石膏绷带上开窗以方便换药，拆线后另行更换石膏绷带。此时，可以在足跟部石膏绷带上安装护跟进行负重步行锻炼。由于长时间的无负重步行会引起下肢肌萎缩和骨萎缩，应设法令患者尽早负重活动。去除石膏绷带后为了防止足内翻可以使用1个月的软性支具，并告诉患者在静息和睡眠时无须佩戴，同时开始踝关节可活动范围的锻炼及肌力的强化锻炼。同健侧比较小腿周径差值缩小到2 cm以内后可以进行慢跑锻炼。

●文献

[1] 中山正一郎，高岡孝典．小児の足関節外側靭帯損傷の診断と治療．MB Orthop, 2005, 18：39–45.

[2] Kumai T, Takakura Y, et al.The functional anatomy of the human anterior talofibular ligament in relation to ankle sprains. J Anat, 2002, 200：457–465.

[3] 熊井　司，高倉義典．足関節捻挫の病態．MB Orthop, 2005,18：1–9.

[4] 原　浩史，ほか．小児前距腓靱帯性裂離骨片の病理組織学的検討．日足外研究会誌，1991, 12：97–99.

[5] 麻生邦一．小児の骨折および骨端線損傷の診断におけるストレスX線撮影の意義．日小整会誌，1998, 7：14–17.

[6] Vahvanen V, Westerlund M, et al.Sprained ankle in children. A clinical follow-up study of 90 children treated conservatively and by surgery. Ann Chir Gynaecol, 1983,

72：71–75.

[7] Brostr öm L .Sprained ankles, 1：Anatomic lesions in recent sprains. Acta Chir Scand, 1964, 128：483–495.

[8] 平岡正毅 , ほか . 足関節外側靱帯付着部裂離骨折 – 陳旧例に対する手術成績の検討 –. 臨整外 ,1991, 26：239–246.

[9] 野口昌彦 , ほか . 小児における新鮮前距腓靱帯性裂離骨折の治療と問題点 . 整・災外 , 1997, 40：63–69.

[10] Brostr öm L.Sprained ankles, 5：Treatment and prognosis in recent ligament ruputures. Acta Chir Scand, 1966, 132：537–550.

[11] 秋山晃一 , ほか . スポーツ選手における陳旧性足関節外側靱帯腓骨側裂離骨折に対する手術的治療成績 . 臨スポーツ医 , 1997, 14：1415–1420.

[12] 原口直樹 , ほか . 足関節外側靱帯付着部裂離骨折に対する保存的治療 – 靱帯断裂と比較した前向き研究 . 日足外会誌 , 2000, 21：89.

[13] 高岡孝典 , ほか . 小児の足関節外果裂離骨折新鮮例に対する保存的治療 – 裂離骨片の癒合条件の検討 . 整形外科 , 2004, 55：526–529.

[14] 平岡正毅 , ほか . 足関節外側靱帯付着部裂離骨折 – 新鮮例に対する保存的および手術的治療成績の検討 –. 臨整外 , 1991, 26：231–237.

踝关节

游离肌腱移植踝关节外侧韧带重建术

大连医科大学附属第一医院　**张弛　吕德成　译**

独协医科大学越谷医院骨科教授　**大关　觉**

本术式的优点

（1）前距腓韧带和跟腓韧带的起始部在解剖上极其接近。为了使重建韧带再现正常解剖关系，在外踝前方通过一个骨孔制作两个骨隧道进行游离肌腱的韧带重建。

（2）因为韧带重新固定于解剖止点位置，可以同时获得满意的生理活动功能与稳定性。

（3）选用的移植肌腱为易存活、纤维平行走行的自体股薄肌腱或半腱肌腱。

（4）距骨的前距腓韧带止点与跟骨的跟腓韧带止点用肌腱挤压螺钉固定，可以消除其他固定材料引起的皮下隆起。

（5）在肌腱与骨质之间使用LK-5人工腱桥接，可以施加足够的初期张力，并使用双门型钉进行强有力的固定。

（6）依靠初期强有力的固定，可以早期恢复负重锻炼和踝关节可动范围的锻炼。

术前准备

◆ 体位

在患侧臀下放置加速输液用的压力袋，可以方便在仰卧位和半侧卧位之间调整患者体位。

◆ 关节镜下的再评估

关节稳定性欠佳反而方便镜检观察，观察关节面的软骨状态，判断残留韧带情况是否适用于Broström手术方法。

手术概要

1 准备移植材料

2 显露

3 制作外踝隧道 难点

4 制作距骨隧道 难点

5 制作跟骨隧道 难点

6 固定跟腓韧带抵止部

7 将跟腓韧带近段引入外踝隧道

8 固定前距腓韧带抵止部

9 将前距腓韧带近段引入外踝隧道

10 固定前距腓韧带和跟腓韧带

11 关闭切口

典型病例图像

【病例】适合手术（术前）

39岁，女性，中学时期打排球时受伤后踝扭伤反复发作。
内翻应力位X线片。

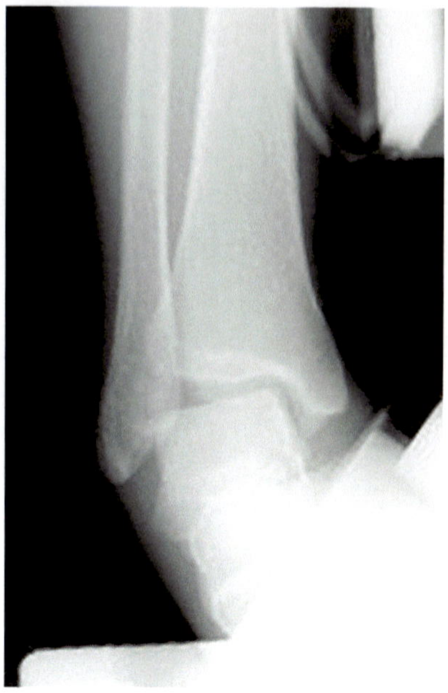

手术方法

1 准备移植材料

从胫骨近端内侧用开放取腱器切取游离肌腱。一般股薄肌腱就足够重建肌腱使用，但对于矮小女性患者最好选择半腱肌腱。将肌腱对折再用高强线和LK-5制作成混合型代用韧带（**图1**）。把用于骨隧道固定处的肌腱直径调整到4.8～5.0 mm，长度调整到50～60 mm。

手术技巧及注意事项

代用韧带制作成4.8 ～ 5.0 mm均一直径。螺钉固定处韧带如果过粗可能会引起断裂。

2 显露

使用斜切口不易形成瘢痕，沿着残留的前距腓韧带切开关节囊。距骨外侧关节面的凹面前缘是前距腓韧带的抵止部。在外踝下方切开腓骨肌腱腱鞘的前缘，将肌腱向后方牵开，则可显露跟腓韧带的抵止部（**图2**）。

图1　代用韧带

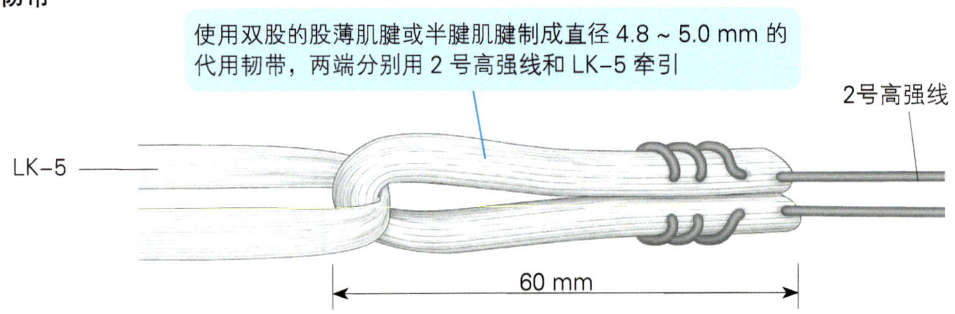

图2　皮肤切口

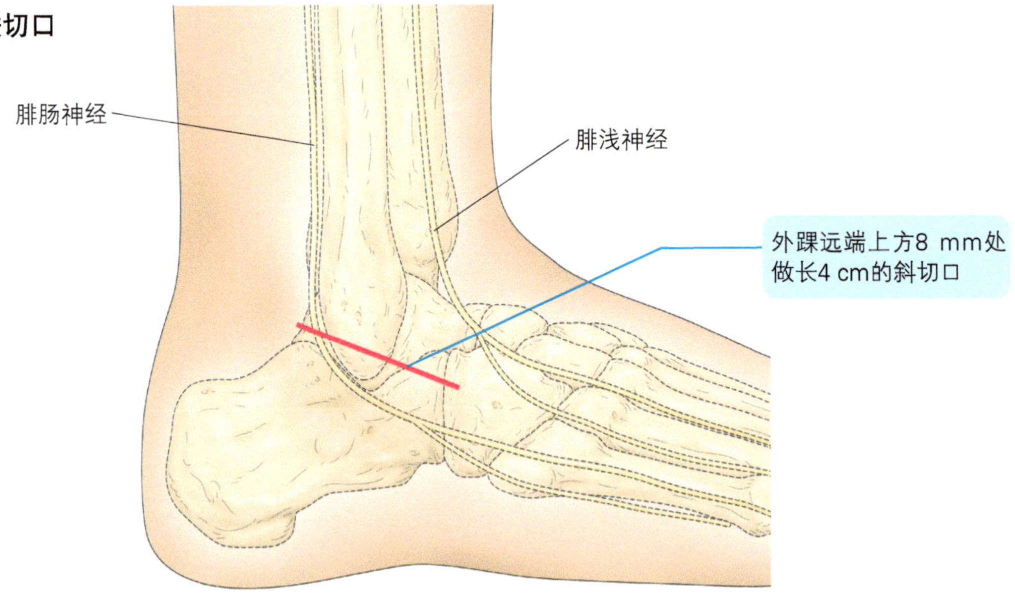

3 制作外踝隧道 难点

以前距腓韧带的起始部为中心插入直径2.4 mm的导针，钻制贯通外踝前后方向、直径5.5 mm、前距腓韧带重建所用的骨隧道1。切开外踝后缘，插入拉钩保护腓骨肌腱。然后，从外踝前方的骨孔向腓骨近端插入导针，用5.5 mm的空心导钻钻至外踝骨皮质，制作重建跟腓韧带的骨隧道2。从外踝外侧向第二个骨隧道出口方向插入导针，然后用5.5 mm直径的空心导钻贯通骨隧道2。用纱布穿过骨隧道，除去骨磨屑（**图3**）。

手术技巧及注意事项

注意外踝骨隧道前方骨孔的上缘不要高过正常的韧带起始部。

4 制作距骨隧道 难点

前距腓韧带抵止于距骨外侧的关节面前缘，如果在此处设为骨隧道的中心，会造成前方骨皮质的破坏，因此，将中心向关节侧内移5 mm，以2.4 mm直径的导针朝向内侧插入，用直径5.5 mm的空心导钻钻制深20 mm的骨隧道（**图3**）。

5 制作跟骨隧道 难点

将腓骨韧带牵向后方，显露跟腓韧带抵止部，在此处向内后方插入2.4 mm直径的导针，用直径5.5 mm的空心导钻钻制深20 mm的骨隧道（**图3**）。

图3　制备骨隧道

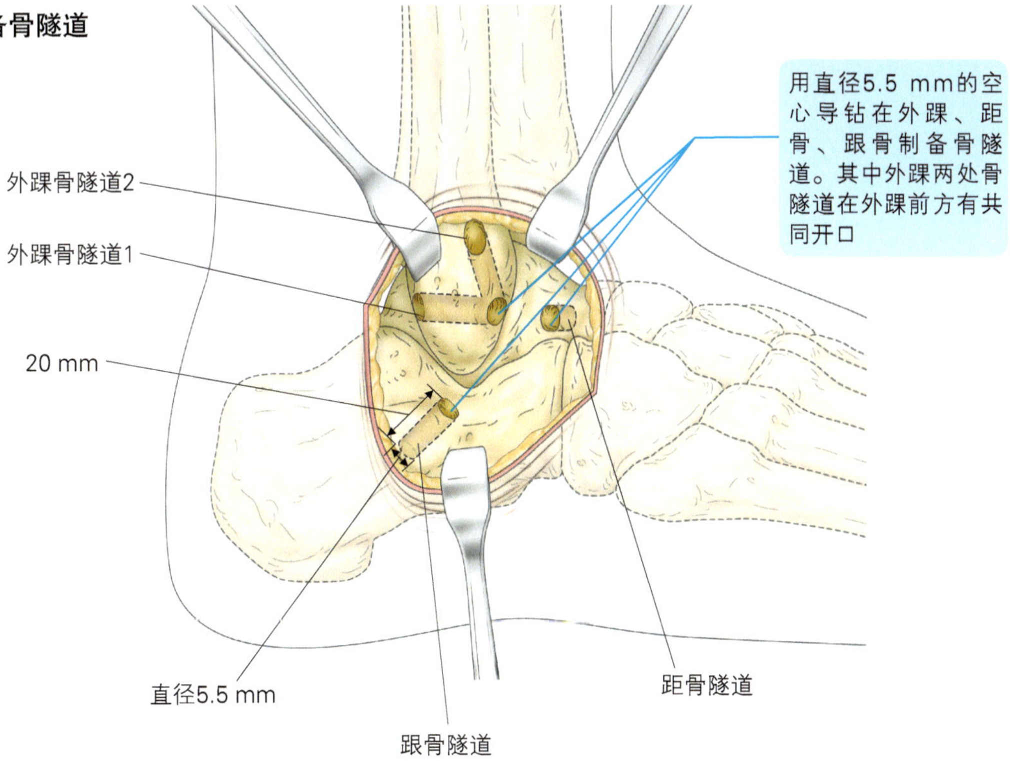

6 固定跟腓韧带抵止部

将前端呈襻状的高强线穿过中空的肌腱挤压螺钉与螺丝刀，套过代用韧带的尾端后收紧并将其推顶入跟骨隧道（**图4**）。使用螺丝刀的前端一边挤压代用韧带一边拧入肌腱挤压螺钉，经肌腱挤压螺钉挤入代用韧带与骨隧道壁之间完成韧带固定作用。将收紧韧带的牵引线与代用韧带的缝线打结可使固定更加牢固（**图5**）。

7 将跟腓韧带近段引入外踝隧道

用2-0尼龙线作为牵引线，将LK-5从上方的骨隧道中拉出。

8 固定前距腓韧带抵止部

用同样方法将代用韧带固定在前距腓韧带抵止部，将肌腱挤压螺钉拧入代用韧带的近端可使代用韧带偏向前方更符合解剖位置。

图4　肌腱挤压螺钉的准备

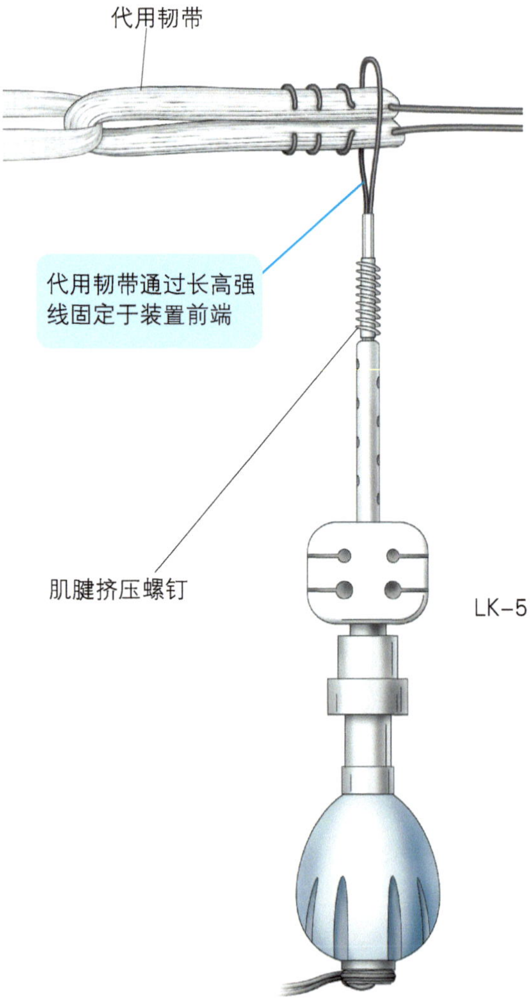

图5

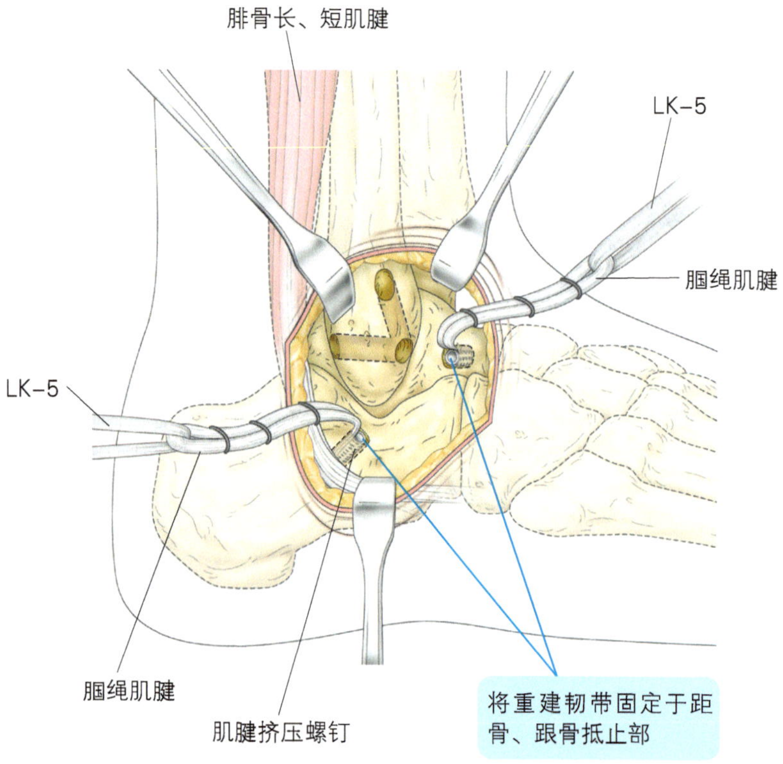

9 将前距腓韧带近段引入外踝隧道

用2-0丝线作为牵引线经过重建的跟腓韧带表面将LK-5从后方的骨隧道拉出。

10 固定前距腓韧带和跟腓韧带

绷紧LK-5，确认代用韧带的两束纤维具有相等的张力，用两个5 mm的双门型钉将其固定在外踝上（**图6**）。

手术技巧及注意事项

用双门型钉固定时将踝关节置于中立位，并确认距骨滑车完全复位。固定时如果处于半脱位状态，即使韧带施加初始张力也无法重建关节的稳定性。

11 关闭切口

留置引流，缝合肥厚的关节囊，可吸收线缝合真皮。

图6　重建韧带的固定

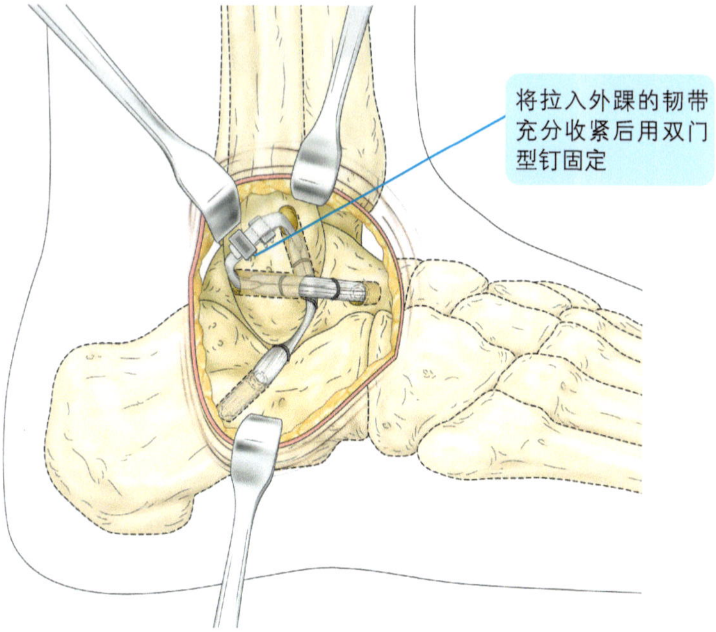

典型病例图像

【病例】 适合手术（术后）

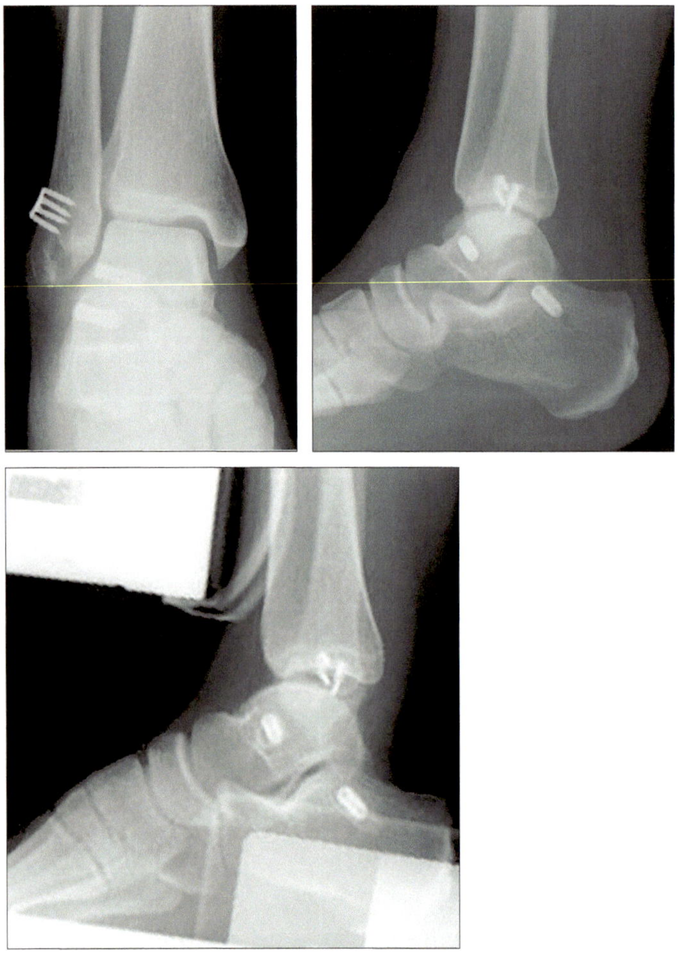

●文献

[1] 大関　覚，根岸崇興，鈴木　航，ほか．遊離ハムストリング腱による解剖学的足関節外側靱帯再建術の実際と治療成績．日足会誌，2004，25：138–142.

[2] Ozeki S, Yasuda K, Kaneda K, et al. Simultaneous strain measurement with determination of a zero strain reference for the medial and lateral ligaments of the ankle. Foot Ankle Int, 2002, 23：825–832.

[3] 大関　覚．足関節外側側副靱帯損傷の解剖学的再建術．新 OS NOW No.8 関節不安定症の手術療法 – 靱帯再建術を中心に –，メジカルビュー社，2000，142–149.

[4] 大関　覚，安田和則．足関節外側靱帯損傷に対する解剖学的靱帯再建術の開発と臨床成績．整形外科，1994，25（増刊）：235–239.

[5] 大関　覚，安田和則，金田清志，ほか．足関節再建靱帯の Isometry. 日足会誌，1990，11：98–102.

踝关节

使用局部材料的踝关节外侧韧带重建术——改良Broström-Gould法

大连医科大学附属第一医院 张弛 吕德成 译

名古屋市立大学研究生院医学研究科骨科学 堀内 统
名古屋市立大学研究生院医学研究科康复部副教授 和田郁雄

本术式的优点

踝关节外侧韧带损伤在运动损伤中发生率越来越高，是日常诊疗中的常见病。虽然保守治疗预后良好，治愈后多无明显不适，但是其中仍有部分病例会残存不稳定性，并逐渐出现运动时疼痛等慢性症状，最终导致运动和日常生活的不便。对这些病例，以往通常使用腓骨肌腱进行非解剖修复，但是近些年以获得解剖修复为目标的手术方法逐渐得到普及。笔者一般采用解剖重建方法之一的改良Broström-Gould法治疗踝关节陈旧性外侧韧带损伤。

Broström法是一种将被牵拉伸长的前距腓韧带和跟腓韧带恢复到解剖位置并恢复其紧张度的手术方法，Gould在上述操作基础上进一步将伸肌支持带的外侧追加缝合到外踝，以增强韧带并限制内翻，从而获得距骨下关节的稳定性。Gloud将此法称为Broström-Gould法。

笔者等利用缝合锚钉技术改良了Broström-Gould法。本方法与使用腓骨肌腱的Larsen，Elmslie，Chrisman and Snook等方法相比具有操作简单，不损伤腓骨肌腱，小切口即可完成手术，不会引起严重的活动障碍等优点，基本上避免了非解剖重建所存在的诸多问题。

手术方法

1 显露

体位取患侧向上的半侧卧位，大腿或小腿捆扎止血带。在外踝前方向下做凸向前方的长约5 cm的弧形切口（**图1**）。切开皮下组织，确认伸肌支持带，在皮下组织层剥离皮瓣至足背，同时在伸肌支持带和伸肌腱鞘之间也行广泛剥离。

手术技巧及注意事项

此处要注意不要损伤腓浅神经和腓肠神经。用拉钩将皮肤上提可以充分显露皮下组织（**图2**）。

图1　切口及皮下剥离范围

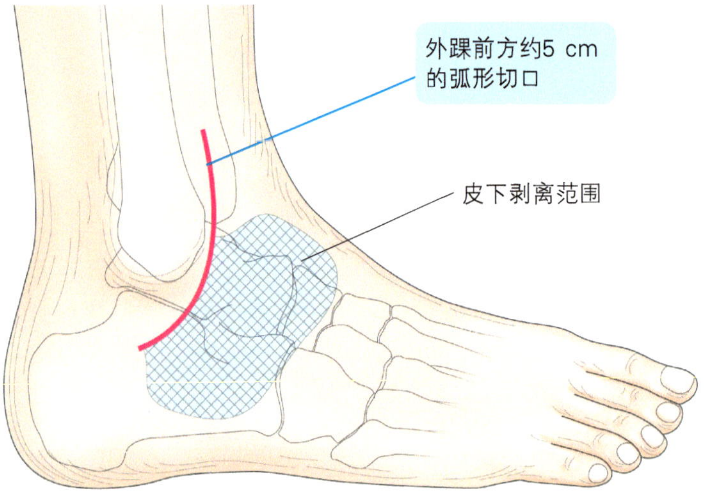

图2　显露皮下组织

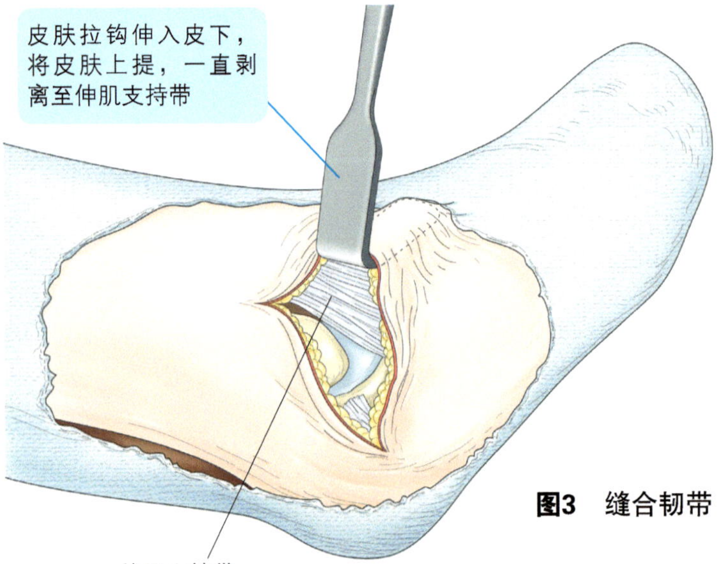

图3　缝合韧带

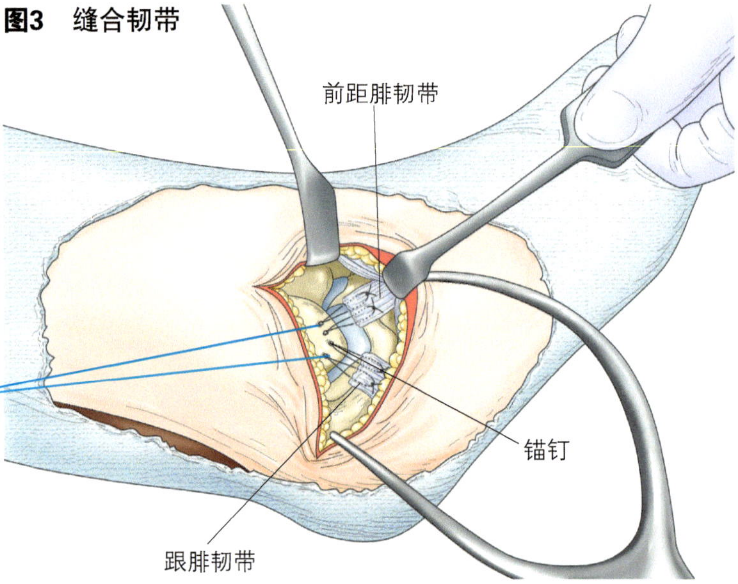

2 缝合韧带　难点

前距腓韧带作为关节囊韧带需要仔细辨认。在腓骨端断裂的韧带由瘢痕组织相连，可将其从腓骨端切断。跟腓韧带可以在腓骨肌腱的腱鞘下寻找。同样将其从腓骨端瘢痕连接部切断。将腓骨韧带附着部新鲜化后，在此处打入小号锚钉并缝合各个韧带（**图3**），维持踝关节背屈、外翻位，将锚钉上的缝线打结，线尾保留备用。

3 缝合伸肌支持带

将伸肌支持带牵向后方，少许覆盖外踝，利用先前保留的锚钉缝线将其缝合（**图4**）。必要时可在各处追加缝合（**图5**）。

难点解析

伸肌支持带牵拉靠近困难！

在伸肌支持带牵拉靠近困难情况下，可以将伸肌支持带前方沿纤维方向切开来增加支持带的可动范围。

图4　缝合伸肌支持带

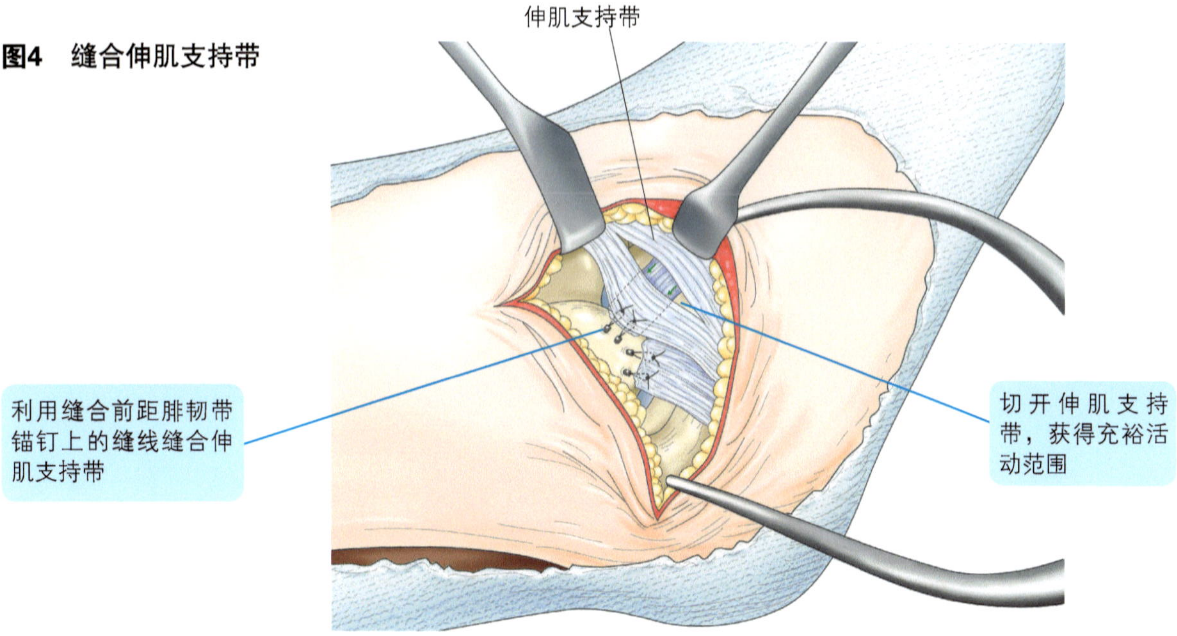

图5　缝合完毕

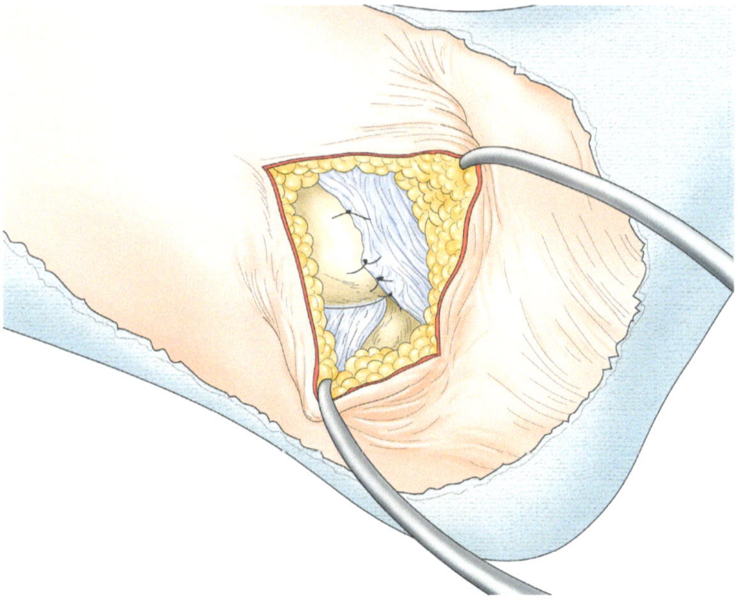

康复治疗（石膏绷带固定）

关闭切口后行短腿石膏绷带固定，注意维持足踝位置避免将足部向前方牵拉。石膏绷带固定6周，术后数日后就允许戴石膏绷带进行全负重行走。术后3个月后可以循序渐进地在有防止踝关节扭伤的支持装置或弹性绷带保护下进行体育运动。

●文献

[1] Kannus P, et al.Treatment for acute tears of the lateral ligaments of the ankle. J Bone Joint Surg, 1991, 73-A：305-312.

[2] Brostr öm L. Sprained ankles 4：surgical treatment of “chronic” ligament ruptures. Acta Chir Scand, 1966, 132：551-565.

[3] Gould N, Seligson D, et al.Early and late repair of lateral ligament of the ankle. Foot and Ankle, 1980, 1 ：84-89.